Ursula Kriesten

Die praktische Pflegeausbildung

So setzen Sie Ausbildungskonzepte um

Strukturiert ausbilden – als künftiger Arbeitgeber punkten

schlütersche

Dr. Ursula Kriesten, MBA, ist Krankenschwester, Lehrerin für Gesundheits- und Pflegeberufe und Master of Business Administration. Sie promovierte in Gesundheits- und Pflegewissenschaften und war rund dreißig Jahre in führender Position in der Pflegebildung tätig. Sie leitete 25 Jahre die Akademie Gesundheitswirtschaft und Senioren des Oberbergischen Kreises. Zudem ist sie seit 2010 als Lehrbeauftragte und Gutachterin an Hochschulen und in der Beratung tätig.

»Wer heute in der Pflege
ausgebildet wird,
gibt den Invest anschließend
der Gesellschaft mehrfach
wieder zurück.«

URSULA KRIESTEN

Bibliografische Information der Deutschen Nationalbibliothek
Die Deutsche Nationalbibliothek verzeichnet diese Publikation in der Deutschen Nationalbibliografie; detaillierte bibliografische Daten sind im Internet über http://dnb.de abrufbar.

ISBN 978-3-8426-0888-7 (Print)
ISBN 978-3-8426-9168-1 (PDF)
ISBN 978-3-8426-9169-8 (EPUB)

Originalauflage

Aus Gründen der besseren Lesbarkeit wurde in diesem Buch gelegentlich die männliche Form gewählt, nichtsdestoweniger beziehen sich Personenbezeichnungen gleichermaßen auf Angehörige des männlichen und weiblichen Geschlechts sowie auf Menschen, die sich keinem Geschlecht zugehörig fühlen.
Autorin und Verlag haben dieses Buch sorgfältig erstellt und geprüft. Für eventuelle Fehler kann dennoch keine Gewähr übernommen werden. Weder Autorin noch Verlag können für eventuelle Nachteile oder Schäden, die aus in diesem Buch vorgestellten Erfahrungen, Meinungen, Studien, Therapien, Medikamenten, Methoden und praktischen Hinweisen resultieren, eine Haftung übernehmen. Insgesamt bieten alle vorgestellten Inhalte und Anregungen keinen Ersatz für eine medizinische Beratung, Betreuung und Behandlung.

Lektorat: Claudia Flöer, Text & Konzept Flöer
Covermotiv: PureSolution – stock.adobe.com
Covergestaltung und Reihenlayout: Lichten, Hamburg
Satz: Sandra Knauer Satz · Layout · Service, Garbsen
Druck und Bindung: Salzland Druck GmbH & Co. KG, Staßfurt

Inhalt

Prolog

Das Pflegeberufegesetz fordert von Ausbildungseinrichtungen ein »überbetriebliches Engagement« und ein »sektorenübergreifendes Arbeiten und Denken«, wie es in beruflichen Ausbildungen eher unüblich ist.

Die praktische Pflegeausbildung hat neben der theoretischen einen unverzichtbaren Part, erfährt aber leider wenig politische und öffentliche Wertschätzung und Unterstützung.

Pflegerische Handlungskompetenz führt zur Beschäftigungsfähigkeit, auch Employability genannt, und zur verantwortungsvollen zwischenmenschlichen Beziehungsgestaltung.

Vom Kennen zum Können zu gelangen bedeutet für Pflegende, Pflegequalität zu entwickeln und Lebensqualität zu ermöglichen.

Ein nahtloses Ineinandergreifen der Ausbildungsabschnitte zwischen Theorie und den unterschiedlichen Praxisorten erfordert eine intensive Ausbildungsbegleitung.

Die Akteure der Ausbildungsorte müssten sich vernetzen und intensiv miteinander kommunizieren, um den Anforderungen des Pflegeberufegesetzes zu entsprechen – mehr als bei allen anderen Ausbildungsberufen. Wie soll dies bei den engen zeitlichen Ressourcen gelingen?

Praktisch Ausbildende und Ausbildungsverantwortliche müssen mit an den Entscheidungstischen sitzen, um die Pflegebildung gut weiterentwickeln zu können.

Vorwort

Obwohl die praktische Pflegeausbildung quantitativ einen größeren Raum als die theoretische einnimmt, erfährt sie wissenschaftlich und pädagogisch weniger Beachtung als die schulische oder hochschulische. Sie führt in Deutschland ein Schattendasein. Während die berufliche und die hochschulische theoretische Pflegebildung eine Vielzahl von Vorgaben und strukturellen sowie inhaltlichen Veröffentlichungen vorweisen, mangelt es in der praktischen Pflegebildung an verlässlichen Ausbildungsstandards, -konzepten, Vorgaben, Transparenz, Einheitlichkeit und klar definierten Outcomes.

Jedoch, ein Großteil aller Pflegenden und Auszubildenden in Deutschland bevorzugt es praktisch, in realen Pflegesituationen lernen zu können. Denn – für beruflich und hochschulisch ausgebildete Pflegefachfrauen und -männer ist es unabdingbar sehr gut, praktisch ausgebildet worden zu sein, um den vielfältigen pflegerischen Anforderungen während und nach der Ausbildung Stand halten zu können.

Die berufliche Pflegepraxis ist der Ort, an dem am Pflegeberuf interessierte Personen einen ersten realistischen Eindruck vom Beruf oder von der praktischen Ausbildung gewinnen und an dem sie berufliche Handlungskompetenz und Beschäftigungsfähigkeit entwickeln können. Lernende sollten möglichst schon vor Ausbildungs- oder Studienbeginn einen Einblick in die reale Pflegewelt riskieren, um einen realitätsnahen Eindruck von den fachlichen, methodischen und personalen Handlungsanforderungen gewinnen und mögliche Ausbildungsabbrüche vermeiden zu können.

Die praktische Pflegeausbildung findet in den verschiedenen Settings unter schwierigen Rahmenbedingungen statt. Meine Frage an beruflich Pflegende und Ausbildungsverantwortliche »Was ist der Unterschied zwischen einer Arbeits- und einer Lernaufgabe?« führt in der Regel bei Pflegefachkräften zur Verwunderung, da im praktischen Pflegealltag, bedingt durch den Personal- und Zeitmangel, für sie kein Unterschied erkennbar ist. Lernen beim Arbeiten, so lautet häufig die Devise.

Ziel der beruflichen Pflegeausbildung ist die Beschäftigungsfähigkeit, auch Employability genannt, die dem gigantischen Pflegefachkräftemangel in allen Settings der Pflege entgegenwirken soll.

Erlauben Sie mir an dieser Stelle einen kritischen Rück- und Ausblick: Die Pflege und Pflegebildung sind auf der Suche nach dem wahren richtigen Weg, verlässlichen Inhalten zwischen Generalisierung und Spezialisierung, den richtigen und angemessenen Rahmenbedingungen, einer adäquaten Wertschätzung und nach gesellschaftlicher Anerkennung. Während des »Pandemie-Pflege-Sensationalismus« wurde die praktische Pflege vorwiegend auf Intensivstationen publik gemacht. Verbessert hat dieser Sensationalismus an den Rahmenbedingungen der beruflichen Pflege nichts. Die Gesamtsituation der Pflege verschärft sich weiter, vom Pflexit war die Rede. Damit ist ein reaktives Aussteigen aus dem Pflegeberuf gemeint. Die Corona-Pandemie zeigte und verschärfte die Risiken für eine bereits traumatisierte Berufsgruppe.

Wissenschaftliche und organisationstheoretische Kontexte, wachsende Arbeitsverdichtung, Personalmangel, divergierende Prüfkriterien, Funktionalisierung und der politische Zugriff auf die Berufsgruppe der Pflegenden nehmen weiter zu. Originäre Pflegetätigkeiten werden delegiert an Seelsorger*innen, Ärzt*innen, Psycholog*innen, Sozialdienst, Betreuungsassistent*innen, Case-Manager*innen, Stationssekretär*innen und v. a. an Angehörige und ehrenamtlich Tätige. Gleichzeitig wird der Bedarf an zigtausend neuen Pflegekräften propagiert. Politisch sind keine strategischen und strukturell wirksamen Verbesserungsoptionen geplant.

Wann haben Sie sich das letzte Mal gefragt: Was bleibt übrig? Was bleibt übrig vom hehren Anspruch einer »ganzheitlich«, dem Menschen zugewandten Pflege, personenzentrierten, individuellen und einer spezialisieren und hochkarätigen Pflegebildung? In der Auseinandersetzung zwischen Pflege-Qualität, Pflege-Planung, Fach- oder Kompetenzorientierung, Spezialisierung, Generalisierung, Akademisierung, Evidenzbasierung und Professionalisierungsdebatten scheinen viele Akteure Unaufgebbares verteidigen zu müssen. Dies hat sich durch das Pflegeberufegesetz verschärft – und damit zurück zu diesem Buch. Es besteht die Gefahr, dass eine Deprofessionalisierung durch die Aufgabe von drei Berufsvorbehalten und eingeschränkter Handlungsautonomie, eine Verflachung von Ausbildungsinhalten, sowie ein Verlust von Spezialwissen in der beruflichen Pflegebildung einhergeht. Übrig bliebe im großen Rahmen Pflegeassistenz.

Theoriegeleitet wird seit mehr als 20 Jahren in der theoretischen Pflegebildung versucht, von einer Verrichtungs- zu einer Handlungsorientierung zu gelangen. Beruflich Pflegende sollen und müssen handlungskompetent sein. Neben gesundheitswissenschaftlichem Kennen und Wissen bedarf es ebenso methodischem, personalem, sozialem und besonders psychologischem Können und einer situativ angemessenen Handlungskompetenz.

Nach dem Pflegeberufegesetz steht keine altersgruppen- und settingspezifische Pflegebildung, sondern eine generalistische Pflegeausbildung im primären Fokus, obwohl die unterschiedlichen Settings der Pflege spezifisches und unterschiedliches Kennen und Können einfordern.

Was ist das Ziel der Pflegeausbildung nach Pflegeberufegesetz? Die generalistische Pflegeausbildung fordert, dass Lernende exemplarisch erlerntes, generelles Wissen in spezialisierte Bereiche handlungskompetent transferieren können. Um diesem hochgesteckten Ziel entsprechen zu können, bedarf es an einer spezialisierten und professionalisierten praktischen Pflegeausbildung. Die praktische Pflegeausbildung mit ihren sich abwechselnden Phasen zwischen Theorie und Praxis soll theoriegeleitete und realitätsgetreue Einblicke in die Berufswelt der Pflege ermöglichen.

Die Lernorte und die ausbildenden Personen der Pflegepraxis prägen das Denken, Reflektieren und Handeln der Auszubildenden, Studierenden und Pflegenden wesentlich. Ausbildungsverantwortliche in der Langzeit- und Akutpflege fragen nach Konzepten und Vorlagen, nach verlässlichen Hinweisen, Vorgaben und erwiesenen Erfolgsmodellen.

Neben den eher geschlossenen Systemen der an Diagnostik und Therapie orientierten Krankenhäusern haben – entsprechend der altersdemografischen Entwicklung und der Pflegebedürfnisse und -bedarfe – die Ausbildungsstätten der ambulanten Pflege und stationären Altenhilfe an

Bedeutung gewonnen. Alle müssen gleichermaßen die praktische Pflegeausbildung konzeptionell planen und interaktiv in Kooperation und in Netzwerken gelingen lassen. Dies fordert von Ausbildungsbetrieben nach dem Pflegeberufegesetz mehr als ein unternehmensbezogenes Engagement – es erfordert ein »überbetriebliches Engagement« und Setting übergreifendes Arbeiten und Denken, wie es in beruflichen Ausbildungen eher unüblich ist.

Dieses Buch wendet sich an alle, die in ambulanten und stationären Pflegeeinrichtungen der Langzeit- und der Akutpflege für Ausbildung, Personal- und Pflegemanagement zuständig sind.

Im Praxisalltag soll es den Praxisanleitenden und -begleitenden eine praxisbezogene Hilfe darstellen.

Es soll den Ausbildenden eine gute Orientierung und eine Anleitung auf Augenhöhe mit Ihren Auszubildenden ermöglichen, bis hin zur praktischen Prüfung.

Es soll gleichermaßen Ausbildungsträgern, Kooperierenden, Ausbildungsverantwortlichen und Ausbildenden, wie auch theoretisch Lehrenden konzeptionelle und praktische Hilfestellungen geben.

Ich lade Sie ein: Richten Sie Ihr Augenmerk auf die praktische Ausbildung. Messen Sie der praktischen Pflegeausbildung den höchsten Wert bei.
Ich danke den Auszubildenden und Ausbildungsverantwortlichen, die mir mit vielen Statements und Feedbacks Erfahrungen aus ihrer Ausbildungszeit geschildert haben.
Ich wünsche Ihnen viel Kraft und Freude bei der bedeutsamen und von mir hochgeschätzten praktischen Pflegeausbildung. Über konstruktive Rückmeldungen und Hinweise freue ich mich.

Beachte:
Wer heute in der Pflege ausgebildet wird, gibt den Invest anschließend der Gesellschaft mehrfach wieder zurück.

Wiehl, im Juli 2023 Ursula Kriesten

Dank

In diesem Buch kommen Personen zu Wort, die mir während meiner Recherchearbeit wertvolle Praxistipps, Hinweise, Meinungen und Statements gegeben haben. Einige sind hier in Form von Interviewzitaten niedergeschrieben.

Ich danke den Interviewpartner*innen herzlich für ihr Interesse, ihre investierte Zeit und dem Mitwirken an diesem Buch.

Hier möchte ich besonders folgende Personen erwähnen, die ich interviewt habe:

- Hannah Bastek, Auszubildende, drittes Ausbildungsjahr
- Ursula Hönigs, Einrichtungsleiterin, Stationäre Altenpflege
- Gisela Kleinbeck, Krankenschwester im Ruhestand, 41 Jahre Berufserfahrung, Ausbildung 1963-66, Ende der Berufstätigkeit 2004
- Eva Mainka, koordinierende Praxisanleiterin, stationäre Altenpflegeeinrichtung
- Rita Rickelhoff, Krankenschwester, Fachkrankenschwester für Intensivpflege und Anästhesie, im Ruhestand seit 2018

Zudem sprechen Personen, deren Zitate nur mit Pseudonym verwendet werden dürfen:

- Konrad Fahler, Ausbildungskoordinator, Krankenhaus
- Lena Nölle, Auszubildende nach Ihrer Prüfung, Ausbildungsträger stationäre Altenpflegeeinrichtung
- Margarete Speller, Ausbildungsverantwortliche eines ambulanten Pflegedienstes
- Inga Sprenger, Auszubildende, drittes Ausbildungsjahr, Ausbildungsträger Krankenhaus
- Ronald Wossek, Auszubildender, zweites Ausbildungsjahr, Ausbildungsträger ambulanter Pflegedienst
- Alexander Zock, Gesundheits- und Krankenpfleger und berufsbegleitend Studierender der Pflegepädagogik
- Marvin Zacharias, Auszubildender, zweites Ausbildungsjahr, Ausbildungsträger Krankenhaus

Zudem danke ich wieder einmal ganz besonders meiner Lektorin Claudia Flöer von Text & Konzept Flöer für die kreative und motivierende Zusammenarbeit. Claudia Flöer ist einfach wunderbar. Seit mehr als 30 Jahren darf ich auf sie zählen. Ich schätze ihre unkomplizierte und fördernde Zusammenarbeit sehr.

Ich danke meinem Ehemann Herbert für sein unermüdliches Korrekturlesen und seine motivierende Unterstützung.

Nicht zuletzt danke ich auch den zuarbeitenden Ausbildungsträgern, Praxisanleitenden, Dozent*innen, den vielen Auszubildenden, Studierenden und Kolleg*innen für ihre wertvollen Rückmeldungen, Anregungen und Forderungen.

Hinweise zum Buch

Perspektiven – Position und Interesse

Dieses Buch bietet Ausbildungsverantwortlichen Praxistipps, Hinweise und Arbeitsmaterialien, um im guten Dialog und im Perspektivenwechsel die praktische Pflegeausbildung nach dem Pflegeberufegesetz meistern zu können. Die Pflegeausbildung nach Pflegeberufegesetz erfordert von allen beteiligten Personen sehr viel Kooperationsbereitschaft, Flexibilität, ein gemeinsames Ausbildungs- und neues Berufsverständnis – orientiert an generalistisch formulierten Kompetenzen, sowie ein Setting übergreifendes Ausbilden und Arbeiten auf Augenhöhe. Ein strukturierter Perspektivenwechsel kann hierbei helfen.

Der einfachste Weg, seine Perspektive zu wechseln, ist der Positionswechsel und die Selbstreflexion. »Von welcher Position heraus betrachte ich?« Nur wenn Sie die Ich-Perspektive bewusst verlassen, sich Fragen stellen und das Denken anderer in Ihren Fokus rücken, gelingt eine neue Perspektive. Manchmal hilft auch die Unterscheidung von Position und Interesse, denn: Interessen verbinden und Positionen trennen.

Info

Mit diesem Buch möchte ich Vertreter*innen von Ausbildungsträgern und ausbildenden Einrichtungen hilfreiche Praxistipps für die Umsetzung der praktischen Pflegeausbildung nach dem Pflegeberufegesetz geben. Der Schwerpunkt liegt auf der rechtssicheren Erstellung eines Ausbildungskonzeptes mit all seinen Bausteinen und Prozessen.

Sie finden in diesem Buch viele Kästen mit Tipps, Übungen, Beispielen, Infos oder Definitionen. Dazu kommen Stimmen aus der Praxis, Zitate und Meinungen, Best Practice-Beispiele und Checklisten zur Reflexion.

Info

Das Buch fokussiert im Schwerpunkt die berufliche Pflegeausbildung. Viele Grundlagen sind jedoch auch auf die hochschulische Pflegeausbildung übertragbar.

Aufforderung zur Folgenabschätzung und Reflexion

Ich möchte Sie auffordern, sich aktiv an der Gesetzesfolgenabschätzung, der Entwicklung, den Ergebnissen, der Reflexion und Weiterentwicklung des Pflegeberufegesetzes zu beteiligen. Nur durch Ihre Erfahrungen und Ihr Feedback kann das Pflegeberufegesetz weiterentwickelt und optimiert werden. Beteiligen Sie sich bei der Überprüfung der übergeordneten Ziele und bringen Sie Ihre Ergebnisse bei Ausbildungsträgern, Verbänden, politisch Verantwortlichen, dem Berufsbildungsinstitut oder anderen zuständigen Stellen ein. Die Hinweise und Fragen hierzu finden Sie in Kapitel 18.

Ihre Ansprechpartner*innen

Daran anschließend finden Sie hilfreiche Adressen zur Kontaktaufnahme und kompetente Ansprechpartner*innen.

Fachbegriffe und Abkürzungen

Zum Ende des Buches finden Sie hilfreiche Erklärungen zu Begriffen und Abkürzungen. Diese Erklärungen können Ihnen als Lernende und Ausbildungsverantwortliche in der schnellen Übersicht nach Alphabet zum Lernen und Anwenden eine gute Begleitung sein.

Ergänzende Literatur

Ergänzend zu diesem Buch möchte ich Ihnen mein Buch empfehlen, das 2021 erschienen ist: »Praxisanleitung – gesetzeskonform, methodenstark & innovativ. So setzen Sie das Pflegeberufegesetz praktisch um«, erschienen in der Schlüterschen Fachmedien GmbH. Dieses Buch, das die Praxisanleitung innerhalb der praktischen Pflegeausbildung näher beleuchtet, bietet eine Fülle von hilfreichen Praxistipps, Hinweisen und fachlichen Informationen. Es ist als zusätzliche Unterstützung für die Umsetzung einer guten praktischen Pflegeausbildung gedacht.

Für Auszubildende möchte ich an dieser Stelle auf mein Buch »Praxiseinsätze in der Pflegeausbildung. Das Begleitbuch für Auszubildende« verweisen, das ebenfalls in der Schlüterschen Fachmedien GmbH erschienen ist.

Bestellmöglichkeit:

https://buecher.schluetersche.de/de/praxisanleitung-gesetzeskonform-methodenstark-innovativ,572969006.html
https://buecher.schluetersche.de/de/die-praktische-pflegeausbildung1,573146837.html

1 Die praktische Pflegeausbildung – Ziele, Systematik und Handlungsebenen

Ausbildungsverantwortliche der praktischen Pflegeausbildung müssen gleichermaßen humanistisch, evidence-basiert, gesetzeskonform und imagebildend agieren.

Dieses Kapitel bietet einen Überblick über die Ziele, Bedeutungen, Strukturen und Handlungsebenen der praktisch ausgeführten Pflege. *»Auch die Arbeitgeber müssen mehr tun, um Fach- und Hilfskräfte zu halten. Pflegekräfte brauchen Wertschätzung, Mitspracherechte, ein respektvolles Arbeitsklima und Rücksicht auf ihre familiäre Situation.«*[1] – *»Worauf vertrauen Pflegebedürftige, die sich an uns Pflegende wenden? Diejenigen Pflegebedürftigen, die sich überhaupt durch ausgebildete, professionell Pflegende pflegen lassen wollen (und das sind bekanntlich längst nicht alle!), tun dies, weil sie darauf vertrauen, dass wir sie nicht unnötigen Qualen und gefährlicher Pflege aussetzen.«*[2]

Bis 2035 fehlen laut Institut der deutschen Wirtschaft deutschlandweit circa 500.000 Pflegekräfte[3]. In den Pflegeberufen bestehen bereits seit vielen Jahren starke Engpässe bei Fachkräften, Spezialist*innen und Expert*innen. Um mehr Menschen für eine Tätigkeit in der Pflege zu gewinnen, ist es wichtig, die Berufe attraktiver zu gestalten. Die Pflegeberufereform[4] hatte

---

1 Vgl. BMG (2023): Pflegekräfte: Studie zur Zufriedenheit im Job (bundesgesundheitsministerium.de), 13.05.2023.

2 Behrens J, Langer G (2022): Evidence-based Nursing and Caring Methoden und Ethik der Pflegepraxis und Versorgungsforschung. Hogrefe.

3 Seyda S, Köppen R, Hickmann H (2021): Pflegeberufe besonders vom Fachkräftemangel betroffen. KOFA Kompakt. 10/21. Bundesministerium für Wirtschaft und Energie.

4 Vgl. Gesetz zur Reform der Pflegeberufe (Pflegeberufereformgesetz – PflBRefG) vom 17. Juli 2017, www.BGBL.de

genau dieses Ziel, die Pflegeausbildung attraktiver zu gestalten. Ob jemand etwas als attraktiv bewertet, entscheidet der Betrachter aber bekanntlich selbst. Das Pflegeberufegesetz fordert die Ausbildungsbetriebe enorm heraus und stellt zum Teil unerfüllbare Anforderungen an die Ausbildungsverantwortlichen und an das Ausbildungspersonal.

Tipp

Sie finden das Gesetz zur Reform der Pflegeberufe (Pflegeberufereformgesetz – PflBRefG) vom 17. Juli 2017 bei den Bundesgesetzblättern: https://www.bgbl.de/xaver/bgbl/start.xav?startbk=Bundesanzeiger_BGBl&jumpTo=bgbl117s2581.pdf#__bgbl__%2F%2F*%5B%40attr_id%3D%27bgbl117s2581.pdf%27%5D__1688296575264

Der Beruf beginnt mit der Ausbildung. Eindrücke vom Pflegeberuf sammeln Interessierte in den Pflegeeinrichtungen. Die Pflegepraxis ist der Ort, an dem das Interesse für den Beruf geweckt werden kann, wo Ausbildungs- und Arbeitszufriedenheit sowie der Verbleib im Beruf gelingen kann. Zudem ist die Pflegepraxis der Ort, an dem interne Evidence entwickelt und aufgebaut werden kann (▶ Kap. 1.2).

Neben Fragen der Bezahlung, die der einzelne Arbeitgeber im Gesundheitswesen kaum beeinflussen kann, entscheiden v. a. die konkreten Rahmenbedingungen, wie eine gute Organisation, verlässliche Planungen, das Gesundheitsmanagement oder die Beteiligung der Auszubildenden und Mitarbeitenden an betrieblichen Veränderungsprozessen darüber, ob die Ausbildung oder Beschäftigung als erfüllend, attraktiv und zufriedenstellend erlebt wird.

Das Erlernen von alltäglichen pflegerischen Entscheidungen in der Interaktion zwischen professionell Pflegenden und ihren Klient*innen wird von unterschiedlichen Situationen und Komponenten geprägt. Immer müssen hierbei auch die Ziele und Wünsche der zu Pflegenden berücksichtigt werden. Ein solches Lernen ist komplex und kompliziert und erfordert systematische Planung.

Ziel meines Buches ist es, dass Sie diesen Anforderungen mit Struktur und Praxistipps nachkommen können.

> Grundlage für die praktische Ausbildung im Betrieb ist das Ausbildungskonzept. Es benennt das betriebseigene Ausbildungsverständnis, definiert Ziele, Strukturen, Abläufe und Verantwortlichkeiten der Ausbildung in der Pflegeeinrichtung. Ein gelungenes und implementiertes Ausbildungskonzept kann zur Attraktivitätssteigerung der Pflegeausbildung und zu gelungenen pflegerischen Entscheidungen beitragen.

1.1 Ziele und Bedeutung der praktischen Pflegeausbildung

Die gesellschaftliche Bedeutung und die Handlungsebenen der praktischen Pflegeausbildung sind mannigfaltig und komplex. Ausbildungseinrichtungen und Pflege-, bzw. Hochschulen kennzeichnen die Dualität der Lernorte der Pflegeausbildung. Ausbildende Einrichtungen und Pflegeschulen müssen intensiv kooperieren und über entsprechend qualifiziertes Bildungspersonal verfügen. Ausbildende Einrichtungen verfolgen mit der Zielsetzung der Pflegeausbildung in der Regel auch die Sicherstellung einer ausreichenden und qualifizierten Personalstruktur und sichern somit Pflegequalität und Unternehmensentwicklung.

Das Pflegeberufegesetz (PflBg) vom 17. Juli 2017 (BGBl. I S. 2581) und die Pflegeberufe-Ausbildungs- und Prüfungsverordnung (PflAPrV) vom 2. Oktober 2018 (BGBl. I S. 1572) stellen hohe Anforderungen an die Ausbildungsverantwortlichen und die praktisch Ausbildenden. Neben den pädagogisch didaktischen Zielen verfolgen ausbildende Einrichtungen ebenso einrichtungsspezifische Interessen.

Tipp

Das Pflegeberufegesetz und die Ausbildungs- und Prüfungsverordnung finden Sie in ihren Aktualisierungen im Internet unter »Bundesanzeiger Verlag«. Der Bundesanzeiger Verlag hat den Anspruch einer Evidenzzentrale: https://www.bundesanzeiger-verlag.de/
Das Pflegeberufegesetz finden Sie auch beim Bundesministerium der Justiz und für Verbraucherschutz: www.gesetze-im-internet.de.

Die Ausbildung in der Pflege soll es den Auszubildenden ermöglichen, all die Kompetenzen zu entwickeln, die für die prozessorientierte Pflege von Menschen aller Altersstufen in verschiedenen Pflegesettings und pflegerischen Situationen erforderlich sind. Hierbei spielt die praktische Ausbildung die wesentliche Rolle.

Sie als Ausbildungsverantwortliche schaffen, strukturieren und organisieren die Basis für den möglichen Kompetenzerwerb Ihrer Auszubildenden. Dieser komplexe Vorgang orientiert sich an den gesetzlichen Ausbildungszielen und an den spezifischen Ausrichtungen der Einsatzorte. Hierzu bedarf es einer guten Konzeptionierung.

Der Beruf beginnt mit der Ausbildung. Eine gelungene praktische Pflegeausbildung bedarf einer optimalen Vorbereitung und eines perfekten Konzeptes.

Wenn es um die berufliche Pflegeausbildung geht, gibt Teil 2 des Pflegeberufegesetzes das Ziel der Ausbildung vor (▶ Kap. 1.1.1).

1.1.1 *Teil 2 § 5 PflBG – Ausbildungsziel*

(1) Die Ausbildung zur Pflegefachfrau oder zum Pflegefachmann vermittelt die für die selbstständige, umfassende und prozessorientierte Pflege von Menschen aller Altersstufen in akut und dauerhaft stationären sowie ambulanten Pflegesituationen erforderlichen fachlichen und personalen Kompetenzen einschließlich der zugrunde liegenden methodischen, sozialen, interkulturellen und kommunikativen Kompetenzen und der zugrunde liegenden Lernkompetenzen sowie der Fähigkeit zum Wissenstransfer und zur Selbstreflexion. Lebenslanges Lernen wird dabei als ein Prozess der eigenen beruflichen Biographie verstanden und die fortlaufende persönliche und fachliche Weiterentwicklung als notwendig anerkannt.

(2) Pflege im Sinne des Absatzes 1 umfasst präventive, kurative, rehabilitative, palliative und sozialpflegerische Maßnahmen zur Erhaltung, Förderung, Wiedererlangung oder Verbesserung der physischen und psychischen Situation der zu pflegenden Menschen, ihre Beratung sowie ihre Begleitung in allen Lebensphasen und die Begleitung Sterbender. Sie erfolgt entsprechend dem allgemein anerkannten Stand pflegewissenschaftlicher, medizinischer und weiterer bezugswissenschaftlicher Erkenntnisse auf Grundlage einer professionellen Ethik. Sie berücksichtigt die konkrete Lebenssituation, den sozialen, kulturellen und religiösen Hintergrund, die sexuelle Orientierung sowie die Lebensphase der zu pflegenden Menschen. Sie unterstützt die Selbstständigkeit der zu pflegenden Menschen und achtet deren Recht auf Selbstbestimmung.

(3) Die Ausbildung soll insbesondere dazu befähigen

1. *die folgenden Aufgaben selbstständig auszuführen:*
   a) *Erhebung und Feststellung des individuellen Pflegebedarfs und Planung der Pflege,*
   b) *Organisation, Gestaltung und Steuerung des Pflegeprozesses,*
   c) *Durchführung der Pflege und Dokumentation der angewendeten Maßnahmen,*
   d) *Analyse, Evaluation, Sicherung und Entwicklung der Qualität der Pflege,*
   e) *Bedarfserhebung und Durchführung präventiver und gesundheitsfördernder Maßnahmen,*

f) Beratung, Anleitung und Unterstützung von zu pflegenden Menschen bei der individuellen Auseinandersetzung mit Gesundheit und Krankheit sowie bei der Erhaltung und Stärkung der eigenständigen Lebensführung und Alltagskompetenz unter Einbeziehung ihrer sozialen Bezugspersonen,

g) Erhaltung, Wiederherstellung, Förderung, Aktivierung und Stabilisierung individueller Fähigkeiten der zu pflegenden Menschen insbesondere im Rahmen von Rehabilitationskonzepten sowie die Pflege und Betreuung bei Einschränkungen der kognitiven Fähigkeiten,

h) Einleitung lebenserhaltender Sofortmaßnahmen bis zum Eintreffen der Ärztin oder des Arztes und Durchführung von Maßnahmen in Krisen- und Katastrophensituationen,

i) Anleitung, Beratung und Unterstützung von anderen Berufsgruppen und Ehrenamtlichen in den jeweiligen Pflegekontexten sowie Mitwirkung an der praktischen Ausbildung von Angehörigen von Gesundheitsberufen,

2. *ärztlich angeordnete Maßnahmen eigenständig durchzuführen, insbesondere Maßnahmen der medizinischen Diagnostik, Therapie oder Rehabilitation,*
3. *interdisziplinär mit anderen Berufsgruppen fachlich zu kommunizieren und effektiv zusammenzuarbeiten und dabei individuelle, multidisziplinäre und berufsübergreifende Lösungen bei Krankheitsbefunden und Pflegebedürftigkeit zu entwickeln sowie teamorientiert umzusetzen.*

(4) Während der Ausbildung zur Pflegefachfrau oder zum Pflegefachmann werden ein professionelles, ethisch fundiertes Pflegeverständnis und ein berufliches Selbstverständnis entwickelt und gestärkt.

Zudem definiert die geltende Ausbildungs- und Prüfungsverordnung für die Pflegeberufe (Pflegeberufe-Ausbildungs- und -Prüfungsverordnung – PflAPrV) die Aufgaben für die praktische Pflegeausbildung näher, wie z. B. in § 4.

Info

§ 4 (1) PflAPrV: *»Die Einrichtungen der praktischen Ausbildung stellen die Praxisanleitung sicher. Aufgabe der Praxisanleitung ist es, die Auszubildenden schrittweise an die Wahrnehmung der beruflichen Aufgaben als Pflegefachfrau oder Pflegefachmann heranzuführen, zum Führen des Ausbildungsnachweises nach § 3 Absatz 5 anzuhalten und die Verbindung mit der Pflegeschule zu halten. Die Praxisanleitung erfolgt im Umfang von mindestens 10 Prozent der während eines Einsatzes zu leistenden praktischen Ausbildungszeit, geplant und strukturiert auf der Grundlage des vereinbarten Ausbildungsplanes.«*

»Unternehmensziele und Ausbildungsziele unterscheiden sich natürlich. Die Ausbildungsziele müssten Bestandteil der Unternehmensziele sein, wenn ein Betrieb ausbildet. Ich bin mir nicht sicher, ob das immer der Fall ist.«

Margarete Speller, Ausbildungsverantwortliche eines ambulanten Pflegedienstes

»Ich würde mir manchmal wünschen, dass die in den Pflegeeinrichtungen auch mal fragen würden, was meine Ziele zur Ausbildung sind. Schließlich habe ich durch meine Bufdi-Zeit und Erfahrungen, die ich im Ausland gesammelt habe, schon viele Kenntnisse.«

Ronald Wossek, Auszubildender, zweites Ausbildungsjahr

1.1.2 Pflege fördert ein friedvolles Gemeinwohl.

Eines betrifft Pflegeeinrichtungen und Settings gleichermaßen: Pflege fördert ein friedvolles Gemeinwohl und unterstützt Schwächere. Pflege erfordert umfassende Aufmerksamkeit und würdevolles Handeln. Es ist nicht ausreichend eine rein körperliche oder formal korrekte Pflege zu leisten. Pflege hat einen ganzheitlichen und reflexiven Anspruch in jedem Setting.

Pflege ohne Würde ist nicht nur wertlos, sondern gefährlich, weil gesundheitsgefährdend. Es gilt zwar, dass das wirksamste Medikament für den Menschen der andere Mensch ist, jedoch bedarf es einer verantwortungsvollen pflegefachlichen Qualifizierung und pflegeethischen Reflexion, wenn es um pflegefachliche Leistungen und menschliche Begegnungen geht.

Auszubildende müssen lernen, dass sie weder in Theorie noch in Praxis ihren Vorgesetzten gegenüber verpflichtet sind, sondern dem ihnen anvertrauten Menschen mit Pflegebedarf. Die praktische Pflegeausbildung und der Pflegeberuf realisieren die Ziele, Gesundheit zu fördern oder wiederherzustellen, Krankheit zu verhüten, Leiden zu lindern, Lebensqualität zu sichern und ethisches Handeln zu reflektieren. Die praktische Pflegebildung legt den Grundstein für ein professionelles Pflegeverständnis. Die Bedeutung der praktischen Pflegeausbildung ist sehr hoch.

Die Aufgabenklärung zwischen zu Pflegenden und Pflegenden geht im betrieblichen Alltag häufig unter. Wirtschaftliche Probleme, Personalengpässe, zu viele Nachfragen, standardisierte Vorgaben und viele weitere Faktoren erschweren die Gemengelage. Die besten wissenschaftlichen Abhandlungen und theoretischen Konzepte nutzen dem Menschen mit Pflegebedarf nichts, wenn sie nicht praktisch umgesetzt werden und den Menschen zugutekommen.

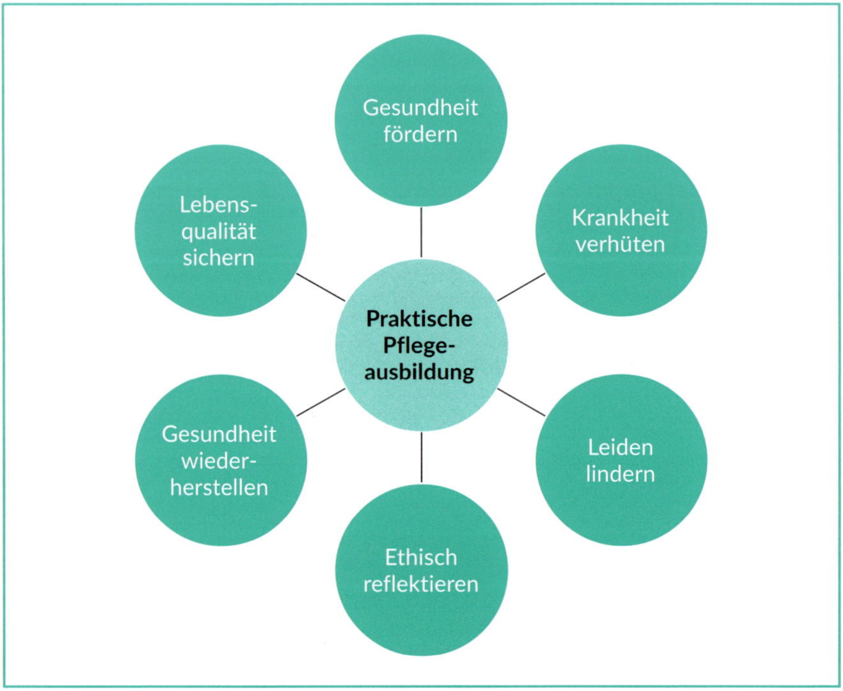

Abb. 1: Die Bedeutung der praktischen Pflegeausbildung.

In der praktisch ausgeführten Pflege zeigen sich die Haltung, der Respekt und das Verständnis der Pflegenden. Von großer Bedeutung in der praktisch ausgeführten Pflege ist die Beziehung und die Aufgabenklärung zwischen Pflegenden und zu Pflegenden. Die Frage ist, ob Auszubildende in der Lage sind, individuell auf Menschen und Situationen eingehen zu können. Die Auseinandersetzung von unterschiedlichen moralischen Werten und Lebensstilen erfordert von Pflegenden ein hohes Reflexionsvermögen und Verantwortungsbewusstsein. Hierzu bedarf es guter Beispiele, Vorbilder, Anleitungen und Reflexionen. Vor allem bedarf es hierzu einer perfekten oder sagen wir optimalen praktischen Pflegeausbildung.

Pflegebedürftige, die auf professionell Pflegende vertrauen, vertrauen auf Wissen, Können und respektvolle Begegnungen.

Info

Im Ausbildungsziel nach § 5 Pflegeberufegesetz (PflBG) werden wesentliche Aussagen zum Pflegeverständnis getroffen, die in der Pflegeberufe-Ausbildungs- und Prüfungsverordnung (PflAPrV) aufgenommen und in den Rahmenplänen weiter ausdifferenziert werden. Ziel der Ausbildung ist es u. a., »ein professionell ethisch fundiertes Pflegeverständnis und ein berufliches Selbstverständnis« zu entwickeln und zu stärken (§ 5, Abs. 4 PflBG).

Das berufliche Selbstverständnis muss an allen Orten und im Zusammentreffen mit allen zu Pflegenden immer vom Auftrag des zu Pflegenden bestimmt sein.

1.2 Interne Evidence durch praktische Pflege

»Ohne interne Evidence hilft externe Evidence bei pflegerischen Entscheidungen gar nichts.«[5]

»Wir sagen unseren Auszubildenden: Lernen ist das eine und Arbeiten das andere. Man soll zuerst auch auf die Bedürfnisse der Bewohner schauen, nicht nur auf das, was im Buch steht. Nicht alles, was im Buch steht, passt in der Praxis immer, Auszubildende müssen lernen auf den Bewohner zu schauen.«

Eva Mainka, koordinierende Praxisanleiterin, stationäre Altenpflegeeinrichtung

An Pflegende und Auszubildende der Pflege werden hohe Anforderungen und verschiedene, häufig auch divergierende Erwartungen gestellt. Von Pflegenden wird erwartet, Entscheidungen zu treffen, die relevante Forschung zu kennen, eigene Fertigkeiten weiterzuentwickeln und verfügbare

---

[5] Behrens J, Langer G (2022): Evidence-based Nursing and Caring Methoden und Ethik der Pflegepraxis und Versorgungsforschung. Hogrefe.

Ressourcen, Bedürfnisse der Pflegebedürftigen zu berücksichtigen, die Wirkung der Pflege zu evaluieren und pflegerische Interventionen zu optimieren. Diese Erwartungen sind gerahmt von schwierigen Umgebungsfaktoren. Zur Erfüllung der vielfältigen Erwartungen bedarf es bei Pflegenden externer und interner Evidence.

Externe Evidence in der Pflege umfasst die – möglichst gut gesicherten und zwischenmenschlich nachprüfbaren – Erfahrungen anderer (Dritter) mit den Wirkungen pflegerischer Handlungen und Entscheidungen. Diese Erfahrungen anderer liegen zum Beispiel in Wirksamkeitsstudien und Leitlinien vor. Externe Evidence ist also in Büchern, Studien, Wissensportalen und anderen Quellen zu finden.

Die **interne Evidence** dagegen umfasst nicht die Erfahrungen anderer, sondern das, was Pflegende nur in der persönlichen Begegnung mit dem zu pflegenden Menschen erarbeiten können. Die interne Evidence ergibt sich aus den einzigartigen biografischen Erfahrungen, Zielen, Bedürfnissen, Ressourcen und situativen Bedingungen sowie Empfindungen zwischen Pflegendem und zu Pflegendem.

Interne Evidence entsteht auf der Seite der Pflegenden durch Erfahrungen in einem professionstypischen Setting. Die Qualität der Erfahrungen hängt zudem vom Bekanntheitsgrad eines Settings (Pflegende und Lernende müssen ihr Arbeitsfeld kennen) und von professionstypischen Arbeitsbündnissen ab.

Externe und interne Evidence ergeben sich aus den Zielen einer Behandlung, aus Studienergebnissen, aus den Entscheidungsprozessen zu Therapieverfahren und aus der individuellen Interaktion. Gemeinsame Interaktionen und gemeinsame Erfahrungsräume schaffen Verständigung und sind bedeutsam zur Erlangung interner Evidence.

Tipp
Pflegende, auch Auszubildende der Pflege, sind in ihren Handlungen den zu pflegenden Menschen gegenüber verpflichtet. Die Entscheidung für eine pflegerische Intervention sollte auf solider Evidence basieren.

Je hilfsbedürftiger der zu pflegende Mensch ist, desto mehr erfordert die Pflege das Respektieren seiner Würde und Einzigartigkeit, da der Selbstschutz des Klienten nicht mehr gegeben ist. Bei der Auswahl der Pflegemaßnahmen und der Art, wie Sie diese durchführen, müssen Sie ständig auf der Suche nach externen Erfahrungs- und Forschungsberichten sein, der sogenannten externen Evidence.

Definition **Externe Evidence**

Unter externer Evidence versteht man die Quellen über erwiesene Wirksamkeit, Belege, wissenschaftliche Studien. Gesichertes Wissen finden Sie in der Literatur, dem Internet und in Datenbanken.

Fremde und wissenschaftlich überprüfte Erfahrung führt jedoch nicht alleinig zur pflegerischen Handlung. Der zu pflegende Mensch selbst, der Pflegende und äußere Rahmenbedingungen spielen eine Rolle und müssen gleichermaßen berücksichtigt und einbezogen werden, bevor es zur pflegerischen Intervention kommt.

Als interne Evidence wird alles Wissen über uns selbst bezeichnet, das oft nur in der Begegnung zwischen dem einzigartigen Pflegebedürftigen und Pflegenden geklärt werden kann und zum Wirken kommt. Die Entscheidung über die Pflegeintervention resultiert also nicht nur aus der externen Evidence, sondern immer auch aus den Faktoren der internen Evidence und den ökonomischen Anreizen und Vorschriften.

Definition **Interne Evidence**

Bei interner Evidence handelt es sich um Wissen aus eigener, persönlicher Erfahrung – und zwar sowohl um das Wissen der Klient*innen als auch das der Pflegenden und der am Prozess beteiligten Partner. Interne Evidence ist nur in der individuellen Kommunikation mit der zu pflegenden Person zu entwickeln. Ohne interne Evidence hilft externe Evidence bei pflegerischen Entscheidungen gar nichts.

1.3 Komponenten einer pflegerischen Entscheidung

Egal welche Gesetzesvorgabe, Verordnung oder landesspezifische Ausführung die Pflegebildung regelt und regeln wird: Pflege erfolgt immer in Verantwortung für Ihre Wirkung und immer im Aushandlungsprozess zwischen dem Pflegenden und dem zu pflegenden Menschen.[6]

Wie in ▶ Abb. 2 dargestellt besteht jede pflegerische Einzelfallentscheidung aus mehreren Komponenten: der Expertise der Pflegenden, den Vorstellungen des Pflegebedürftigen, den Umgebungsbedingungen und den Ergebnissen aus der Pflegeforschung.

Das Erlernen der pflegerischen Entscheidung in der Begegnung mit dem zu Pflegenden ist der wesentliche Teil der praktischen Pflegeausbildung. Auszubildende müssen an den Lernorten der Pflegepraxis darin gefördert werden, ihre Fähigkeiten weiterzuentwickeln, um nachvollziehbare interne Evidence aufbauen zu können. Auszubildenden sollte der Unterschied zwischen externer und interner Evidence bekannt sein. Sie sollten verstehen, dass der Aufbau interner Evidence der erste und wichtigste Schritt in der Begegnung mit dem einzigartigen zu pflegenden Menschen ist.

---

[6] Vgl. Behrens J, Langer G (2022): Evidence-based Nursing and Caring Methoden und Ethik der Pflegepraxis und Versorgungsforschung. Hogrefe, S. 27.

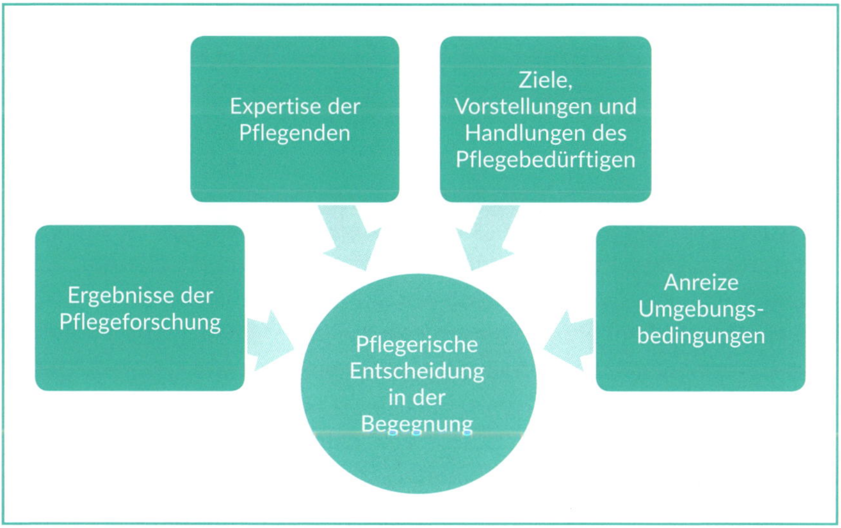

Abb. 2: Komponenten einer pflegerischen Entscheidung, in Anlehnung an Behrens & Langer 2022, S. 30.

Auszubildende können nur während der praktischen Pflegeausbildung erfahren und erlernen, was sie von den Erfahrungen anderer, auch von den zu Pflegenden wissen wollen. Sie können den Aushandlungsprozess zwischen Pflegenden und zu Pflegenden nur in der realen praktischen Pflege an gelungenen Pflegeprozessen kennenlernen und einüben.

Der Grundsatz der pflegerischen Entscheidung in der Begegnung mit dem zu pflegenden Menschen kann das verbindende Element bei der gemeinsamen Zielsetzung von ausbildenden Einrichtungen und Pflege- bzw. Hochschulen sein.

1.4 Systematik: Berufliche oder hochschulische praktische Ausbildung

Das Pflegeberufegesetz (PflBG) gibt das Ordnungsprinzip beruflicher und hochschulischer Pflegeausbildung vor. Der Wissenschaftsrat[7] forderte bereits 2012 in seinem Gutachten, das ca. 10 bis 20 Prozent der in der Pflege beschäftigten Personen einen akademischen Abschluss haben sollten. Diesem Ziel wurde mit dem Pflegeberufegesetz 2017 nachgegangen. Allerdings sind bislang keine wesentlichen Effekte mit der hochschulischen Pflegeausbildung in Deutschland erzielt worden. Dennoch: Sie haben als Ausbildungsträger die Möglichkeit, beruflich oder hochschulisch praktisch auszubilden. In Deutschland kann der Berufszugang zur/zum Pflegefachfrau bzw. -fachmann seit Beginn des Jahres 2020 sowohl über eine berufliche Ausbildung als auch über ein primärqualifizierendes Studium erworben werden.

Das primärqualifizierende Pflegestudium ist mit dem am 1. Januar 2020 in Kraft getretenen Pflegeberufegesetz (PflBG) erstmals als Regelausbildung zum Erwerb der Berufszulassung zur Pflegefachfrau/zum Pflegefachmann mit akademischem Grad rechtlich verankert. Die Gesamtverantwortung der Organisation von Lernortkooperation und der Koordination der praktischen Einsätze liegt bei der Hochschule.

Im primärqualifizierenden Pflegestudiengang findet der Kompetenzerwerb, ebenso wie in der beruflichen Pflegeausbildung, an zwei Orten statt: An der Hochschule werden theoretisches Wissen vermittelt und praktische Lehrveranstaltungen angeboten, gleichzeitig gibt es Raum für die Praxisreflexion. Ihre praktische Expertise erwerben Studierende durch Mitwirkung in realen Arbeitsprozessen während ihrer Einsätze in stationären und ambulanten Einrichtungen der Akut- und Langzeitversorgung sowie weiteren nach § 7 PflBG beschriebenen Institutionen. Die Lernortkooperation zwischen den Akteuren der Hochschule und der Praxiseinrichtungen bildet die Grundlage für eine gemeinsame Ausgestaltung der Praxisphase.

---

[7] Vgl. Wissenschaftsrat (2012): Empfehlungen zu hochschulischen Qualifikationen für das Gesundheitswesen. https://www.wissenschaftsrat.de/download/archiv/2411-12.html. S. 8.

Die Evidenzbasierung des pflegerischen Handelns sollte daher im Mittelpunkt der wissenschaftsbasierten Pflege stehen und theoriebasiert durch pflegewissenschaftliche Forschungsmethoden belegt werden.

Die berufliche Ausbildung umfasst, wie die hochschulische, einen theoretischen und einen praktischen Teil. Der theoretische Teil der beruflichen Ausbildung findet in Pflegeschulen statt. Diese sind in den einzelnen Bundesländern in unterschiedliche Strukturen eingebunden. So sind diese Schulen entweder öffentliche Schulen, die dem Schulrecht der Länder unterliegen, oder private Schulen, die z. B. von frei-gemeinnützigen Trägern betrieben werden. Bei der hochschulischen Ausbildung kooperieren Sie als Ausbildungseinrichtung mit einer staatlichen Hochschule.

Als anerkanntes Kompetenzzentrum für die Weiterentwicklung der beruflichen Ausbildung wurde das Bundesinstitut für Berufsbildung (BIBB) mit dem 2017 verabschiedeten Pflegeberufegesetz (PflBG) beauftragt, die Umsetzung der neuen Pflegeausbildung zu unterstützen.

Tipp

Die Handreichung zur hochschulischen Pflegeausbildung finden Sie auf der Homepage des BIBB: https://www.bibb.de/de/155081.php.

1.4.1 Pflegestudiumsstärkungsgesetz

Das Gesetz zur Stärkung der hochschulischen Pflegeausbildung, zu Erleichterungen bei der Anerkennung ausländischer Abschlüsse in der Pflege und zur Änderung weiterer Vorschriften sieht auch Änderungen zur Finanzierung der akademischen Pflegeausbildung vor. Gemäß § 37 PfleBRefG sind mit der hochschulischen Erstausbildung, neben den auch für die berufliche Ausbildung vorgesehenen Zielen, noch erweiterte Ausbildungsziele verknüpft. Als besondere Kompetenzen werden die Fähigkeiten zur:

- Steuerung und Gestaltung hochkomplexer Pflegeprozesse,
- Mitgestaltung der Weiterentwicklung der gesundheitlichen und pflegerischen Versorgung auf der Basis von vertieftem Wissen über Grundlagen der Pflegewissenschaft und gesellschaftlichen und normativ-institutionellen Rahmenbedingungen,
- Übertragung forschungsgestützter Problemlösungen und neuer Technologien auf der Basis des neuesten Stands gesicherter Erkenntnisse,
- Entwicklung und Implementation wissenschaftsbasierter innovativer Lösungsansätze zur Verbesserung im eigenen beruflichen Handlungsfeld auf der Grundlage eines kritisch-reflexiven und analytischen Zugangs und
- Mitwirkung an Qualitätsmanagementkonzepten, Leitlinien und Expertenstandards.

Mit dem Pflegeberufegesetz ist die hochschulische Erstausbildung in der Pflege neben der beruflichen Ausbildung in die Regelausbildung überführt worden. Das primärqualifizierende Pflegestudium als Regelausbildung befähigt, ebenso wie die berufliche Pflegeausbildung, zur Pflege von Menschen aller Altersgruppen und in allen Versorgungssettings und verfolgt zudem ein darüberhinausgehendes, erweitertes Ausbildungsziel: ein vertieftes pflegewissenschaftliches Arbeiten und die Versorgung der zu pflegenden Menschen in hochkomplexen Pflegesituationen.

1.4.2 Module für den Erwerb erweiterter heilkundlicher Kompetenzen

Seit längerem vorgesehen, aber noch nicht umgesetzt, sind standardisierte Module für den Erwerb erweiterter heilkundlicher Kompetenzen nach § 14 PflBG ein. Sie umfassen ein Grundlagenmodul und acht Wahlmodule. Die Module sind als curriculare Grundlage für noch zu entwickelnde Modellprojekte für die Umsetzung an Pflegeschulen, Hochschulen und ausbildenden Einrichtungen zu verstehen. Ziel dieser Module ist der Erwerb von Kompetenzen für die erweiterte heilkundliche Verantwortung für Pflege- und Therapieprozesse mit Menschen in komplexen Pflege- und Therapiesituationen. Somit stehen diese heilkundlichen Tätigkeiten für Aufgaben, die in den Pflegeprozess einzubetten sind.

Da ihre Erprobung noch nicht begonnen hat, ist noch nicht abzusehen, wie die Zusatzmodule in der pflegeberuflichen Bildung implementiert werden und ob sie einem höheren DQR-Niveau zugeordnet werden können oder eine Sonderrolle einnehmen werden.

1.5 Systematik: Generalistik

In der generalistischen Ausbildung werden durch die Wahl der Ausbildungseinrichtung und des Vertiefungseinsatzes in einem Pflegebereich besondere Kenntnisse für dieses Pflegesetting erworben. Die Idee ist: Unabhängig vom Vertiefungseinsatz kann eine generalistisch ausgebildete Pflegefachperson prinzipiell in jedem Versorgungsbereich arbeiten.

Ausgehend vom beruflichen Handlungsfeld der Pflege werden in der Pflegeausbildung Pflegesituationen exemplarisch dargestellt und bearbeitet und über Reflexions- und Transferfähigkeit auf Pflege- und Berufssituationen übertragen. Dabei steht bei der generalistischen Pflegeausbildung die prozessorientierte Pflege von Menschen aller Altersstufen in verschiedenen Versorgungsystemen im Mittelpunkt, eine Wahlmöglichkeit (§ 59 PflBG) für eine Spezialisierung in der Alten- und Kinderkrankenpflege besteht aktuell im letzten Ausbildungsjahr (▶ Abb. 3).

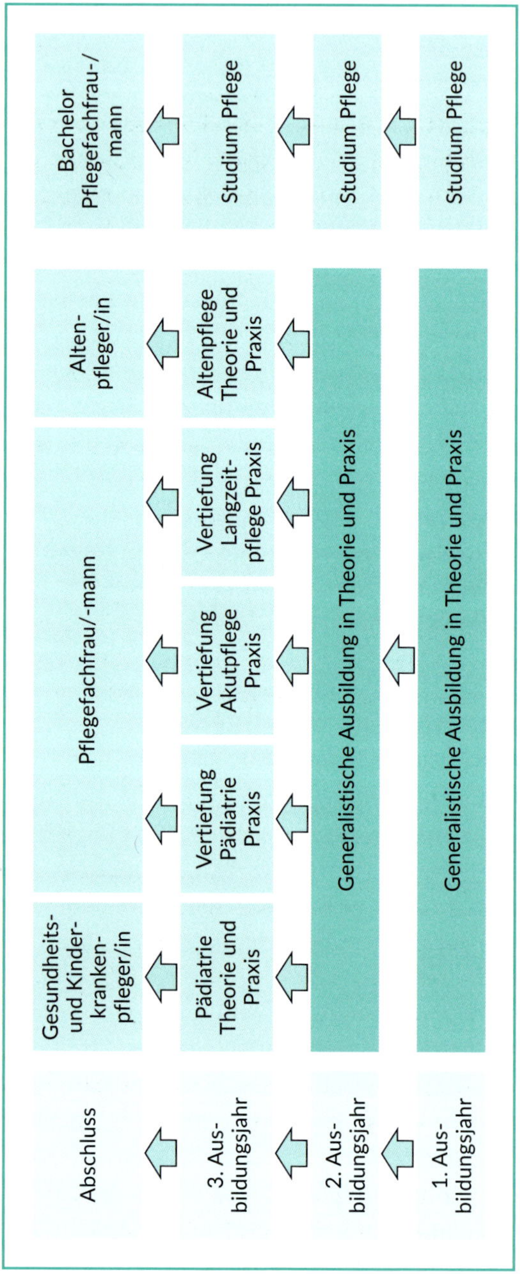

Abb. 3: Die Systematik der Generalistik.

1.5.1 Wahlrecht

Mit der Vereinbarung des Vertiefungseinsatzes ist ein Wahlrecht für Auszubildende verknüpft, von dem diese gegen Ende des zweiten Ausbildungsdrittels Gebrauch machen können. Bis dahin haben sie alle die Gelegenheit, verschiedene Pflegebereiche kennenzulernen und ihr Wahlrecht auf diesen Erfahrungen zu stützen. Auszubildende, die einen Vertiefungseinsatz in der Kinderkrankenpflege oder in der Langzeitpflege vereinbart haben, können wählen: Ist im Ausbildungsvertrag ein Vertiefungseinsatz in der pädiatrischen Versorgung vorgesehen, so können sie für das letzte Ausbildungsdrittel den gesonderten Abschluss »Gesundheits- und Kinderkrankenpfleger/-in« wählen. Entsprechendes gilt, wenn ein Vertiefungseinsatz in der stationären Langzeitpflege oder der ambulanten Akut- und Langzeitpflege mit Ausrichtung auf die Langzeitpflege vereinbart ist. Dann können Auszubildende für das letzte Ausbildungsdrittel den Berufsabschluss »Altenpfleger/-in« wählen. Nehmen sie ihr Wahlrecht nicht wahr, so setzen sie ihre generalistische Ausbildung weiter fort.
Politisch scheint die Umsetzung des Wahlrechts nicht gewünscht zu sein. Auszubildende werden zum generalistischen Ausbildungsabschluss beraten. Offen bleibt die Frage, wann und wo spezialisierte Pflegebildung erfolgt.

Info
Der Bedarf für diese gesonderten Abschlüsse (Wahlrecht) wird sechs Jahre nach Beginn der neuen Pflegeausbildung überprüft. Der Deutsche Bundestag entscheidet dann, ob die jeweiligen Regelungen aufgehoben oder beibehalten werden.

Nur wer Pflege generalistisch denkt, kann Pflegeausbildung auch generalistisch planen. Bei der Fokussierung auf die generalistische Pflegeausbildung stehen nicht die Altersgruppen und die spezifischen generationentypischen Pflegephänomene im Vordergrund der Pflegebildung, sondern generelle Pflegephänomene und die spezifischen Settings, in denen sich zu Pflegende aufhalten (vgl. ▶ Abb. 4).

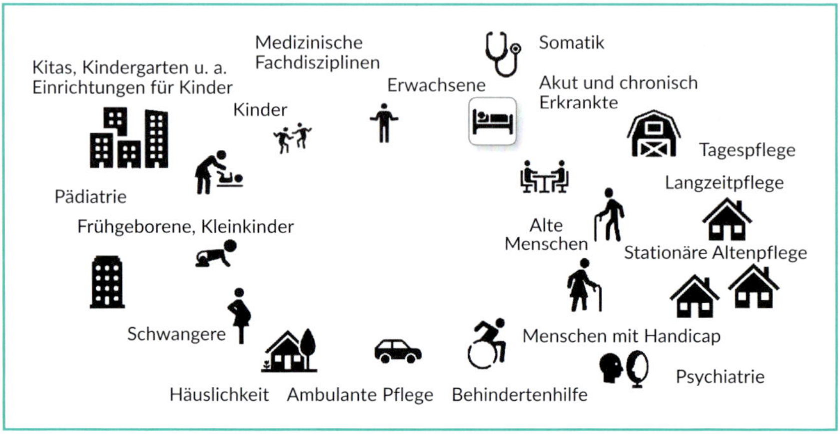

Abb. 4: Pflege nach Pflegeempfänger und Institution generalistisch denken.

1.5.2 Altergruppenunabhängige Ausrichtung

Die altersgruppenunabhängige Ausrichtung bildet das strukturgebende Kernelement der Ausbildung zum Pflegefachmann oder Pflegefachfrau. Die Generalistik möchte ein neues Berufsbild bewirken, das dem der ursprünglichen Krankenpflege und der »allgemeinen Pflege« sehr ähnelt, bevor es die Differenzierung in die Gesundheits- und Kinderkrankenpflege und Altenpflege gab. Die Lernenden der Pflege gehen mit der Ausbildung nach dem PflBG den Weg vom Generellen zum Speziellen. Dies erfordert von Lernenden und Lehrenden die Bereitschaft sich auf primär generalisiertes Denken und Lernen einzulassen.

1.5.3 Pflegefachliche Weiterbildungen

Da in Bundeshoheit entschieden wurde, die Pflegeberufe nach PflBG zu reformieren, bleibt es abzuwarten oder aktiv zu planen, dass die Bundesländer die Entwicklung der spezialisierten pflegefachlichen Weiterbildungen vorsehen. Weiterbildung wird in Deutschland nach den föderalen Strukturen in Länderhoheit geregelt. Die sieht das Grundgesetz so vor. Von daher haben die Bundesländer die Regelungshoheit über Weiterbildungen, auch bei Pflegeberufen. Das Gesetz über die Pflegeberufe (PflBG) regelt in § 49: Die Länder bestimmen die zur Durchführung dieses Gesetzes zuständigen Behörden.

Mit der generalistischen Ausbildung eröffnet sich der Zugang zu verschiedenen Tätigkeitsfelder der Pflege: von der Akutpflege über den ambulanten Bereich bis zur Langzeitpflege und der spezialisierten Altenpflege. So soll den Pflegefachmännern und -frauen ermöglicht werden, ihre Berufstätigkeit besser an ihre eigene persönliche Entwicklung und Lebenssituation anpassen zu können. Ob die Generalisierung den Wegfall von der am Lebensalter und der lebensweltlich ausgerichteten Altenpflegeausbildung und der pädiatrischen Gesundheits- und Kinderkrankenpflege kompensieren kann, bleibt abzuwarten. Ob die Wahlmöglichkeiten im dritten Ausbildungsjahr trotz schwieriger Organisation und Finanzierung für die Pflegeschulen zu realisieren ist, bleibt auch abzuwarten. Ob die extrem hohen Anforderungen an Kooperation, die an Ausbildungsbetriebe gestellt werden, von diesen mitgetragen und bewältigt werden können, bleibt ebenso ein Wagnis.

1.5.4 Grundsätze und Prinzipien der generalistischen Pflegeausbildung

Das PflBG, die PflAPrV und die Rahmenpläne fordern zu Recht, dass es in der Pflegebildung nicht um eine Verrichtungsorientierung gehen kann, um einer professionellen beruflichen Pflege gerecht werden zu können. Neben dem Wissenschaftsprinzip folgen die Rahmenpläne dem Situations- und Persönlichkeitsprinzip (vgl. ▸ Abb. 5).[8]

Als Lernanlässe gelten in den Rahmenausbildungsplänen exemplarische Pflege- sowie Berufssituationen. Zudem geht es neben dem exemplarischen Lernen darum, einen kumulativen Kompetenzaufbau während der Ausbildung zu realisieren. Um dies gelingen zu lassen, bedarf es komplexer Reflexionen zur eigenen beruflichen Sozialisation, zum Pflegeverständnis,

8 Vgl. Fachkommission nach § 53 Pflegeberufegesetz: Rahmenpläne der Fachkommission nach § 53 PflBG. o. O. 2020.

zum Hinterfragen der bisherigen inhaltlichen Ausbildung und strukturellen Ausbildungsgestaltung, zu Anforderungsanalysen des Lernenden und des zu Pflegenden und der Aspekte der Lernortkooperation – auch mit Pflegeschulen und Hochschulen.

Von allen Ausbildungsbeteiligten wird der Blick »outside the Box«, also außerhalb der eigenen Berufssozialisation und außerhalb des spezialisierten Handlungsfeldes, verlangt.

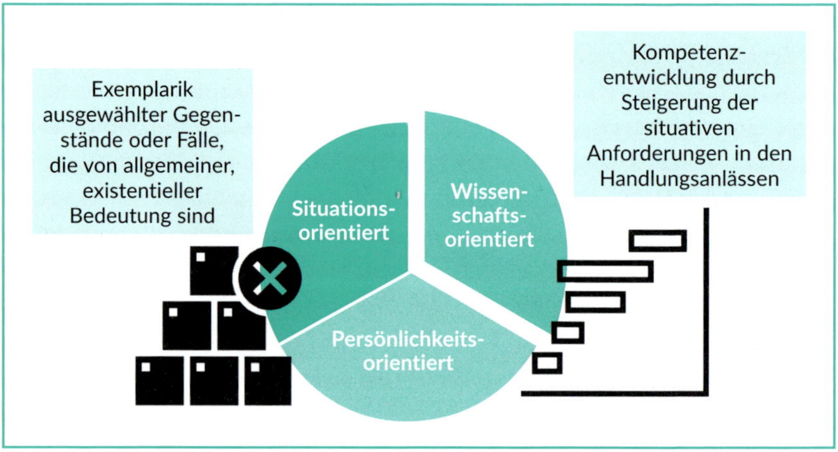

Abb. 5: Grundsätze, Prinzipien der generalistischen Pflegeausbildung.

Pflege generalistisch zu denken und zu organisieren, verlangt von Ausbildungsbeteiligten den Blick außerhalb des eigenen Handlungsfeldes.

1.6 Systematik: Praktische Pflegeausbildung

Die Lernortkooperationen, die Umsetzung der praktischen Ausbildung sowie der kompetenzorientierten Leistungsüberprüfungen, stellen ausbildende Pflegeeinrichtungen vor komplexe Herausforderungen und erfordern von Beteiligten eine systematisierte Planung.

Die Ausbildung verläuft im aufeinander abgestimmtem Wechsel von theoretischem und praktischem Unterricht einerseits und praktischer Ausbildung andererseits. Der Anteil des theoretischen und praktischen Unterrichts an einer Pflegeschule umfasst laut Ausbildungs- und Prüfungsverordnung für die Pflegeberufe (PflAPrV) mindestens 2.100 Stunden, der praktische Ausbildungsteil mindestens 2.500 Stunden in verschiedenen stationären und ambulanten Pflegeeinrichtungen. Diese sind in verschiedenen Versorgungsbereichen zu absolvieren.

1.6.1 § 7 PflBG

Durchführung der praktischen Ausbildung

Gesetz über die Pflegeberufe 1 (Pflegeberufegesetz – PflBG)
§ 7 Durchführung der praktischen Ausbildung

(1) Die Pflichteinsätze in der allgemeinen Akutpflege in stationären Einrichtungen, der allgemeinen Langzeitpflege in stationären Einrichtungen und der allgemeinen ambulanten Akut- und Langzeitpflege werden in folgenden Einrichtungen durchgeführt:

1. zur Versorgung nach § 108 des Fünften Buches Sozialgesetzbuch zugelassenen Krankenhäusern,
2. zur Versorgung nach § 71 Absatz 2 und § 72 Absatz 1 des Elften Buches Sozialgesetzbuch zugelassenen stationären Pflegeeinrichtungen,
3. zur Versorgung nach § 71 Absatz 1 und § 72 Absatz 1 des Elften Buches Sozialgesetzbuch und nach § 37 des Fünften Buches Sozialgesetzbuch zugelassenen ambulanten Pflegeeinrichtungen.

(2) Die Pflichteinsätze in den speziellen Bereichen der pädiatrischen Versorgung und der allgemein-, geronto-, kinder- oder jugendpsychiatrischen Versorgung sowie weitere Einsätze können auch in anderen, zur Vermittlung der Ausbildungsinhalte geeigneten Einrichtungen durchgeführt werden.

(3) Die Pflichteinsätze nach Absatz 1 sowie der Pflichteinsatz in der pädiatrischen Versorgung nach Absatz 2 sollen vor der Zwischenprüfung nach § 6 Absatz 5 durchgeführt werden.

(4) Der Vertiefungseinsatz soll beim Träger der praktischen Ausbildung in einem der Bereiche, in denen bereits ein Pflichteinsatz stattgefunden hat, durchgeführt werden. Der Vertiefungseinsatz im Bereich des Pflichteinsatzes nach Absatz 1 Nummer 3 kann auf den Bereich der ambulanten Langzeitpflege ausgerichtet werden. Insgesamt soll der überwiegende Teil der praktischen Ausbildung beim Träger der praktischen Ausbildung stattfinden. Das Nähere regelt die Ausbildungs- und Prüfungsverordnung nach § 56 Absatz 1.

(5) Die Geeignetheit von Einrichtungen nach den Absätzen 1 und 2 zur Durchführung von Teilen der praktischen Ausbildung bestimmt sich nach den jeweiligen landesrechtlichen Regelungen, wobei ein angemessenes Verhältnis von Auszubildenden zu Pflegefachkräften gewährleistet sein muss. Die zuständige Landesbehörde kann im Falle von Rechtsverstößen einer Einrichtung die Durchführung der Ausbildung untersagen.

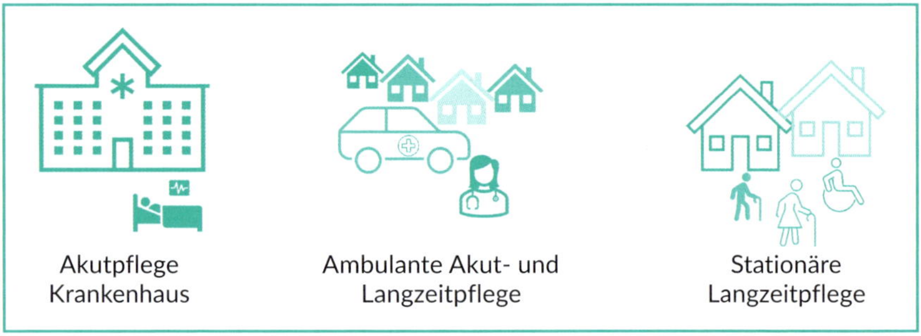

Abb. 6: Potenzielle Ausbildungsträger der praktischen Pflegeausbildung.

(6) Die Länder können durch Landesrecht bestimmen, dass eine Ombudsstelle zur Beilegung von Streitigkeiten zwischen der oder dem Auszubildenden und dem Träger der praktischen Ausbildung bei der zuständigen Stelle nach § 26 Absatz 4 eingerichtet wird.

Es ist nicht vorgesehen, dass Reha-Kliniken Ausbildungsträger für die praktische Pflegeausbildung sein können.

1.6.2 § 8 PflBG

Träger der praktischen Ausbildung

Gesetz über die Pflegeberufe 1 (Pflegeberufegesetz – PflBG)
§ 8 Träger der praktischen Ausbildung

(1) Der Träger der praktischen Ausbildung trägt die Verantwortung für die Durchführung der praktischen Ausbildung einschließlich ihrer Organisation. Er schließt mit der oder dem Auszubildenden einen Ausbildungsvertrag.

(2) Träger der praktischen Ausbildung können ausschließlich Einrichtungen nach § 7 Absatz 1 sein,
1. die eine Pflegeschule selbst betreiben oder
2. die mit mindestens einer Pflegeschule einen Vertrag über die Durchführung des theoretischen und praktischen Unterrichts geschlossen haben.

(3) Der Träger der praktischen Ausbildung hat über Vereinbarungen mit den weiteren an der praktischen Ausbildung beteiligten Einrichtungen zu gewährleisten, dass
1. die vorgeschriebenen Einsätze der praktischen Ausbildung in den weiteren an der praktischen Ausbildung beteiligten Einrichtungen durchgeführt werden können und
2. die Ausbildung auf der Grundlage eines Ausbildungsplans zeitlich und sachlich gegliedert so durchgeführt werden kann, dass das Ausbildungsziel in der vorgesehenen Zeit erreicht werden kann.

(4) Die Aufgaben des Trägers der praktischen Ausbildung nach Absatz 3 können von einer Pflegeschule wahrgenommen werden, wenn Trägeridentität besteht oder soweit der Träger der praktischen Ausbildung die Wahrnehmung der Aufgaben durch Vereinbarung auf die Pflegeschule übertragen hat. Die Pflegeschule kann in diesem Rahmen auch zum Abschluss des Ausbildungsvertrages für den Träger der praktischen Ausbildung bevollmächtigt werden.

(5) Auszubildende sind für die gesamte Dauer der Ausbildung Arbeitnehmer im Sinne von § 5 des Betriebsverfassungsgesetzes oder von § 4 des Bundespersonalvertretungsgesetzes des Trägers der praktischen Ausbildung. Träger der praktischen Ausbildung bleibt auch in den Fällen des Absatzes 4 die Einrichtung nach den Absätzen 1 und 2.

Die Träger der praktischen Ausbildung müssen mit Pflegeschulen sowie anderen an der Ausbildung beteiligten Einrichtungen zur Bereitstellung der Praxiseinsätze mit Kooperationsverträgen zusammenwirken (§ 6 Abs. 4 PflBG). Kooperationsverträge sind zum einen Voraussetzung dafür, als Träger der praktischen Ausbildung überhaupt tätig zu werden, und zum anderen dafür, die praktische Ausbildung durchführen zu können.

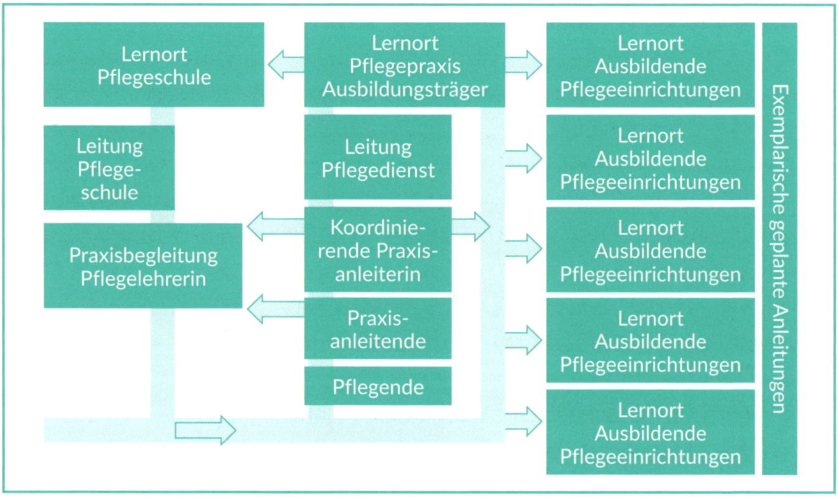

Abb. 7: Die Kooperationsebenen in der praktischen Pflegeausbildung.

Auf der Grundlage von Kooperationsverträgen werden eine enge Zusammenarbeit der an der Ausbildung beteiligten Partner angestrebt sowie Regelungen zu ihrer Absicherung getroffen. Es gelten unterschiedliche Anforderungen an die jeweiligen Kooperationspartner (§§7 ff. PflBG) sowie unterschiedliche damit verbundene Kostenregelungen (§ 34 Abs. 2 PflBG).

»Bei der Umsetzung der koordinierenden Aufgaben für die Pflegeeinrichtungen wurde nur die Aufgabe definiert. Die Umsetzung ist oft unmöglich. Hier werden die Betriebe alleingelassen. Viele Betriebe äußern die Überforderung leider nicht, da sie befürchten als ineffizient zu gelten.«

Alexander Zock, Gesundheits- und Krankenpfleger und berufsbegleitend Studierender der Pflegepädagogik

1.7 Politische Zuständigkeiten in der Pflegeausbildung

Die Pflegeausbildungen weisen Ähnlichkeiten zum dualen Berufsbildungssystem auf. Allerdings fällt das PflBG nicht unter das Berufsbildungsgesetz. Pflegeberufe werden auf der Grundlage von Berufszulassungsgesetzen geregelt. Grund dafür ist die Zuständigkeit des Bundes, die im Grundgesetz geregelt ist und die Zulassung zu ärztlichen und anderen Heilberufen regelt[9].

Für die Pflegeberufe liegt die Zuständigkeit beim Bundesministerium für Familie, Senioren, Frauen, und Jugend (BMFSFJ) und beim Bundesministerium für Gesundheit (BMG). Die Länder führen die gesetzlichen Vorgaben in den Bundesländern weiter aus. Von den Bundesländern wird in vielfältiger Weise Unterstützung angeboten. Das umfasst u. a. Hilfestellungen und Empfehlungen zur Umsetzung der neuen Pflegeausbildung auf den Internetseiten von Landesbehörden, die Durchführung von landesweiten Projekten oder auch die Bildung von institutionenübergreifenden Arbeitsgruppen.

---

[9] Vgl. Art 74 Abs. 1 Nr. 19 GG

Dabei ist für deren Erfolg entscheidend, wie gut die Zusammenarbeit der Akteure von Landesministerien, Pflegeschulen und Ausbildungsstätten gelingt. Länderübergreifend steht das Beratungsteam des Bundesamtes für Familie und zivilgesellschaftliche Aufgaben (BAFzA) sowohl online als auch mit persönlicher Beratung vor Ort zur Verfügung (www.pflegeausbildung.net).

Tipp

Überprüfen Sie welches Ministerium in Ihrem Bundesland für die Pflegeberufeausbildung zuständig ist. Halten Sie kontinuierlich zu diesem Ministerium Kontakt und informieren Sie sich über gesetzliche Vorgaben und länderspezifische Ausführungen. Wundern Sie sich nicht, diese sind in den Bundesländern sehr unterschiedlich, z. B. bei der Zulassung von praktischen Einsatzorten, Ausbildungsinhalten oder Prüfungsmodalitäten – auch bei der praktischen Prüfung.

1.8 Pflichten und Aufgaben des Trägers der praktischen Ausbildung

Mit dem Begriff »Träger der praktischen Ausbildung« wird die Pflegeeinrichtung bezeichnet, die den Ausbildungsvertrag mit der Auszubildenden abschließt und damit die Verantwortung für die praktische Ausbildung übernimmt.

Denn die Verantwortung für die Durchführung der praktischen Pflegeausbildung obliegt dem Träger der praktischen Ausbildung. Dieser ist zudem nach § 8 PflBG verpflichtet, einen Ausbildungsplan vorzuhalten. Dies umfasst die Verantwortung für die Koordination der Praxiseinsätze. Die Organisationsverantwortung kann auf die Schule übertragen werden, wenn diese den gleichen Träger hat oder eine entsprechende Vereinbarung geschlossen wird.

»Ausbildung ist Führungssache. Wenn der Kopf der Einrichtung nicht für Ausbildung ist, dann klappt es auch nicht. Der Fisch stinkt vom Kopf her. Das trifft auch auf die praktische Pflegeausbildung zu.«
Margarete Speller, Ausbildungsverantwortliche eines ambulanten Pflegedienstes

»Dass die Ausbildungseinrichtungen ein Ausbildungskonzept, bzw. einen Ausbildungsplan haben müssen, ist noch nicht überall bekannt. Das nervt. Die 10 % der Anleitungspflicht von Praxisanleitung ist weitestgehend bei allen Ausbildungsstätten angekommen, aber wir müssen ständig um geplante Anleitungen betteln.«
Inga Sprenger, Auszubildende, drittes Ausbildungsjahr, Ausbildungsträger Krankenhaus

Seien Sie sich Ihrer Verantwortung und Aufgaben bewusst, die Sie als Träger der praktischen Ausbildung für Pflegeberufe eingehen. Die Aufgaben sind komplex. Die Verantwortung wirkt ins berufliche Selbstverständnis, in die Qualität der Pflege und die berufliche Zukunft der Ihnen anvertrauten Auszubildenden und zukünftigen Mitarbeitenden – aber auch in die erfolgten Pflegewirkungen der gepflegten Menschen.

Beispiel **Ausbildungsbetrieb – So sollte es sein**

Ein guter Ausbildungsbetrieb verdeutlicht Auszubildenden, dass praktische Pflege immer im Arbeitsbündnis mit zu Pflegenden ausgehandelt wird und Pflege immer in Verantwortung für ihre Wirkung erfolgen muss. Ein guter Ausbildungsbetrieb orientiert sich an den länderspezifischen Vorgaben des Ministeriums, kooperiert eng mit der Pflegeschule, definiert das einrichtungseigene Lernangebot und organisiert alle Ausbildungsprozesse. Die Führungspersonen übertragen den Mitarbeitenden die Ausführungsverantwortung für die Durchführung. Der Ausbildungsbetrieb ist zuständig für das strukturelle Verankern, Organisieren und Planen des Lernens während der Praktika. Er sichert die Qualität der praktischen Ausbildung.
Er verankert die Ausbildungsfunktionen in geeigneter Form in den Stellenbeschreibungen der ausbildenden Personen. Gute ausbildende Einrichtungen realisieren berufliche Bildung in der Pflege und sichern Pflegequalität. Denn die systematische Personal- und Fachentwicklung ist ein wichtiger

Teil für die Gewährleistung der Qualität in der Berufsbildung und der Pflege. Durch regelmäßige Aus- und Weiterbildungsangebote für Mitarbeiter*innen, zukünftiges Fachpersonal und Berufsanfänger*innen sind gute Ausbildungseinrichtungen ein attraktiver Arbeitgeber.
Das Bildungsangebot wird bei guten Ausbildungsbetrieben begleitet durch die systematische Förderung der pädagogischen Kompetenzen der Mitarbeiter*innen. Die Zusammenarbeit mit anderen Bildungsanbietern zur Optimierung und Erweiterung des Bildungsangebotes wird gepflegt.
Die Ausbildungs- und Bildungsleistungen werden nach innen und außen transparent gemacht.

1.9 Handlungsdimensionen und -ebenen der praktischen Pflegeausbildung

Der Anspruch an Ausbildungsverantwortliche und praktisch Ausbildende lautet: Ausbildungsverantwortliche und Ausbildende kennen die Handlungsdimensionen und Lernebenen und können diese in Geschäftsprozesse und in den Anleitungsprozess integrieren. Sie sind somit in der Lage, die Auszubildenden entsprechend der zu erwerbenden Kompetenzen der generalistischen Pflegeausbildung anzuleiten, oder besser und treffender ausgedrückt »auszubilden«. Um diesem Anspruch gerecht werden zu können, bedarf es nicht nur anleitender Personen und beschriebener Prozesse, sondern die Anforderungen an eine gute praktische Pflegebildung umfassen mehrere Handlungsdimensionen (▸ Tab. 1).

Tab. 1: Handlungsdimensionen und -ebenen der praktischen Pflegeausbildung

Handlungs-dimension	Handlungsebene Ausbildungsträger	Handlungsebene Koordinierende Praxisanleitung	Handlungsebene Praxisanleitung
Administrative Aufgaben	• Sicherstellung der Kooperationen und des Vertragswesens • Sicherstellung der Ausbildungsvergütung • Sicherstellung der Ausgleichszahlungen mit anderen ausbildenden Einrichtungen	• Organisation und Managementabstimmungen mit allen ausbildenden Einrichtungen (Kooperationspartner) und einrichtungsinternen ausbildenden Abteilungen	• Dokumentation der geplanten und durchgeführten Praxisanleitungen • Dokumentation und Vorlage der durchgeführten Anleitungen zur Abrechnung
Führungsaufgaben	• Definition von ausbildungsrelevanten Führungsprozessen und--aufgaben	• Klären und Umsetzung der internen Delegation	• Umsetzung der Delegation von Arbeitsaufgaben an Pflegefachkräfte
Bewerbungsmanagement	• Zur Verfügung stellen von Praktika, FSJ, BUFDI, u.a. Hospitationen • Realisieren eines aktiven Bewerbungsmanagements	• Organisation von Informationsveranstaltungen • Führen von Bewerbungsgesprächen • Mitwirken bei der Vergabe von Ausbildungsplätzen	• Anleitung von Praktikanten, Hospitanten und interessierten Personen • Mitwirken bei der Auswahl von Auszubildenden
Konzeptionelle Aufgaben	• Sicherstellen und Mitwirken am Ausbildungskonzept • Definition von USP	• Abgleich der Vorgaben aus dem Ausbildungsrahmenlehrplan in den Ausbildungsplan • Absprachen und Abgleich der Ausbildungsziele und Arbeits- und Lernaufgaben mit allen beteiligten Ausbildungseinrichtungen • Entwicklung von Informationsveranstaltungen und Gruppenanleitungen	• Mitwirkung am Ausbildungskonzept • Abgleich des generellen Ausbildungsverlaufsplans in den individuellen • Mitwirkung an der Erstellung von Arbeits- und Lernaufgaben • Inhaltliche Planung geeigneter Anleitungen • Auswahl geeigneter Lernmethoden

Handlungsdimension	Handlungsebene Ausbildungsträger	Handlungsebene Koordinierende Praxisanleitung	Handlungsebene Praxisanleitung
Koordinierende Aufgaben	• Absprachen und Vertragswesen mit anderen ausbildenden Einrichtungen • Sicherstellen der Rahmenbedingungen	• Koordination der inhaltlichen Auswahl und Planung von Arbeits- und Lernaufgaben mit allen weiteren Ausbildungseinrichtungen (Orientierungs-, Pflicht-, und Vertiefungseinsatz) • Gesamteinsatzplanung in Absprachen mit Ausbildungsträger, Schulen, weiteren ausbildenden Einrichtungen und Hospitationsorten • Organisation von Praxisanleitertreffen und anderer Arbeitsgruppen • Gesamtplanung und Koordination aller Praxisanleitenden • Fortbildungsplanung	• Planung und Sicherstellung der Praxiseinsätze mit den ausbildenden Einrichtungen • Planung und Umsetzung der geplanten Anleitungen im Umfang von 10 % der Einsatzzeiten der Auszubildenden
Ausbildende Aufgaben	• Delegation an ausführende Personen	• Organisation und Durchführung von Informationsveranstaltungen und Gruppenanleitungen • Durchführung von Fortbildungen	• Durchführung von Anleitungen im Orientierungs-, Pflicht- und Vertiefungseinsatz entsprechend der individuellen Ausbildungsverläufe der Auszubildenden • Praktizieren unterschiedlicher Lernmethoden

Prüfungs- und Evaluationsaufgaben	• Delegation der verantwortlichen Personen und Aufgabenfeld • Sicherstellen der Rahmenbedingungen	• Planung von praktischen Zwischen- und Abschlussprüfungen	• Führen von Erst- Zwischen- und Abschlussgesprächen. • Führen von Reflexionsgesprächen. • Erstellen von Zeugnissen • Planung und Durchführung von praktischen Zwischen- und Abschlussprüfungen • Tätigsein als Fachprüfer*in
Marketing Aufgaben	• Strategisches und operatives Ausbildungsmarketing	• Mitwirkung bei der Öffentlichkeitsarbeit	• Mitwirken bei der Öffentlichkeitsarbeit
Qualitätssichernde Aufgaben	• Sicherstellen des ausbildungsrelevanten Qualitätsmanagements	• Mitwirkung an Bildungsentwicklungsprozessen • Gesamtdokumentation aller ausbildungsrelevanten Prozesse • Organisation von Qualitätszirkeln	• Mitwirkung im kontinuierlichen Verbesserungsprozess aller ausbildungsrelevanten Prozesse.

Handlungsdimensionen und Handlungsebenen geben Antworten auf: Wer?, auf Wissen und Können?, auf Wo?, Wann? und auf Womit?

Handlungsdimensionen und -ebenen erklären und beschreiben regelgeleitetes Handeln. Die dargestellten Handlungsdimensionen und -ebenen verdeutlichen, wie komplex die Vorhaltung und Durchführung der praktischen Pflegeausbildung für Einrichtungen ist.

1.10 Best Practice: Der gute Ausbildungsbetrieb

Die Auszubildende Klara wurde durch die Aktion »Schüler machen mobil mit Senioren« in Ihrer Stadt auf die Pflegeeinrichtung »Am See« aufmerksam. Zu der Aktion konnten Schüler*innen sich bewerben und mit Pflegenden und Bewohner*innen mit Rollstühlen und Rollatoren Aktivitäten in der Stadt unternehmen. Anschließend hat Klara im Pflegeheim »Am See« während ihrer Schulzeit im Pflegebereich, in der Küche und im Reinigungsdienst gejobbt. Von daher kannte sie die Einrichtung, die Arbeitsfelder und die Zusammenarbeit.

Klara hat sich dort initiativ für einen Ausbildungsplatz beworben. Vor Abschluss ihrer Schulzeit hat der Einrichtungsleiter ihr einen Ausbildungsplatz angeboten und einen Ausbildungsvertrag in Aussicht gestellt. Der Einrichtungsleiter Lutz Schneider hat Kooperationsverträge mit einer Pflegeschule, mit ausbildenden Einrichtungen, die das Pflegeberufegesetz vorsieht sowie mit drei Hospitationsorten.

Lutz Schneider händigt Klara das Ausbildungskonzept der Einrichtung aus und lädt sie mit anderen Bewerber*innen vor dem Ausbildungsbeginn zu einem Informationstag ein. An diesem Termin lernt Klara die Ausbildungsverantwortlichen, die kooperierenden Einrichtungen und den Ablauf der Ausbildung kennen. Zudem erklärt die koordinierende Praxisanleiterin ein Pflegemodell, wie es im besten Fall zu einer pflegerischen Entscheidung kommt und welche Bedeutung dabei der Wille des zu Pflegenden Menschen hat.

Klara erhält eine große Umhängetasche für die Schule, ein Notizbuch und eine Trinkflasche mit dem Logo der Einrichtung »Am See«. Die koordinierende Praxisanleiterin erklärt den neuen Auszubildenden: *»Wir statten Sie mit drei Lehrbüchern aus, die Ihre Pflegeschule empfiehlt. Wenn Sie Ihre Probezeit beendet haben, möchten wir dies mit tablets und einer Lernsoftware ergänzen.«* Klara ist begeistert.

1.11 Check: Bedeutung der praktischen Pflegeausbildung

Tab. 2: Wie beurteilen Sie Ihre praktische Pflegeausbildung?

Ich reflektiere und schätze ein:	Trifft gar nicht zu	Trifft teilweise zu	Trifft voll zu
1. Die Bedeutung der praktischen Pflegeausbildung ist mir bewusst.			
2. Ich betrachte die praktische Pflegeausbildung als wesentlichen Teil der Pflegeausbildung und zur Sicherstellung von Pflegefachkräften.			
3. Ich bin ambitioniert, die praktische Pflegeausbildung bestmöglich zu organisieren und durchzuführen.			
4. Ich reflektiere die Schwachstellen im eigenen Betrieb, die bisher im Kontext Pflegeausbildung nicht optimiert wurden.			
5. Die Bedeutung der internen Evidence bei der praktischen Pflege ist mir bewusst.			
6. Ich mache politisch und berufspolitisch deutlich, welche Herausforderungen für Pflegeeinrichtungen unlösbar sind im Kontext praktische Pflegeausbildung.			
7. Die Erstellung und Aktualisierung des Ausbildungskonzeptes ist integraler Bestandteil unseres kontinuierlichen Verbesserungsprozesses im QM.			

Ich reflektiere und schätze ein:	Trifft gar nicht zu	Trifft teil-weise zu	Trifft voll zu
8. Wir veranstalten jährlich interne Termine zur Optimierung des Themas: praktische Pflegeausbildung und Akquise von Interessierten.			
9. Mir ist bewusst: Die praktische Pflegeausbildung ist Basis zur Kompetenzentwicklung und zum Entwickeln eines Pflegeverständnisses.			
10. Mir ist bewusst: Die Systematik der Generalistik erfordert von allen Ausbildungsbeteiligten ein Handeln, das über die Grenzen des Betriebes hinausgeht.			
11. Die Pflichten des Ausbildungsträgers sind mir bekannt.			
12. Die Handlungsdimensionen der ausbildungsbeteiligten Personen sind mir bekannt und sie sind organisatorisch geklärt.			
13. Die Stellenbeschreibungen und Personenzuordnungen der ausbildungsbeteiligten Personen sind aktualisiert.			
14. Die Aufgaben und Ausführungen zur praktischen Pflegeausbildung werden regelmäßig evaluiert.			
15. Unsere Pflegeeinrichtung ist ambitioniert ein guter oder der beste Ausbildungsbetrieb zu sein.			

2 Sieben Perspektiven zur praktischen Pflegeausbildung

Perspektiven führen zu Wahrnehmungen, Analysen, Entscheidungen und Handlungen.

Dieses Kapitel stellt sieben Perspektiven im Kontext praktisch ausgeführter Pflege vor. Perspektiven beeinflussen menschliches Handeln. Sie führen zu Wahrnehmungen, Analysen, Entscheidungen und Handlungen. Perspektiven sind Sichtweisen, Standpunkte und verdeutlichen Blickwinkel, aus denen Menschen Dinge, Sachverhalte und Situationen betrachten. Ein Perspektivenwechsel kann zu neuen Erkenntnissen, zu mehr Klarheit verhelfen und hilfreich sein, um Probleme zu lösen. Unterschiedliche Perspektiven zu kennen, ist im menschlichen Miteinander unabdingbar, denn bei einem Perspektivenwechsel versetzen Sie sich in die Lage einer anderen Person und versuchen eine Situation durch deren Augen zu betrachten. Ein solcher Wechsel des eigenen Blickwinkels bringt viele Vorteile mit und kann zu einer optimierten Problemlösung und zu mehr Erfolg führen – allerdings ist die Umsetzung alles andere als einfach.

Perspektive einer Ausbildungsverantwortlichen:

»Geben Sie Ihren Auszubildenden das bestmögliche Rüstzeug für ihre berufliche Zukunft in Ihrem Unternehmen mit auf den Weg. Ihre heutigen Auszubildenden sind Ihre morgigen Mitarbeitenden.«

Margarete Speller, Ausbildungsverantwortliche eines ambulanten Pflegedienstes

Perspektive einer Auszubildenden:

»Ich kann nur jedem sagen: Auszubildende sollten den Ausbildungsbetrieb bewusst, selbstbewusst und reflektiert auswählen. Die Qualität der praktischen Ausbildung entscheidet maßgeblich über die Chancen zum Kompetenzerwerb und über die berufliche Zukunft. Nur während der praktischen Pflegeausbildung entwickelt man die Haltung und den gelebten Respekt gegenüber den zu pflegenden Personen und Mitarbeitenden.«

Inga Sprenger, Auszubildende, drittes Ausbildungsjahr

Perspektive einer Krankenschwester:

*»Meiner Ansicht nach hat die praktische Pflegeausbildung mindestens 60 Prozent oder mehr an Bedeutung neben der theoretischen, weil man später in der Praxis arbeitet und mit den Patient*innen direkt zu tun hat.«*

Gisela Kleinbeck, Krankenschwester im Ruhestand

Das Pflegeberufegesetz und dessen Umsetzung und die Implementierung der Pflegeberufeausbildung erfordert Perspektiven und Perspektivenwechsel. Zur Einschätzung der praktischen Pflegeausbildung in verschiedenen Kontexten können die folgenden Perspektiven hilfreich sein. Ich lade Sie ein, die praktische Pflegeausbildung in sieben Perspektiven zu betrachten:

1. Perspektive 1: die praktische Pflegeausbildung nach dem Pflegeberufegesetz
2. Perspektive 2: die allgemeine Pflege
3. Perspektive 3: die (alters)demografische Entwicklung
4. Perspektive 4: das Pflegeberufegesetz
5. Perspektive 5: die Ausbildungsträgerschaft
6. Perspektive 6: die unterschiedlichen und sich weiterentwickelnden Lernorte der Pflegepraxis
7. Perspektive 7: generelle Kompetenzen und exemplarisches Lernen

Tipp
Gönnen Sie sich Sichtweisen auf diese sieben Herausforderungen und bilden Sie sich Ihre eigene Meinung zur praktischen Pflegeausbildung nach dem Pflegeberufegesetz.

2.1 Perspektive: Praktische Pflegeausbildung

»Die praktische Pflegeausbildung ist enorm wichtig, denn das Wissen macht noch keine Taten.«
Gisela Kleinbeck, Krankenschwester im Ruhestand

Die praktische Pflegeausbildung steht im Mittelpunkt der Ausbildung. In den Praxisfeldern der Pflege sammelt man nicht nur Erfahrungen, sondern dort wird aktiv ausgebildet und es sind wesentliche Lernorte der Pflegeausbildung.

Egal, ob vor oder während der Pflegeausbildung: Sobald der erste direkte Kontakt zu einem Menschen entsteht, der beruflich gepflegt werden soll, bedarf es für die Menschen, die pflegen, einer (auch praktischen!) Qualifizierung. Diese Prämisse sollte unabdingbar sein! Es darf nicht sein, dass Menschen zu pflegerischen Tätigkeiten beauftragt werden, die die Wirkungen und Ergebnisse nicht ein- und abschätzen können. Eine fachliche und fürsorgliche Pflegepraxis ist durch Zeitmangel und Ökonomisierung zunehmend gefährdet.

Es ist nicht ausreichend, eine rein körperliche oder formal korrekte Pflege zu leisten. Pflege hat einen ganzheitlichen und reflexiven Anspruch – in jedem Setting. Pflege ohne Würde ist nicht nur wertlos, sondern gefährlich, weil gesundheitsgefährdend. Es gilt zwar, dass das wirksamste Medikament für den Menschen der andere Mensch ist, jedoch bedarf es einer verantwortungsvollen pflegefachlichen Qualifizierung und pflegeethischen Reflexion, wenn es um pflegefachliche Leistungen und menschliche Begegnungen geht.

Die praktische Pflegeausbildung und die Form der Praxisanleitung sollen kompetenz- und situationsorientierend, persönlichkeits- und wissenschaftsorientiert sein und zudem auf digitale Kompetenzen abzielen. Pflegeberufliche Qualifizierung findet im engeren Sinne von der Ebene der Pflegehelfenden bzw. Pflegeassistent*innen über die Ausbildung zur Pflegefachperson bis hin zu primärqualifizierenden Studiengängen an Hochschulen (B. Sc.) statt.

In der Ausbildungs- und Prüfungsverordnung wird der Praxisanleitung ein bedeutsamer Stellenwert zugemessen. Im Pflegeberufegesetz ist festgelegt, dass 10 Prozent der praktischen Ausbildung juristisch nachweisbar als Praxisanleitung stattfinden müssen. Praxisanleitende müssen ihre Anleitungs-/Ausbildungszeiten und ihre Koordinierungszeiten mit den Schulen als Bestandteil der tariflichen Arbeitszeit planen, dokumentieren und nachweisen und können diese zu einem Anteil nach der Pflegeberufe-Ausbildungsfinanzierungsverordnung (PflAFinV) monetär geltend machen.

> *»In der Pflege springen eine Menge Personen umher. Leider auch viele ohne Ausbildung. Leider kommen davon immer mehr in die Teams. Es passiert nur allzu oft, dass ihnen Aufgaben übertragen werden, die sie nicht können, geschweige denn verantworten können. Das ist ein unhaltbarer Zustand. Das stresst alle im Team.«*
>
> *Inga Sprenger, Auszubildende, drittes Ausbildungsjahr, Ausbildungsträger Krankenhaus*

Tipps

Delegieren Sie pflegerische Handlungen grundsätzlich nur an Mitarbeitende, die über die entsprechenden Fähigkeiten und Fertigkeiten verfügen.

Die praktische Pflegebildung ist die wohl bedeutendste bei der Realisierung der Anforderungen an Pflegende. Nehmen Sie sich hierfür Zeit.

Wenn Lernende pflegepraktisch tätig werden, müssen auch sie die ethische Handlungskompetenz durch die vier Prinzipien (Autonomie-, Wohltuens-, Fürsorge-, Nicht-Schadens-Prinzip und Prinzip der Gerechtigkeit) im Pflegealltag umsetzen und sicherstellen. Hierzu bedarf es einer umfassenden Anleitung und Ausbildung.

Fragen Sie sich kritisch: Wird die praktische Pflegeausbildung, für die Sie verantwortlich sind, durch Zeitmangel, Hierarchiekonflikte, mangelnde Sensibilität, unklare Entscheidungsfindung, Organisations- oder Kommunikationsprobleme negativ beeinflusst? Wenn ja, können Sie negative Einflüsse verringern?

Hinsichtlich der Delegation pflegerischer Tätigkeiten auf Lernende oder Assistenzpersonal geht es um die Verlagerung von Tätigkeiten und Aufgaben an geringer qualifiziertes und damit (unter rein ökonomischen Gesichtspunkten) kostengünstigeres Personal, das zunehmend zum Einsatz kommt.

Sie sind verpflichtet, zu hinterfragen, ob Personen sich zur Ausübung der Tätigkeit in der Lage fühlen bzw. ausreichend dafür qualifiziert sind.

Seien Sie sich bewusst: Praktische Anleitung ist Ausbildung.

2.1.1 Pflege in asymmetrischer Beziehung

Neben aller Pflege-Fachlichkeit muss Ausbildungsverantwortlichen und Auszubildenden stets klar sein, dass Pflege in einer asymmetrischen Beziehung stattfindet. Zwischen Pflegenden und Menschen, die pflegebedürftig sind, besteht ein Macht- und Wissensgefälle. Gewalt im pflegerischen und medizinischen Bereich kommt nicht so selten vor, wie wir gern glauben würden. In Kliniken und Heimen sowie in der häuslichen Pflege wird vor allem ausreichend qualifiziertes und achtsames Personal benötigt, und zwar in ausreichender Zahl. Beleidigungen, Vernachlässigungen, körperliche Gewalt, Freiheitsentzug sind leider keine Einzelfälle in der Pflege. Betroffen sind sowohl Pflegebedürftige als auch Pflegekräfte. Bitte seien Sie sich der Verantwortung, die Sie für Menschen mit Pflegebedarf übernehmen, stets bewusst. In der praktisch ausgeführten Pflege zeigt sich die Haltung, der Respekt und das Verständnis, über das Pflegende für ihre Zielgruppe verfügen. Von großer Bedeutung in der praktisch ausgeführten Pflege ist die Beziehung zwischen Pflegenden und zu Pflegenden. Im Mittelpunkt einer pflegerischen Handlung steht der Mensch.

Die Frage ist, ob Pflegende in der Lage sind, individuell auf Menschen und Situationen eingehen zu können. Die Auseinandersetzung von unterschiedlichen moralischen Werten und Lebensstilen erfordert von Pflegenden ein hohes Reflexionsvermögen und Verantwortungsbewusstsein.

Tipp

Betrachten Sie die praktische Pflegeausbildung als hochanspruchsvolle Tätigkeit. Sie als Anleitende sind das entscheidende Vorbild für Lernende, nicht nur wenn es um Pflegehandling geht, sondern auch um Haltung, Respekt, Werte und moralische Verpflichtung.

Die praktische Ausbildung von Nachwuchs in Pflegeberufen ist ein anspruchsvoller Prozess, der nicht nur über einen guten Abschluss Ihrer Auszubildenden entscheidet, sondern auch über deren späteren Erfolg im Berufsleben.

Um im Beruf erfolgreich zu sein, muss der Weg dorthin stimmen. Deshalb ist ein stimmiges Ausbildungskonzept für Auszubildende entscheidend und für Sie arbeitserleichternd.

Ausbildungsträger und Pflegeeinrichtungen, die selbst nicht ausbilden, unterliegen einer sehr starken Konkurrenz um Auszubildende und Pflegefachkräfte. Diese Situation birgt die Gefahr, dass die Ausbildungsqualität tendenziell nicht gesteigert, sondern eher gesenkt wird.

Das Pflegeberufegesetz fordert eine hohe Ausbildungsqualität und ein durchgängig gut strukturiertes Ausbildungskonzept, um die Qualität der praktischen Pflegeausbildung entwickeln und sichern zu können. Der Träger der praktischen Ausbildung trägt die Verantwortung für die Organisation und Durchführung der praktischen Ausbildung, einschließlich der Koordination mit den anderen an der praktischen Ausbildung beteiligten Einrichtungen.

Tipp

Neben einer detaillierten Ausbildungsverlaufsplanung spielt die Gestaltung der Wissensvermittlung eine wichtige Rolle. Sie sollten sich überlegen, mit welchen Lehr- und Lernmethoden Sie Ihren Auszubildenden die Fähigkeiten und Kenntnisse vermitteln, die nach der Ausbildungsordnung notwendig und für Ihr Unternehmen und Ihre zu pflegenden Menschen besonders wichtig sind.

Die Frage, welche Abteilungen im Unternehmen sich für die Ausbildung in den einzelnen Abschnitten besonders eignen ist wesentlich. Hierbei ist eine enge Absprache mit den entsprechenden Unternehmensbereichen notwendig. Um Aufgaben und Verantwortlichkeiten zu klären, sollten von Beginn an alle involvierten Personen und Abteilungen in die Planungsarbeit einbezogen werden. So vermeiden Sie spätere Konflikte oder Probleme, welche die sachliche oder zeitliche Gliederung durcheinanderwerfen könnten. Je nach Unternehmensgröße kann die Verantwortung auf mehrere Ausbildungsbeauftragte übertragen werden. Die Bedeutung und Dimensionen von beruflicher Pflege umreißen die folgenden Definitionen der Weltgesundheitsorganisation und des International Council of Nurses.

2.1.2 Definition der Weltgesundheitsorganisation

»Der gesellschaftliche Auftrag der Pflege ist es, einzelnen Menschen, Familien und ganzen Gruppen dabei zu helfen, ihr physisches, psychisches und soziales Potenzial zu bestimmen und zu verwirklichen, und zwar in dem für die Arbeit anspruchsvollen Kontext ihrer Lebens- und Arbeitsumwelt. Dabei müssen die Pflegenden Funktionen aufbauen und erfüllen, welche die Gesundheit fördern, erhalten und Krankheit vermeiden. Zur Pflege gehören auch die Planung und Betreuung bei Krankheit und während der Rehabilitation, und sie umfasst zudem die physischen, psychischen und sozialen Aspekte des Lebens in ihrer Auswirkung auf Gesundheit, Krankheit, Behinderung und Sterben. Pflegende gewährleisten, dass der Einzelne und die Familie, seine Freunde, seine soziale Bezugsgruppe und die Gemeinschaft gegebenenfalls in alle Aspekte der Gesundheitsversorgung einbezogen werden, und unterstützen damit Selbstvertrauen und Selbstbestimmung. Pflegende arbeiten auch partnerschaftlich mit Angehörigen anderer, an der Erbringung anderer gesundheitlicher oder ähnlicher Dienstleistungen beteiligter Gruppen zusammen.«[10]

*»Die Angehörigen müssten in der Pflege von Patient*innen viel mehr einbezogen und von Pflegenden akzeptiert werden.«*
Rita Rickelhoff, Fachkrankenschwester für Intensivpflege und Anästhesie im Ruhestand

---

[10] Thieme (Hrsg.) (2020): I care Pflege, Thieme, Stuttgart, S. 23

2.1.3 Definition des International Council of Nurses

»Pflege umfasst die eigenverantwortliche Versorgung und Betreuung – allein oder in Kooperation mit anderen Berufsangehörigen – von Menschen aller Altersgruppen, von Familien oder Lebensgemeinschaften, sowie von Gruppen und sozialen Gemeinschaften, ob krank oder gesund, in allen Lebenssituationen (settings). Pflege schließt die Förderung der Gesundheit, die Verhütung von Krankheiten und die Versorgung und Betreuung kranker, behinderter und sterbender Menschen ein. Weitere Schlüsselaufgaben der Pflege sind Wahrnehmung der Interessen und Bedürfnisse, Förderung einer sicheren Umgebung, Forschung, Mitwirkung in der Gestaltung der Gesundheitspolitik, sowie im Management des Gesundheitswesens und in der Bildung.«

Für diese anspruchsvollen Berufskompetenzen bedarf es einer sehr guten praktischen Pflegebildung. Nach der Spezialisierung der Pflegeberufe, wie sie sich in Deutschland entwickelt hat (Gesundheits- und Krankenpflege, Altenpflege und Gesundheits- und Kinderkrankenpflege), sollte die Perspektive auf die »Allgemeine Pflege« das Verständnis für die aktuelle Pflegeausbildung schärfen.

2.2 Perspektive: Allgemeine Pflege

Wie lässt sich unsere Wertehaltung mit unseren Geschäftsmodellen vereinbaren?

Mit dem Pflegeberufegesetz wurden die Ausbildungen in der Gesundheits- und Kranken- bzw. Kinderkrankenpflege einerseits und der Altenpflege andererseits zusammengelegt. Die Idee der praktischen Pflegeausbildung nach dem Pflegeberufegesetz ist, wie auch bei der theoretischen Ausbildung, Pflegefachpersonen grundlegend (generalistisch) für Menschen mit Pflegebedarf aller Altersstufen und in allen Settings zu qualifizieren. Die Ausbildung orientiert sich an Berufssituationen und Handlungskompetenzen, nicht an theoretischen Inhalten in einer Fächerorientierung. Die Auszubildenden sollen ihren Horizont erweitern und ihren Erfahrungsraum ausdehnen, indem sie mehr und unterschiedliche Praxisfelder und Menschen mit Pflegebedarf kennenlernen. Mit dem 2017 verabschiedeten und

2020 in Kraft getretenen Pflegeberufegesetz (PflBG) muss die praktische und theoretische, generalistische Pflegeausbildung (auch allgemeine Pflege genannt[11]) nach der intereuropäischen Ausrichtung, folgende Versorgungsbereiche umfassen:

- Langzeitpflege
- Akutpflege
- Neugeborenenpflege, Pflege von Kindern und Jugendlichen
- Wochenbettpflege
- Allgemeine Innere Medizin und Chirurgie
- Psychische Gesundheit und psychiatrische Erkrankungen
- Behinderung und Pflege von Menschen mit Behinderungen
- Geriatrie und Pflege alter Menschen
- Primäre Gesundheitsversorgung und Gemeindepflege
- Palliativversorgung, Ende des Lebens und Schmerztherapie.

Die intereuropäische Pflegebildung orientiert sich an der »Allgemeinen Pflege« und nicht an spezialisierten Pflegeausbildungen (Gesundheits- und Krankenpflege, Altenpflege, Gesundheits- und Kinderkrankenpflege), wie Deutschland sie kennt/kannte. Wenn Sie im Pflegeberuf ausbilden oder wenn Sie den Pflegeberuf ergreifen möchten, sollten Sie wissen: Entsprechend der generalistischen Pflege übernehmen Pflegefachfrauen und -männer Verantwortung für die selbstständige Erhebung, Organisation, Gestaltung, Steuerung und Evaluation des Pflegeprozesses. Sie arbeiten in intra- und interprofessionellen Teams unterschiedlicher Qualifikationsniveaus zusammen und bringen in interprofessionellen Teams die pflegerische Sichtweise ein, um gemeinsam die Autonomie und Lebensqualität des zu pflegenden Menschen zu fördern. Durch eine kontinuierliche Fort- und Weiterbildung erschließen sie sich neues Wissen, erweitern ihr pflegerisches Können und wirken aktiv am Professionalisierungsprozess mit. Zugleich übernehmen sie Verantwortung für die eigene Gesundheit, indem sie Belastungen erkennen, vorbeugen und Unterstützungsangebote für ihre Selbstpflege wahrnehmen und annehmen.

[11] Vgl. ENF 2015, European Federation of Nurses Associations, S. 6 ff.

Im Ausbildungsziel nach § 5 PflBG werden wesentliche Aussagen zum Pflegeverständnis getroffen, die in der PflAPrV aufgenommen und in den Rahmenplänen weiter ausdifferenziert werden. Ziel der Ausbildung ist es u. a., *»ein professionell ethisch fundiertes Pflegeverständnis und ein berufliches Selbstverständnis« zu entwickeln und zu stärken«* (§ 5, Abs. 4 PflBG).

2.2.1 Pflegeverständnis

Der Pflegeberuf ist geprägt durch:

- demografische, medizinische, organisatorische und gesellschaftliche Faktoren,
- Innovationen in der medizinischen Forschung,
- eine gestiegene Lebenserwartung,
- neue und unterschiedliche Settings der Pflege,
- kürzere Verweilzeiten in Krankenhäusern,
- komplexere Pflegesituationen,
- multimorbide chronische Krankheitsbilder,
- interprofessionelle Pflegearbeit,
- zunehmende Komplexität in der Pflege und
- Anforderungen bei der Nachsorge und dem Abstimmungsbedarf im Pflegeprozess.

»Mir fehlt bei der neuen Pflegeausbildung die anschließende Spezialisierung. Das Gesetz ist nicht zu Ende gedacht. Eine Katastrophe zeichnet sich in der Pädiatrie ab. Auch in der Altenpflege geht spezialisiertes Können verloren. Ich verstehe das nicht. Da geht zurzeit einiges über die Wupper.«

Margarete Speller, Ausbildungsverantwortliche eines ambulanten Pflegedienstes

»Ich denke manchmal, die Auszubildenden, die heute zu uns kommen, wissen alles und können nichts. Ihnen fehlt einfach auch spezialisiertes Können. Ich frage mich, wann sie das lernen. Das muss alles nach der dreijährigen Ausbildung passieren. Aber dann müssen sie eigentlich schon einsatzbereit sein.«

Konrad Fahler, Ausbildungskoordinator, Krankenhaus

Gesellschaftliche Veränderungen führen zu neuen Anforderungen und einem Wandel des Pflegeverständnisses, welches zunehmend auf den Erhalt und Wiederherstellung der Eigenständigkeit der zu pflegenden Personen ausgerichtet ist. Damit verbunden ist ebenfalls die Koordination und Verantwortung des gesamten Pflegeprozesses unter Berücksichtigung multidisziplinärer und medizinisch therapeutischer Arbeitsteilung. Zudem wächst der Abstimmungsbedarf mit anderen betreuenden und assistierenden Mitarbeiter*innen. Neben medizinisch pflegerischen Kompetenzen werden daher hohe Anforderungen an Pflegende gestellt, in Bezug auf Kommunikationsprozesse mit Pflegenden, Assistenzkräften, Lernenden, Ärzt*innen, Therapeut*innen und insbesondere mit Pflegebedürftigen und ihren Angehörigen. Insbesondere verändert die altersdemografische Entwicklung in Deutschland die Anforderungen an Pflege.

Info

Pflege nach PflBG § 5 (2) sieht vor: Pflege im Sinne des Absatzes 1 umfasst präventive, kurative, rehabilitative, palliative und sozialpflegerische Maßnahmen zur Erhaltung, Förderung, Wiedererlangung oder Verbesserung der physischen und psychischen Situation der zu pflegenden Menschen, ihre Beratung sowie ihre Begleitung in allen Lebensphasen und die Begleitung Sterbender. Sie erfolgt entsprechend dem allgemein anerkannten Stand pflegewissenschaftlicher, medizinischer und weiterer bezugswissenschaftlicher Erkenntnisse auf Grundlage einer professionellen Ethik. Sie berücksichtigt die konkrete Lebenssituation, den sozialen, kulturellen und religiösen Hintergrund, die sexuelle Orientierung sowie die Lebensphase der zu pflegenden Menschen. Sie unterstützt die Selbstständigkeit der zu pflegenden Menschen und achtet deren Recht auf Selbstbestimmung.

Die Berufsgruppe der Pflegenden wird in allen Lebensphasen und -situationen tätig. Die Selbstständigkeit und die Selbstbestimmung der zu pflegenden Menschen stehen hierbei maßgeblich im Zentrum des pflegerischen Handelns. *»Der Beruf der Pflegefachfrau/des Pflegefachmanns erfüllt die An-*

forderungen des Begriffs der »anderen Heilberufe« im Sinne des Art. 74 Abs. 1 Nr. 19 GG. Entsprechend den vergleichbaren Gesundheitsfachberufen ist für den Beruf die Arbeit mit Patientinnen und Patienten kennzeichnend. Der Beruf ist wesentlich davon geprägt, im Rahmen der Feststellung, Heilung oder Linderung von Krankheiten Maßnahmen der Pflege durchzuführen, oder die ärztliche Versorgung zu unterstützen. Der Tätigkeitsbereich dient somit der Wiedererlangung, der Verbesserung und der Erhaltung der Gesundheit der Patientinnen und Patienten.«[12]

2.3 Perspektive: Altersdemografische Entwicklung

Welche ethisch relevante Pflege möchten wir in Zukunft leben?

»Früher galten Mensch mit 70 als uralt. Das ist heute anders. Nicht nur die Medizin und die Abteilungen, wie Orthopädie, Innere, Geriatrie oder Gerontopsychiatrie haben sich angepasst. Auch die Pflege hat sich verändert. Heute ist es wichtig, dass darauf geachtet wird, wie sich alte Menschen ernähren und dass ihre soziale Teilhabe gesichert ist.«

Gisela Kleinbeck, Krankenschwester im Ruhestand

Wenn Sie im Pflegeberuf ausbilden oder den Pflegeberuf ergreifen möchten, sollten Sie wissen: Vor dem Hintergrund eines langfristigen und bereits spürbaren demografischen und familienstrukturellen Wandels haben Politik und Gesellschaft bundesweit in der Akut- und der Langzeitpflege große Herausforderungen zu meistern. Nach der Umsetzung des neuen Pflegebedürftigkeitsbegriffs und der damit einhergehenden Ausweitung des Kreises der Anspruchsberechtigten galten Ende 2019 rund 4 Millionen Menschen als pflegebedürftig, was gegenüber dem Jahr 2015 einer Steigerung von über 50 Prozent entspricht[13]. Das Bundesministerium für Gesundheit schätzt, dass

[12] Dielmann 2021, S. 42
[13] DESTATIS 2022a

die Zahl der Pflegebedürftigen in der sozialen Pflegeversicherung bis zum Jahr 2050 weiter auf 6,1 Millionen steigen wird, bereits im Jahr 2030 wird mit einer Anzahl von 4,8 Millionen Pflegebedürftigen gerechnet[14].

Trotz einer stetigen Zunahme der Zahl der Beschäftigten in der Langzeitpflege machen sich daher auch im professionellen Pflegebereich die Auswirkungen des demografischen Wandels und des Fachkräftemangels bereits deutlich bemerkbar. Das bedeutet: Pflege wird Altenpflege bzw. Langzeitpflege. Jede zweite Person in Deutschland ist heute älter als 45 und jede fünfte Person älter als 66 Jahre. Bei den höheren Altersklassen wird deutlich, dass mittlerweile nicht nur Frauen, sondern auch Männer ein höheres Lebensalter erreichen[15]. Diese als schleichend empfundenen Prozesse werden sich in naher Zukunft deutlich beschleunigen. Insbesondere wird die Zahl der Menschen im hohen Alter ab 80 Jahre beständig steigen.

Entsprechend der demografischen Veränderung entwickelten 16 Bundesländer in Deutschland ab ca. 1960 eine spezialisierte altenpflegespezifische Ausbildung parallel zu der Ausbildung in der Gesundheits- und Krankenpflege. Ebenso entwickelte sich in Deutschland seit den 1970er Jahren eine spezialisierte Kinderkrankenpflegeausbildung. Die drei Pflegeausbildungen fokussierten zum einen die Zielgruppe und zum anderen das Setting, an denen sich kranke, alte und pflegebedürftige Menschen aufhielten. Diese Berufe werden mit dem Pflegeberufegesetz in eine Ausbildung vereint.

> Ausbildung bedeutet Zukunft, entsprechend der altersdemografischen Entwicklung. Ohne Nachwuchs gibt es keine Pflegebildung und keine Pflegeeinrichtung. Auch die WHO befasst sich aktuell mit dem Mangel an beruflich Pflegenden.

[14] DESTATIS 2022b
[15] DESTAIS 2022a

Die Lebens- und Pflege- bzw. Versorgungsverhältnisse pflegebedürftiger Menschen werden bundesweit von regionalen Rahmenbedingungen und den unterschiedlichen Trägern der Einrichtungen erheblich beeinflusst. Da der oben beschriebene Wandel sowohl zeitlich als auch in seinen Wirkungen regional stark unterschiedlich verläuft, scheint es ratsam, die demografische Entwicklung auf kommunaler und regionaler Ebene genau zu analysieren. Das hat Konsequenzen für Ihre Arbeit bzw. Einrichtung:

- Entsprechend des altersdemografischen Faktors muss in einem hohen Maße ausgebildet werden, um den Bedarfen und Bedürfnissen der betroffenen Menschen und Angehörigen entsprechen zu können. Zudem muss Auszubildenden klar sein, dass sie in fast allen Settings mit alten Menschen zu tun haben.
- Auszubildende sind Mangelware und die Interessierten können zwischen Regionen und Ausbildungsträgern wählen.
- Auszubildende der Pflege finden und binden gilt als Herausforderung der Zukunft.

»Ich habe es nie bereut, Krankenpfleger zu werden. Man lernt für das Leben und die sinnvolle Tätigkeit erdet einen ungemein. Auch entsprechend der altersdemografischen Entwicklung ist der Pflegeberuf ein sinnvoller Beruf. Die Arbeit wird nicht ausgehen.«

Alexander Zock, Gesundheits- und Krankenpfleger und berufsbegleitend Studierender der Pflegepädagogik

Betriebliche Ausbildung sollte neben den fachlichen, pädagogischen und unternehmensinternen Aspekten stets die aktuellen und künftigen Entwicklungen auf dem Arbeitsmarkt und der Branche im Blick haben. So gilt es, auch bei den Pflegeberufen einen Blick in die vergangenen und zukünftigen Ausbildungsverhältnisse und Settings der Pflegebildung zu werfen. Alle beruflichen Rahmenbedingungen unterliegen einem stetigen Wandel. Bedingt durch die altersdemografische Entwicklung haben die Pflegeberufe eine rasante Entwicklung genommen, denen das Pflegeberufegesetz nun entsprechen muss.

2.4 Perspektive: Pflegeberufegesetz

Das Pflegeberufegesetz ist in die Pflegeberufereform eingebettet. Das übergeordnete Gesetz zur Reform der Pflegeberufe (Pflegeberufereformgesetz – PflBRefG) ist ein deutsches Änderungsgesetz, ein sogenanntes Mantelgesetz, das am 17. Juli 2017 erlassen wurde. Es enthält das neue Pflegeberufegesetz und Änderungen in davon berührten anderen Rechtsvorschriften.

Während das Pflegeberufereformgesetz (PflBGrefG) rahmengebend die Grundlagen schafft, regelt das Pflegeberufegesetz (PflBG) die gesetzlichen Bedingungen. Die Ausbildungs- und Prüfungsverordnung regelt die Details zur Ausbildung inhaltlich und organisatorisch. Die Pflegeberufefinanzierungsverordnung (PflAFinV) und die Verordnung zur Sicherung der Ausbildungen in den Gesundheitsfachberufen während einer epidemischen Lage von nationaler Tragweite (EpiGesAusbSichV), das zur Zeit der Corona-Pandemie hohe Relevanz hatte, sind ebenso wie die zwei Gesetze (PflBGrefG und PflBG) und die PflAPrV bundesweite Vorgabe. Auf Länderebene werden diese juristischen Vorgaben in jedem Bundesland (zum Teil durchaus unterschiedlich) näher definiert.

Die altersdemografische Entwicklung war nur eine von vielen Argumenten für die Pflegeberufereform. Professionell Pflegende stehen vor der Herausforderung, die vielfältigen und individuellen Bedürfnisse von pflege- und hilfebedürftigen Menschen zu (er-)kennen und diesen durch professionelle Pflege gerecht zu werden. Durch das neue Berufsbild »Pflegefachfrau/Pflegefachmann« wurden die Berufe der Altenpflege, der Gesundheits- und Krankenpflege und der Gesundheits- und Kinderkrankenpflege zusammengeführt. Der Anspruch ist, dass Auszubildende dazu befähigt werden, Menschen aller Altersstufen zu pflegen.

Es wird sich zeigen, ob die Pflegeberufereform die richtige Pflegebildungsstrategie verfolgt. Mit dieser Gesetzesänderung entfallen die spezialisierten Pflegeausbildungen zugunsten einer generalisierten. Die verschiedenen Ausbildungsbetriebe haben unterschiedliche und verfolgen durchaus auch einrichtungseigene Ziele. Bei der gemeinsamen Ausbildung von beruflich Auszubildenden fokussiert sich der Ausbildungsgegenstand jedoch auf die exemplarisch ausgewählten und grundlegenden Pflegesituationen und Lernaufgaben.

Info
Das Pflegeberufegesetz und die Pflegeberufe-Ausbildungs- und Prüfungsverordnung finden Sie in ihren Aktualisierungen im Internet unter »Bundesanzeiger Verlag«. Der Bundesanzeiger Verlag hat den Anspruch einer Evidenzzentrale: https://www.bundesanzeiger-verlag.de/

Das Pflegeberufegesetz finden Sie auch beim Bundesministerium der Justiz und für Verbraucherschutz: www.gesetze-im-internet.de.

2.4.1 Übersicht Pflegeberufegesetz

- § 5 PflBG legt das Ausbildungsziel dar.
- § 6 PflBG beschreibt Dauer und Struktur der Ausbildung, Abs. 3–5 beziehen sich auf die praktische Ausbildung.
- § 7 PflBG regelt die Durchführung der praktischen Ausbildung.
- § 8 PflBG beschreibt die Aufgaben des Trägers der praktischen Ausbildung, Abs. 3 benennt dessen Aufgabe zur Sicherstellung der praktischen Ausbildung auf der Grundlage eines Ausbildungsplans.
- § 10 PflBG regelt die Aufgaben der Pflegeschule.
- § 16 PflBG benennt die Mindestanforderungen an den Ausbildungsvertrag, in Abs. 2 Nr. 4 den Ausbildungsplan als Vertragsbestandteil.
- § 18 PflBG regelt die Pflichten des Trägers der praktischen Ausbildung, darunter die Sicherstellung, dass das Ausbildungsziel erreicht werden kann und dass Praxisanleitung im Umfang von 10 Prozent der Ausbildungszeit gewährleistet ist.
- Teil 5 PflBG besteht aus besonderen Vorschriften für die gesonderten Berufsabschlüsse in der Gesundheits- und Kinderkrankenpflege (§ 60 PflBG) sowie in der Altenpflege (§ 61 PflBG).
- § 59 PflBG beschreibt die Voraussetzungen und die Umsetzung des Wahlrechts der Auszubildenden.

2.4.2 Übersicht: Pflegeberufe-Ausbildungs- und -Prüfungsverordnung

- § 1 PflAPrV beschreibt den Inhalt und die Gliederung der Ausbildung.
- § 3 PflAPrV regelt die Umsetzung der praktischen Ausbildung, welche praktischen Einsätze zu absolvieren sind und in welchem Umfang diese beim Träger der praktischen Ausbildung bzw. in anderen Einrichtungen stattfinden sollen und wie der Ausbildungsnachweis zu gestalten ist.
- § 4 PflAPrV regelt die Pflichten des Trägers der praktischen Ausbildung bezüglich der Praxisanleitung sowie die Qualifikation der Praxisanleitenden.
- § 5 PflAPrV bezieht sich auf die Art und den Umfang der Praxisbegleitung, die von der Pflegeschule zu gewährleisten ist.
- Anlage 7 PflAPrV legt die Stundenverteilung im Rahmen der praktischen Ausbildung fest.

2.4.3 Bundes- und Landesvorgaben

Neben dem Pflegeberufegesetz, an dem man sich orientieren muss, können die Bundesländer die bundesweiten Vorgaben näher ausführen: Der neue § 49 PflBG, die Ausbildungs- und Prüfungsverordnung (PflAPrV) und die Länderverordnungen (es gibt 16 unterschiedliche) definieren die Anforderungen an das Management der Pflegeunternehmen, sprich: die Träger der praktischen Ausbildung und die weiteren praktisch ausbildenden Pflegeeinrichtungen. Auf Länderebene wird die Ausgestaltung dieser bundesweit geltenden Grundlagen näher definiert und ausgestaltet.

Tipp

Literatur zum Werdegang der Pflegeberufereform: Dielmann G (2022): Pflegeberufegesetz und Ausbildungs- und Prüfungsverordnung: Kommentar für die Praxis. Mabuse, Frankfurt.

Die Lehrplanung für die praktische Pflegeausbildung muss in Struktur und Inhalt entsprechend der länderspezifischen Vorgaben und aller vorgegebenen Settings geschrieben werden. Auf Länderebene wird die Ausgestaltung dieser bundesweit geltenden Grundlagen näher definiert und ausgestaltet. Von daher sind in den einzelnen Bundesländern unterschiedliche nähere Regelungen vorgegeben, wie z. B. Unterrichtsinhalte (Verkürzungsmöglichkeiten, Ausbildungsinhalte, Vorgaben für Praxisanleiterweiterbildungen oder unterschiedliche Finanzierungen).

Tipp
Infomieren Sie sich bei Ihrer zuständigen Landesbehörde über die Vorgaben zur praktischen Pflegeausbildung.

2.5 Perspektive: Ausbildungsträgerschaft

»Die Pflegeausbildung im richtigen Ausbildungsbetrieb wird Ihre berufliche Zukunft maßgeblich prägen. Hieran möchten wir positiv mitwirken.«
Margarete Speller, Ausbildungsverantwortliche eines ambulanten Pflegedienstes

Wie bereits in Kap. 1.6 erwähnt: Nach PflBG können seit 2020 ambulante Pflegedienste, stationäre Pflegeeinrichtungen und Krankenhäuser[16] Träger bzw. Ausbildungsbetriebe der praktischen Ausbildung sein. Die berufliche Ausbildung erfolgt in einer dualen Grundstruktur zwischen Ausbildungsbetrieb (Träger der praktischen Ausbildung) und Pflegeschule.

Die generalistische Pflegeausbildung stellt die Ausbildungsträger vor große organisatorische Herausforderungen, denn sie müssen jetzt für alle Pflegeschüler*innen Praxiseinsätze auch in solchen Pflegebereichen organisie-

[16] Auch psychiatrische Kliniken können Ausbildungsträger sein

ren, in denen sie selbst nicht tätig sind. Welche Kriterien die Ausbildungsträger erfüllen müssen, um für die Ausbildung geeignet zu sein, wird in den einzelnen Bundesländern näher geregelt.

Die ambulanten und stationären Pflegeeinrichtungen und die Krankenhäuser, die heute zumeist als geschlossene Systeme wahrgenommen werden und vielmehr die Therapie und das Heilen als das Pflegen im Fokus haben, sind gleichermaßen mit der Qualifizierung von Pflegenden befasst, die setting-übergreifend generalistische Handlungskompetenzen entwickeln sollen. Die Pflegeausbildung sieht Pflicht- und Vertiefungseinsätze vor und die Auszubildenden möchten an allen Lernorten der Pflegepraxis gleichermaßen gut ausgebildet werden.

Tipp

Bewerber*innen sollten sich mit den verschiedenen Zielsetzungen der Träger auseinandersetzen, um den richtigen Ausbildungsbetrieb, auch Ausbildungsträger genannt, finden zu können.
Ausbildungsverantwortliche sollten behutsam nach den Interessen und Kernkompetenzen der Bewerbenden fragen, um die richtigen Ausbildungsträger finden zu können.

2.6 Perspektive: Lernorte der Pflegepraxis

»Der demografische Wandel provoziert pflegerische Versorgungsdefizite im Krankenhaus und in der Fläche. Multimorbidität und familiäre Bedingungen erfordern neue Orte, an denen pflegerische Versorgung stattfinden kann. Bis in die 1970er Jahre konnte man den Pflegeberuf nur in Krankenpflegeschulen an Krankenhäusern erlernen. Arbeits- und Lernorte der Pflege haben sich also massiv geändert.«
Konrad Fahler, Ausbildungskoordinator, Krankenhaus

Die Arbeits- und Lernorte der Pflegepraxis haben sich seit 1960 in Deutschland stark verändert. Entsprechend der sinkenden Zahl der Menschen im jüngeren Alter und der gleichzeitig steigenden Zahl älterer Menschen verschiebt sich der demografische Rahmen in bisher nicht gekannter Art und Weise. Chronische, psychische und altersspezifische Erkrankungen haben zugenommen. Pflegebedürfnisse, Pflegebedarfe und die Settings der Pflege haben sich angepasst. Beruflich Pflegende fanden während der 1970er Jahre ihren Arbeits- und Lernort maßgeblich in und an Krankenhäusern. Heute finden knapp 80 Prozent aller Pflegeanlässe in der Häuslichkeit der Klient*innen statt.

In Deutschland entwickelte sich neben den Krankenhäusern die ambulante Pflege und die stationäre, teilstationäre, die Tagespflege usw. für die Zielgruppe der älteren Menschen. Somit sind beruflich Pflegende heute in den verschiedenen Pflegesettings tätig und sollen die praktische Pflegeausbildung in den unterschiedlichen Pflegeeinrichtungen mit pflegebedürftigen Menschen aller Altersgruppen erlernen.

*»Die Mitarbeiter*innen an den Orten, an denen meine Vertiefungseinsätze stattfanden, waren leider weniger motiviert, mir etwas zu zeigen. Sie hatten einfach zu wenig Zeit und zu viele Auszubildende, zu viele Praktikanten und zu wenig Struktur. Das hat mich oft gefrustet.«*
Ronald Wossek, Auszubildender, zweites Ausbildungsjahr

Der Fokus der praktischen Pflegeausbildung muss sich gleichermaßen an die Akutpflege, die stationäre und ambulante Langzeitpflege, die pädiatrische und psychiatrische Pflege richten (vgl. ▸ Abb. 8).

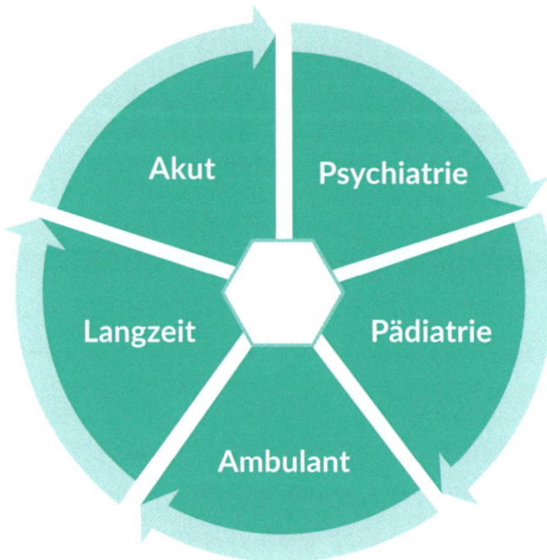

Abb. 8: Pflegebereiche in der praktischen Pflegeausbildung.

Das Pflegeberufegesetz stellt in Sachen Effektivität, Effizienz, Kooperationswillen, überbetrieblichem Agieren und pädagogischem Handeln an Ausbildungsverantwortliche hohe Herausforderungen – mehr als bei den meisten Ausbildungen in Deutschland. Im Vordergrund der Generalistik steht nicht die unternehmenseigene Perspektive, sondern die betriebs- und settingübergreifende Qualifizierung und die Fokussierung auf eine »allgemeine Pflege«. Die folgenden Zitate verdeutlichen, dass die unterschiedlichen Lernorte hohe Anforderungen an Ausbildende und Auszubildende stellen:

> *»Die größte Veränderung seit dem Pflegeberufegesetz ist der Einsatz im Altenheim für die Auszubildenden, die einen Ausbildungsvertrag mit dem Krankenhaus haben. Die ehemaligen Altenpflegeschüler hatten immer einen Einsatz im Krankenhaus, zumindest bei uns.«*
>
> *Eva Mainka, koordinierende Praxisanleiterin, stationäre Altenpflegeeinrichtung*

*»Ich befürchte, das Durchschleusen durch alle Bereiche ist nahezu unmöglich. Ich denke, die generalistische Pflegeausbildung ist für alle eine große Belastung, für die Ausbildungsbetriebe, die Pflegenden, die Auszubildenden und auch für die Patient*innen. Die häufigen Wechsel erfordern ein gutes Ausbildungskonzept.«*

Gisela Kleinbeck, Krankenschwester im Ruhestand

*»Die Lehrer*innen der Pflegeschule wussten früher mehr von der Pflegepraxis als heute. Der Kontakt war enger. Heute fühlen sie sich heute in den verschiedenen pflegepraktischen Einsätzen oft fremd. Nicht alle kennen die Akutpflege, die Altenpflege, die ambulante, psychiatrische und pädiatrische Pflege in der Praxis.«*

Eva Mainka, koordinierende Praxisanleiterin, stationäre Altenpflegeeinrichtung

»Für die Praxisanleiter ist es oft belastend so viele Auszubildende zu haben, seit der Einführung der generalistischen Pflegeausbildung durchlaufen sehr viel mehr Auszubildende unsere Einrichtung. Die Auszubildenden benötigen Hilfe und Anleitung. Leider wurde uns nicht entsprechend mehr Personal zugestanden. Wenn kein Personal da ist, dann müssen die Auszubildenden allein arbeiten, das führt immer zu Problemen.«

Eva Mainka, koordinierende Praxisanleiterin, stationäre Altenpflegeeinrichtung

Fazit **Pflegeberufegesetz**

- Das Pflegeberufegesetz sieht den Wechsel zwischen den Ausbildungsorten, den Setting der Pflege, den Regionen und europäischen Ländern bewusst vor.
- Das Pflegeberufegesetz und die Pflege-Ausbildungs- und Prüfungsverordnung verlangt von Ausbildungsverantwortlichen ein sehr hohes Maß an Flexibilität, Koordinations- und Netzwerkarbeit – mehr als in allen anderen Ausbildungsberufen.
- Nach dem Pflegeberufegesetz sollten Ausbildungsverantwortliche über ein generalistisches und intergeneratives Pflegeverständnis verfügen.

- Die Umstellung der bislang separaten Ausbildung von Kranken- und Altenpflege auf eine gemeinsame, generalistische Pflegeausbildung erfordert von Ausbildungsverantwortlichen ein hohes Maß an Kooperation auf Augenhöhe und Pflegefachkenntnissen in allen pflegerischen Settings.
- Das Pflegeberufegesetz erfordert auch von Ihren Auszubildenden eine sehr hohe Flexibilität bei der praktischen Pflegeausbildung.

Der überwiegende Teil der praktischen Ausbildung erfolgt beim Träger der praktischen Ausbildung, also dem Ausbildungsbetrieb, mit dem der oder die Auszubildende den Ausbildungsvertrag geschlossen hat. Zu den übergeordneten Aufgaben der Ausbildungsbetriebe gehört es,

- Ein betriebliches Ausbildungskonzept zu erarbeiten und aktualisiert vorzuhalten,
- die Ausbildung zu planen,
- die Lernorte zu koordinieren,
- Auszubildende in der Praxis anzuleiten,
- die Praxisbegleitung kooperierend durchzuführen und
- den Ausbildungsplan zu prüfen.

Das Pflegeberufegesetz regelt die Pflegeausbildungen und stellt hohe Anforderungen an die an der Ausbildung beteiligten Partner. Kompetenz- und Situationsorientierung und exemplarisches Lernen rahmen die Pflegeausbildung.

2.7 Perspektive: Generelle Kompetenzen, Performanz und exemplarisches Lernen

Die Generalisierung zielt nicht auf eine inhaltliche Weiterentwicklung des bislang spezialisierten Pflegewissens und des Pflegekönnens, sondern auf eine »generalisierte« Handlungskompetenz bei Pflegenden. Pflegende sollen für Menschen aller Altersgruppen mit Pflegebedarf (vom Säugling bis zum Greis) an allen Orten, an denen Pflege stattfindet, tätig werden können. Diese Umstellung fordert nicht nur Lernende, sondern auch Lehrende an allen Lernorten heraus, da für alle Settings und alle Pflegeanlässe gleichermaßen grundsätzliche Kenntnisse und Wertschätzungen erfolgen sollten. Insbesondere sind nun auch die Lehrenden und Ausbildenden in der pflegerischen Berufspraxis herausgefordert, da Ausbildungsverantwortliche ihre »eigenen« Auszubildenden, die beim eigenen Ausbildungsbetrieb unter Vertrag stehen, und eine Vielzahl von »externen« Auszubildenden praktisch ausbilden müssen.

2.7.1 Generelle Kompetenzen

Generelle Kompetenzen werden auch unter dem Begriff »Soft Skills« gefasst. Soft Skills zeigen sich v. a. im täglichen Miteinander bei der Beantwortung der folgenden Fragen:

- Wie gehe ich auf andere Menschen zu?
- Wie verhalte ich mich in Konfliktsituationen?
- Wie erarbeite ich mir neue Arbeitsinhalte?
- Wie reagiere ich auf Änderungen?

Die Entwicklung von Schlüsselkompetenzen trägt entscheidend zur ganzheitlichen Persönlichkeitsentwicklung von Menschen bei. Ihr Erwerb ist gerade vor dem Hintergrund der hohen Anforderungen nach dem Pflegeberufegesetz von Bedeutung. Ohne notwendige Schlüsselkompetenzen werden Auszubildende Schwierigkeiten haben, sich beispielsweise neues Fachwissen anzueignen, um auf neue Bedingungen im Arbeitsumfeld zu reagieren.

Info
Trotz Generalisierung der Pflegeausbildung werden von Pflegenden auch spezialisierte Kompetenzen in den verschiedenen spezialisierten Settings der Pflege erwartet.

»Eine generalistische Pflegeausbildung sieht die Entwicklung genereller Kompetenzen und exemplarisches Lernen vor. Dazu muss man wissen, was generelle Kompetenzen sind und was ein exemplarischer Inhalt sein soll.«
Lena Nölle, Auszubildende nach Ihrer Prüfung, Ausbildungsträger stationäre Altenpflegeeinrichtung

»Kinderkrankenschwestern müssen auf der Höhe der Zeit sein. Sie müssen technisch gut ausgebildet sein, z. B. für die Frühgeborenenabteilung. Früher gab es neben der Kinderkrankenschwester auch noch die Säuglingsschwester.«
Gisela Kleinbeck, Krankenschwester im Ruhestand

»In der Altenpflege wird eine bestimmte Haltung den zu pflegenden Menschen gegenüber erwartet. Die Menschen leben hier meistens bis zu Ihrem Tod. Die Veränderungen im Alter und das Handeln bei Demenz erfordert eine hohe Spezialisierung für Pflegende.«
Lena Nölle, Auszubildende nach Ihrer Prüfung, Ausbildungsträger stationäre Altenpflegeeinrichtung

»In der generalistischen Pflegeausbildung ist manches schwierig. Altenpflege- und Kinderkrankenpflege sollte man nicht zusammenlegen. Bei der Kinderkrankenpflege ist das anders. Kinder sind keine kleinen Erwachsenen. Kinder haben spezielle Erkrankungen. Kinderkrankenpflege müsste unbedingt extra gelehrt werden.«
Rita Rickelhoff, Fachkrankenschwester für Intensivpflege und Anästhesie im Ruhestand

Ob diese spezialisierten Kenntnisse schon während oder nach der Pflegeausbildung erworben werden, ist in Deutschland nicht strukturiert geregelt. Pflegende und Auszubildende müssen neben ihrer Handlungskompetenz zeigen, dass sie über Performanz verfügen.

2.7.2 Performanz

Kompetenz ist die Fähigkeit, eine bestimmte Handlung ausüben zu können. Ob dieses Handeln gezeigt wird, ist eine andere Frage. Das zu einer Kompetenz zugehörige Handeln nennt man Performanz. Handlungskompetent zu sein, bedeutet noch nicht, seine Handlungen auch zeigen zu wollen oder zu können. Erst wenn ein Mensch bereit ist, seine Kompetenz zu zeigen, wird Performanz sichtbar.

Tipp

Wenn Sie das Verhalten von Auszubildenden beobachten können, wird die Kompetenz sichtbar. Bei beobachtbarer Kompetenz spricht man von Performanz.
Ermutigen Sie Ihre Auszubildenden, ihre Kompetenzen auch zu zeigen. Fördern Sie Performanz.

Neben der Generalisierung und der Fokussierung auf Kompetenzen sieht das Pflegeberufegesetz das sog. exemplarische Lernen vor.

2.7.3 Exemplarisches Lernen

Unter exemplarischem Lernen versteht man die intensive Auseinandersetzung der Auszubildenden mit Lerninhalten, die Grundstrukturen verdeutlichen, um daran anschließend komplexere Sachverhalte ableiten zu können. Exemplarisch bedeutet hier: beispielhaft oder vorbildlich.

In den Rahmenplänen der Fachkommission wird betont, dass situationsbezogenes Lernen stets exemplarisches und damit unvollständiges Lernen ist[17]. Mit einem Exemplar ist ein Einzelstück aus einer Menge gleichartiger Dinge gemeint.

Das Beispiel im exemplarischen Lernen ist nicht im Sinne von »Veranschaulichung« oder »Einstieg« in ein Thema zu verstehen, sondern es ist die Sache selbst.

Definition **Exemplarisches Lernen**

Exemplarisches Lernen in der Pflegeausbildung bedeutet, anhand von grundlegenden Beispielen Wissen zu erwerben und Kompetenzen zu entwickeln. Die »Lerngegenstände« sollen auf das Wesentliche verdichtet werden, der Sinn soll erkannt werden.

In den Rahmenplänen[18] wird das Prinzip des Exemplarischen in mehrfacher Hinsicht vorgeschlagen. Alle Empfehlungen sind exemplarisch: die in den Erläuterungen zur Intention und zur Relevanz zum Ausdruck kommenden Situationen, die Kompetenzen der Anlagen 1 bis 4, die Situationsmerkmale, die weiteren Wissensinhalte, die Empfehlungen für simulative Lernumgebungen, die Aufgaben in den Rahmenausbildungsplänen.

---

[17] Vgl. Fachkommission 2020, S. 15
[18] Vgl. Fachkommission 2020

Aufgrund der Vielfalt von möglichen Pflege-Situationen muss entsprechend dem exemplarischen Prinzip eine Auswahl getroffen werden. Beim Exemplarischen spielt das Allgemeingültige, das Typische und die Beispielhaftigkeit die entscheidende Rolle. Das exemplarische Lernen in der Pflegeausbildung setzt bei beruflichen Situationen an. Es ist vorgesehen, dass durch die Generalistik nach PflBG spezifisches Wissen und spezifische pflegerische Konzepte verstärkt in die Einarbeitungszeit nach der generalistischen dreijährigen Qualifizierung verlagert werden müssen. Es geht darum, dass der Fokus in der Ausbildung auf übergreifende Kompetenzentwicklung gelegt wird und somit fachspezifische und spezialisierte Wissensbestände nicht vollumfänglich in der Primärqualifizierung vermittelt werden können oder vermittelt werden sollen.

Der Fokus wird dabei auf das exemplarische Lernen sowie die Fähigkeit der Aneignung selbstständiger inhaltlicher Erarbeitung und nicht auf die Vollständigkeit der Inhalte aller drei ehemaligen Pflegeausbildungen gelegt. Dies stellt eine zusätzliche Anforderung an die Einrichtungen und die Ausbildungsverantwortlichen, aber auch an die Auszubildenden dar.

Theoretisch abgeleitet soll sich im Verlauf der Pflegeausbildung der Schwierigkeitsgrad der beruflichen Handlungen steigern. Die pflegerischen Maßnahmen sollen von einfachen Handlungen, bis hin zur eigenverantwortlichen Übernahme komplexer Aufgaben gestaffelt sein.

Tipp

Informieren Sie sich bei Ihrer zuständigen Behörde (je nach Bundesland) über Vorgaben, die zum exemplarischen Lernen bzw. zu Lernsituationen gemacht wurden.
Verdeutlichen Sie sich, was exemplarisches Lernen bedeutet und welche Auswirkungen dies auf die praktische Pflegeausbildung hat.

2.8 Unterschied: Position und Interesse

Interessen verstecken sich hinter Positionen.

Die Umsetzung des Pflegeberufegesetzes, die Aufforderung zu intensiver Kooperation und der Kampf um knappe Ressourcen, wie z. B. Arbeitskräfte und Auszubildende, fördert Konflikte bei den beteiligten Partnern. Unterschiedliche Pflegesettings, Ausbildungs- und Pflegeverständnisse und Berufsbiografien können verschiedene Positionen begründen.

Der Unterschied zwischen »Position« und »Interesse« ist hier wichtig, um Verständnis entwickeln und Verhandlungen führen zu können. Position ist das, was eine Partei einfordert, was sie will und häufig nach außen preisgibt. Positionen sind oft unterschiedlich und führen zu Unverständnis und Konflikten. Das gemeinsame dahinterliegende Interesse kann jedoch deckungsgleich sein.

Beispiel **Mara gerät zwischen die Konfliktpartner**

Die Pflegedirektorin des Krankenhauses vertritt die Position, dass ihre Pflegeschülerin Mara den Urlaub während des Einsatzes im ambulanten Pflegedienst nehmen soll. *»Schließlich lernt man in der ambulanten Pflege nichts, was man im Krankenhaus als ordentliche Pflegekraft benötigt. Und Mara will nach dem Examen sowieso hier im Krankenhaus arbeiten.«*
Die PDL des ambulanten Pflegedienstes vertritt hingegen die Position: *»In der ambulanten Pflege werden wesentliche Kompetenzen erworben, die zu einem professionellen Pflegeverständnis führen und außerdem müssen die rechtlichen Vorgaben der Ausbildungs- und Prüfungsordnung eingehalten werden.«*
Das dahinterliegende gemeinsame Interesse der Konfliktpartner könnte sein: Beide Parteien möchten, dass Mara die Pflegeausbildung erfolgreich und ohne Konflikte der Ausbildungspartner absolviert.

Die Unterscheidung zwischen Position und Interesse ist Bestandteil des Harvard-Konzepts. Beim Harvard-Konzept handelt es sich um eine Methode für sachbezogenes Verhandeln. Das Prinzip besteht darin, Streitfragen nach Bedeutung und Sachgehalt zu entscheiden, anstatt zu feilschen. Das Ziel dieser Verhandlungsmethode ist eine beidseitig einvernehmliche, konstruktive Einigung und somit eine Win-Win-Situation.[19]

Eine Position äußert sich in einem fest umrissenen Standpunkt. Im Entweder-Oder will der Einzelne Recht bekommen und sich durchsetzen. Interessen hingegen sind vereinbar. Ein gemeinsames (hinter der Position liegendes) Interesse entwickelt Verständnis und Akzeptanz für den Unterschied und die Position. Zum Interesse gelangen Sie, wenn Sie nach dem Wozu und Warum des darin enthaltenen Anspruches fragen.

Das Verhältnis von Positionen und Interessen ist von wesentlicher Bedeutung für die Mediation. Zugrunde liegt die Vorstellung, dass die Interessen miteinander vereinbar seien, während die Positionen sich in Konflikten nur verhärten können.

Tipp

Formulieren Sie mit Ihren Kooperationspartnern gemeinsame Ausbildungsinteressen und gehen Sie abgestimmt vor. So geraten Ihre Auszubildenden nicht in die Mühlen. Auf lange Sicht ist das der Weg gemeinsamen Erfolgs.

Erkennen Sie: Positionen leiten sich aus Motiven ab und gemeinsame Interessen lassen sich finden.

[19] Fischer R, Ury W, Patton B (2018): Das Harvard-Konzept: Die unschlagbare Methode für beste Verhandlungsergebnisse. DTV.

2.9 Best Practice: Perspektivenwechsel mit sechs Hüten

Das Ausbildungsteam der Pflegeeinrichtung »Pflegen und Leben« trifft sich zu einer geplanten Teamsitzung zum Thema: »Mit sechs Hüten durchblicken – Generalistische Pflegeausbildung erfordert unterschiedliche Perspektiven«.

Die koordinierende Praxisanleiterin Eva hält ein einführendes Statement: *»Unter Perspektivenwechsel versteht man die Fähigkeit, neben der eigenen betrieblichen, kulturell und individuell geprägten Wahrnehmung auch andere verschiedene Ansichten einzunehmen. Die Generalistik fordert uns heraus. Dennoch, wir wollen ausbilden, da wir ansonsten keine Mitarbeitenden haben werden. Der Wechsel der Perspektiven ist unabdingbar bei der Durchführung der Pflegeausbildung. Wir können die Änderung des Blickwinkels steuern und zu unserem Vorteil nutzen. Beispielsweise können wir durch die Fähigkeit zum Perspektivenwechsel die anderen Betriebe und Personen besser verstehen.*

Erst wenn wir verstehen, warum wir die Dinge so sehen, wie wir sie sehen, können wir auch die (vielleicht ganz andere) Wahrnehmung und Perspektive anderer Menschen besser verstehen. Je besser wir uns in den Blickwinkel anderer Ausbildungspartner und Personen hineinversetzen können, desto objektiver und lösungsorientierter können wir bei Problemen und Konflikten handeln.«

Eva verteilt sechs Hüte in unterschiedlichen Farben. Die Personen denken sich in die verschiedenen Rollen ein und die Gruppendiskussion beginnt.

- Weiß: Einrichtungsleiter des Ausbildungsträgers, Pflegeheim
- Schwarz: Koordinierende Praxisanleiterin
- Rot: Auszubildende
- Grün: Pflegedienstleiterin, Krankenhaus
- Gelb: Pflegedienstleiterin, ambulanter Pflegedienst
- Blau: Moderatorin

Der blaue Hut[20] steht für Kontrolle und für die Organisation des gesamten Denkprozesses. Wer den blauen Hut trägt, begibt sich auf die sog. Meta-Ebene. Er blickt sozusagen von einem übergeordneten Punkt auf den gesamten Prozess herab und erlangt so einen Überblick. Die Aufgaben des Trägers des blauen Hutes bestehen darin, die Ergebnisse zusammenzufassen oder Entscheidungen darüber zu treffen, welche Hüte im weiteren Prozess noch einmal aufgesetzt werden müssen.

Diese Methode eignet sich besonders zur Bearbeitung und Beleuchtung komplexerer Aufgabenstellungen und zur Bewertung und Optimierung von bereits erarbeiteten Lösungen oder Ideen aus unterschiedlichen Perspektiven.

Den Teilnehmenden wird entsprechend der Art oder Rolle, in der sie nun denken und diskutieren sollen, ein Hut (beziehungsweise Armband, Tischkärtchen o. ä.) in der zugehörigen Farbe gegeben. Wichtig ist es, sich vor der Diskussion auf die zugeordnete Farbe mit den geforderten Eigenschaften einzustellen und in der Diskussion »in der Farbe« zu bleiben.[21]

Alle Beteiligten diskutieren und vertreten ihre Position, sodass die unterschiedlichen Interessen und Perspektiven deutlich werden. In einer weiteren Runde können weitere Rollen hinzukommen: Vertreter Pflegeschule, Einsatzort Pädiatrie und Psychiatrie, anleitende Pflegefachkraft etc. Die gewonnenen Erkenntnisse werden zusammengefasst und To-Do's abgeleitet.

---

[20] Die Methode »Sechs Hüte« ist eine Kreativitätstechnik, die ursprünglich Edward de Bono entwickelt hat.

[21] Vgl. die methodischen Hinweise, siehe: Atelier für Ideen (2023): https://www.ideenfindung.de/6-H%C3%BCte-Methode-6-Thinking-Hats-Kreativit%C3%A4tstechnik-Brainstorming-Ideenfindung.html

2.10 Check: Unterschiedliche Perspektiven verstehen

Tab. 3: Verstehen Sie die unterschiedlichen Perspektiven?

Ich reflektiere und schätze ein:	Trifft gar nicht zu	Trifft teilweise zu	Trifft voll zu
1. Mir ist bewusst: Die praktische Pflegeausbildung nach Pflegeberufegesetz erfordert ein überbetriebliches Denken und Agieren.			
2. Die unterschiedlichen Interessen und Ambitionen der an der Ausbildung beteiligten sind im Team bekannt und auf mögliche Konflikte wurde präventiv eingegangen.			
3. Die Belastung durch die notwendigen Kooperationen, auch für die Auszubildenden, sind bekannt.			
4. Wir führen im Team Kreativitätstechniken zum Perspektivenwechsel durch.			
5. Mir sind die Herausforderungen, die die Entwicklung von generalistisch pflegerischen Kompetenzen befassen bekannt.			
6. Mir ist bekannt, was exemplarisches Lernen in der Berufspraxis bedeutet.			
7. Mir ist bekannt, dass Auszubildende nicht nur Handlungskompetenz entwickeln sollen, sondern Performanz zeigen müssen.			
8. Mir ist bewusst: Die Pflegeausbildung ist stark durch den altersdemografischen Faktor geprägt.			
9. Ich habe mir verdeutlicht, welche komplexen Aufgaben auf ausbildende Einrichtungen zukommen, wenn die praktische Pflegeausbildung gelingen soll.			
10. Mir ist bewusst, welche Bedeutung die Menschenrechte bei der praktisch ausgeführten Pflege haben.			

3 Charakteristika der Ausbildungseinrichtungen

Das Erlernen der praktischen Pflege in realen, beruflichen Ausbildungs- und Arbeitsorten und Situationen erfordert den richtigen Ausbildungsbetrieb.

Dieses Kapitel umreißt die typischen Charakteristika der unterschiedlichen Einrichtungen, Settings, in/an denen Pflege stattfindet.

»Ob man für den Pflegeberuf geeignet ist, kann man herausfinden, in dem man ein Praktikum oder ein freiwilliges soziales Jahr oder Bundesfreiwilligendienst in einer Pflegeeinrichtung macht. Wir können dann auch feststellen, ob es Berührungsängste gibt und ob eine Eignung für den Pflegeberuf vorliegt.«
Eva Mainka, koordinierende Praxisanleiterin, stationäre Altenpflegeeinrichtung

Bis in die 1970er Jahre konnte man in Deutschland den Krankenpflegeberuf nur in Krankenpflegeschulen an Krankenhäusern erlernen. Dies hat sich entsprechend der altersdemografischen Entwicklung und dem Bilden von Altenpflegeschulen in den Bundesländern geändert. Zunehmend waren stationäre Altenpflegeeinrichtungen und ambulante Dienste auch Ausbildungsträger nach den Altenpflegegesetzen. Das Pflegeberufegesetz führte zum 1. Januar 2020 die bisher getrennt geregelten Ausbildungen der Alten-, Kranken- und Kinderkrankenpflege zu einer neuen gemeinsamen Pflegeausbildung zusammen. Nun sind nach dem Pflegeberufegesetz alle drei Gruppen von Pflegeeinrichtungen potenzielle Ausbildungsträger. In der praktischen Ausbildung variieren somit die pflegepraktischen Schwerpunkte, je nachdem, mit wem die Bewerber*innen einen Ausbildungsvertrag schließen.

Mögliche Vertiefungen je nach Träger der praktischen Ausbildung:

- Stationäre Langzeitpflege (Altenheim)
- Stationäre Akutpflege (Krankenhaus)
- Ambulante Akut- und Langzeitpflege (ambulanter Pflegedienst)

3.1 Langzeitpflege (versus Altenhilfe)

Langzeitpflege bedeutet Leben in neuen und enger werdenden Rahmenbedingungen und nachlassender Selbstständigkeit, bei hoffentlich hoher Selbstbestimmung.

Ihnen vertraut sind wahrscheinlich die Begriffe »Altenpflege« und »Altenhilfe«, zumindest besser vertraut als der Begriff Langzeitpflege. Mit dem Pflegeberufegesetz ist der Begriff der Altenpflege ein wenig in den Hintergrund geraten. Die Altenhilfe und Altenpflege wurden seit den 1960er Jahren in Deutschland ein großes Arbeitsfeld. Eine auch nach Einführung der Pflegeversicherung bei den Kommunen verbliebene Aufgabe ist die in § 71 SGB XII normierte Altenhilfe. Die Altenhilfe soll dazu beitragen, *»Schwierigkeiten, die durch das Alter entstehen, zu verhüten, zu überwinden oder zu mildern«* sowie die Teilhabemöglichkeiten der alten Menschen stärken.

3.1.1 Charakteristika der Langzeitpflege

»Die Auswahl eines Pflegeheims ist eine Lebensentscheidung.«
Brigitte Mohn (2022), Vorstand Bertelsmann Stiftung

*»Langzeitpflege umschreibt den lang andauernden Pflegeprozess.
Auch junge Menschen können lange pflegebedürftig sein,
aber die Mehrzahl der Patient*innen ist alt.«*
Gisela Kleinbeck, Krankenschwester im Ruhestand

Die Langzeitpflege befasst sich als Ausbildungsbetrieb und professionelles Berufsfeld mit der länger anhaltenden bzw. dauerhaften Pflege und Betreuung von Personen mit einem erhöhten Grad an Pflegebedürftigkeit. Die

Pflege kann ambulant oder in einer stationären bzw. teilstationären Einrichtung – üblicherweise in Alters- und Pflegeheimen – erfolgen.

Anbieter der Langzeitpflege sind frei-gemeinnützige, private oder kommunale Träger. Sie unterscheiden sich in den Versorgungsformen als ambulante Pflegedienste, Tages-/Nachtpflegeeinrichtungen, ambulant betreute Pflegewohngruppen, Kurzzeitpflegeeinrichtungen, stationäre Pflegeheime etc. Darüber hinaus bestehen Unterschiede bei der Angebotsbreite der Träger (solitäre Einrichtungen, komplette Versorgungsketten, Komplexträger mit pflegerischen und unterstützenden Angeboten für unterschiedliche Zielgruppen) und deren organisatorischen Strukturen (Einzelunternehmen, regionale Verbände, überregional agierende und teilweise internationale Träger).

Eingliederungshilfe

Menschen mit Behinderung benötigen und erhalten häufig auch Leistungen der Pflegeversicherung und der Hilfe zur Pflege. Welche Leistung jeweils genau greift, hängt von individuellen Bedingungen wie Wohnform und Alter der leistungsberechtigten Person ab. In den Einrichtungen und Diensten der Behindertenhilfe spielt das Thema Pflege alter behinderter Menschen sowohl quantitativ als auch qualitativ eine zunehmend größere Rolle, sodass auch Einrichtungen der Eingliederungshilfe ggf. Träger einer Pflegeausbildung sein können. Viele der alt gewordenen Menschen mit geistiger Behinderung sind inzwischen pflegebedürftig geworden und benötigen mehr als pädagogische und soziale Betreuung. Neben den Besonderheiten einer Behinderung im Alter sind Demenzerkrankungen von erheblicher Bedeutung.

Pflegebedürftigkeit allein ist keine Lebenslage an sich, sondern ein Merkmal, das neben anderen Merkmalen die Lebenssituation und -bedingungen eines Menschen kennzeichnet. Die Erhaltung von Autonomie, Eigenverantwortung und Selbstbestimmung auch in prekären – durch Hilfe- und Pflegebedürftigkeit gekennzeichneten – Lebenssituationen muss handlungsleitend für die Unterstützung, Betreuung und Pflege älterer Menschen sein.

3.1.2 Grundverständnis Menschenbild

»Das Besondere in der Pflege im Altenheim ist die ganzheitliche Pflege.
Wir feiern Feste, Sommerfest, Weihnachten.
Wir arbeiten mit Angehörigen und vielen anderen Berufsgruppen zusammen.
Wir sind Ansprechpartner für sehr viele Personen.«

Eva Mainka, koordinierende Praxisanleiterin, stationäre Altenpflegeeinrichtung

Ältere Menschen weisen eine hohe interindividuelle Variabilität bezüglich ihrer Probleme, Ressourcen und Bewältigungsstile auf. Es ist anzunehmen, dass dies zukünftig noch weiter zunehmen wird, da sich v. a. ökonomische und soziale Lebensbedingungen weiter ausdifferenzieren werden.

Professionelle Pflege muss als begründetes und qualitätsgesichertes Handeln in der Pflege vom pflegebedürftigen Menschen her gedacht werden. Der Respekt vor der Autonomie des zu pflegenden Menschen bedingt es, dass sich jegliche professionelle Tätigkeit vor dem Hintergrund dieser Autonomie auf ihre Angemessenheit hin befragen und so auf ihre Qualität hin überprüfen lassen muss. Die Angemessenheit pflegerischen Handelns bemisst sich an den Wünschen und Bedürfnissen des auf diese Unterstützung angewiesenen Menschen. Die Eigenverantwortung und Selbstbestimmung älterer Menschen ist immer dann akut gefährdet, wenn Standardangebote und Standardantworten nicht in der Lage sind, die jeweils individuelle Situation der Betroffenen aufzunehmen und abzubilden.

3.1.3 Lebens- und Wohnqualität

»Während meiner Pflegeausbildung in der Altenpflege habe ich die wirklichen Bedürfnisse alter Menschen nach Lebensqualität und privatem Wohnen kennengelernt. Wenn ich ein bisschen Berufserfahrung habe, möchte ich hier in der Region neue Wohnformen für alte Menschen mit Pflegebedarf anbieten. Dazu habe ich schon Ideen.«

Lena Nölle, Auszubildende nach Ihrer Prüfung

Die Langzeitpflege bzw. die Altenpflege sorgt für Lebensqualität in der Pflege und Betreuung von Menschen mit einer körperlichen, psychischen oder geistigen Beeinträchtigung, von betagten Menschen mit Mehrfacherkrankungen, von schwerkranken oder von sterbenden Menschen in ihrer letzten Lebensphase. Ziel der Langzeitpflege ist die Erhaltung einer guten Lebensqualität und einem größtmöglichen Maß an Selbständigkeit.

Die lebenslange Sicherung der Selbstbestimmung, der kulturellen und sozialen Teilhabe sowie der Verbleib in der eigenen Häuslichkeit bis zum Lebensende zählen unbestreitbar zu den Leitbildern, die den individuellen Bedürfnissen und Wünschen der überwiegenden Mehrheit der Bevölkerung sehr nah kommen. Sie haben den fachlichen und wissenschaftlichen Diskurs sowie die Gesetzgebung der zurückliegenden Jahrzehnte nachhaltig geprägt. Leider schränken Rechtsvorschriften und unangemessene Prüfungen das Recht auf Häuslichkeit in der stationären Pflege häufig ein. Das beste Beispiel hierfür zeigte sich während der Corona-Pandemie: Die Maßnahmen zum Infektionsschutz mussten durch die COVID-19-Pandemie drastisch verschärft werden. Dabei die häusliche Versorgung zu sichern sowie das Wohlbefinden und die soziale Teilhabe pflegebedürftiger Menschen individuell zu fördern, stellte Pflegedienste und professionell Pflegende in der ambulanten Pflege vor besondere Herausforderungen.

3.1.4 Dienstleistungsqualität und Interdisziplinarität

Pflege ist Dienstleistung am Menschen. Altenpflege ist Lebensbegleitung älterer und alter Menschen.

In der Alten- und Langzeitpflege sollen immer verschiedene Professionen aus den Bereichen Sozialarbeit, Pflege, Gerontologie, Medizin, Stadtentwicklung, Raumplanung, Politik und Bildung in die Arbeit einbezogen werden. Für das autonome und unabhängige Alter wird sich die Ausrichtung von Angeboten verstärkt auf den Erhalt von Selbstständigkeit, Partizipation, auf die Vorbereitung und den Übergang in die Nacherwerbsphase sowie die sozialräumliche Quartiergestaltung konzentrieren. Die Förderung von neuen Lebensformen, Netzwerken und Netzwerkstrukturen wird hierbei im Gemeinwesen eine wesentlich größere Rolle spielen müssen als bisher. Im Hinblick auf das eher abhängige und hilfebedürftige Alter stehen v. a. die Bereiche Pflege, geriatrische Medizin und die Unterstützung in der Bewältigung mehrfach belasteter Lebenslagen im Vordergrund.

Um den unterschiedlichen Bedarfslagen und Kompetenzen zur Selbsthilfe insbesondere bei ökonomisch und bildungsbezogen benachteiligten Gruppen sowie bei älteren Menschen mit brüchigen sozialen Netzwerken entsprechen zu können, werden in Zukunft speziellere und erweiterte Angebote benötigt.

Was bedeutet dies für Menschen, die sich für den Pflegeberuf entscheiden? Es bedeutet, dass die Langzeit- bzw. die Altenpflege ein enorm wachsender Markt ist. Es bedarf dringend neuer und optimierter Wohn- und Pflegeangebote, um den unterschiedlichen Lebensformen alter Menschen entsprechen zu können. Herausforderungen in der Altenpflege können folgende Verhaltensweisen von Bewohner*innen sein: Hin- und Weglaufen, Nicht Essen und Trinken wollen, Tag- Nachtumkehr, Depression und Suizidalität, Eigensinn und Unvernunft, Angehörige, die es besser wissen, palliative Situationen, permanentes Rufen und Schreien, Wasch- und Pflegeverweigerung oder falsche Beschuldigungen.

Pflegende und Auszubildende müssen sich diesen Herausforderungen in der Altenpflege stellen. Sie müssen Handlungsweisen erlernen, um diesen Verhaltensweisen adäquat begegnen zu können. Sie müssen sich auch manchmal die Frage stellen: Lohnt der Konflikt oder sind vielmehr konfliktvermeidende Strategien notwendig? Gefragt sind professionelle Verhaltensweisen bei den Pflegenden wie Geduld und Toleranz; nicht glauben, man wüsste, was das Beste für den Klienten ist; Humor, sich einlassen auf Ethikberatung, interdisziplinärer Austausch und stets die Grenzen im Auge behalten.

3.1.5 Ziele und Auftrag der Langzeitpflege

»Die Pflege ist begleitet von Hektik und Stress. Sie müsste besser bezahlt und attraktiver werden. Denn die Tätigkeiten sind nicht immer angenehm. Alte Menschen sind inkontinent, sturköpfig, lassen sich nicht pflegen, jedenfalls gilt das für manche. Es wird immer so dargestellt, als würde die weißhaarige freundliche alte Dame nur darauf warten, dass die Pflegerin die Pflege ausführt.«

Gisela Kleinbeck, Krankenschwester im Ruhestand

Die Lernenden identifizieren Bedürfnisse und Bedarfe von Menschen mit altersbedingten und lebenslimitierenden Erkrankungen unter Berücksichtigung ihres Alters, ihres Geschlechts sowie unterschiedlicher Rahmenbedingungen (rechtlich, gesellschaftlich, kulturell, religiös) und ethischer Prinzipien, um deren adäquate pflegerische Versorgung im letzten Lebensabschnitt und am Lebensende zu planen und kritisch zu reflektieren. Die Themen Teilhabe und Pflege alter Menschen werden in Deutschland seit 1994 weitestgehend von der Pflegeversicherung dominiert.

Folgt die Weiterentwicklung professionellen Handelns in der Pflege und Betreuung dem Ziel, die Selbstbestimmung und soziale Teilhabe alter Menschen auch in prekären Lebenssituationen sicherzustellen, sind aus gerontologischer Sicht folgende Feststellungen und Annahmen richtungsweisend:

Je stärker sich das Alter als Lebensphase ausweitet und differenziert, umso stärker scheint sich im Verlauf dieses Alterungsprozesses eine Polarisierung herauszubilden bzw. zu verstärken, die für den Zugang und die Angebote sozialer, medizinischer und pflegerischer Dienstleistungen relevant ist[22]. Hierbei handelt es sich um die Pole

- des aktiven/autonomen Alters mit den Merkmalen: Leistungsfähigkeit, Selbstständigkeit, Selbstbestimmung, Teilhabe, Gestaltungsoptionen und neue(n) Ziele(n) unter der Voraussetzung von Gesundheit und ökonomischer Absicherung,
- des passiven/abhängigen Alters mit den Merkmalen: Pflege- und Behandlungsbedürftigkeit, Einschränkungen der Selbstständigkeit, Hilfeempfängerstatus/Klientelisierung, insbesondere in ungünstigen Lebenslagen.

Hier weisen als Folge einer Kumulation von Benachteiligungen folgende Gruppen eine erhöhte Vulnerabilität auf und bedürfen besonderer Formen der Hilfe und Unterstützung:

- älter werdende Menschen mit Behinderungen,
- ältere Menschen mit Migrationshintergrund,
- ältere Menschen mit eingeschränkten Kompetenzen und
- ältere Menschen mit erheblichem Pflegebedarf und prekären Unterstützungsnetzen.

Die Leitprinzipien allen professionellen Handelns in Pflege und Betreuung sind die Ermöglichung von und die Verpflichtung zur Eigenverantwortlichkeit und Fortführung eines selbstbestimmten Lebens im Alter.

Die Steuerungsfunktion zur Wahrnehmung der eigenen Interessen und Bedürfnisse geht von den Betroffenen aus. Erst wenn sie hierzu nicht mehr in der Lage sind, wird professionelle Unterstützung angeboten.

[22] Vgl. DGGG 2011

Professionelles Handeln in Pflege, Betreuung und Versorgung orientiert sich an den Ressourcen und erworbenen Bewältigungsstilen älterer Menschen. Eine Orientierung an den Lebenslagen älterer Menschen setzt die Abgabe von Definitionsmacht der Pflege voraus, zu entscheiden, welche Hilfen ein älterer Mensch benötigt. Dies erfordert ein neues Selbstverständnis der an den Hilfen beteiligen Berufe sowie erweiterte Kompetenzen für die Bedürfnisfeststellung, Bedarfserhebung, Wahrnehmung, Kommunikation und Selbstreflexion.

»Wichtig ist, dass Auszubildende lernen, die Lebensleistung alter Menschen anzuerkennen. Sie müssen lernen, ihnen mit Respekt zu begegnen. Man muss es praktisch erlernen, nicht nur auf altersentsprechende Defizite zu schauen, sondern auf den ganzen vollwertigen Menschen.«

Gisela Kleinbeck, Krankenschwester im Ruhestand

Als Ausbildende in der Langzeitpflege müssen Sie sich daran messen lassen, inwieweit es Ihnen gelingt, die häusliche Lebens- und Pflegesituation der Betroffenen zu stabilisieren und deren lebenslang gewachsene Kontinuität so weit wie möglich zu erhalten. Grundlagen bilden hier die Lebenswelt und das Alltagsmanagement der älteren Menschen, die es zu erfragen, zu erfassen und aufzugreifen gilt. Vor diesem Hintergrund sind Unterstützungs- und Pflegearrangements als Aushandlungsergebnisse zu verstehen, die in einem vielschichtigen Koproduktionsprozess aller beteiligten Akteure entstehen.

3.2 Ambulante Pflege

Ambulant vor stationär – ein wesentlicher Leitsatz der deutschen Gesundheitspolitik.

Mehr als 80 Prozent aller Menschen mit definiertem Pflegebedarf leben in Deutschland in ihrer Häuslichkeit. Die stärkere Ausrichtung des Versorgungssystems an den individuellen Bedürfnissen der Pflegebedürftigen und deren pflegenden Angehörigen und der Pflege in der Häuslichkeit sollte ein zentrales Ziel der deutschen Pflegepolitik sein. Der vorrangig verfolgte Verbleib von Pflegebedürftigen in häuslichen Pflegearrangements wird dabei nicht nur gesetzlich durch den Grundsatz »ambulant vor stationär« festgehalten (§ 3 SGB XI).

Die ambulante Pflege erfüllt einen wichtigen gesellschaftlichen Auftrag. Sie ermöglicht es pflegebedürftigen Menschen, möglichst lange im gewohnten, häuslichen Umfeld mit der Familie, den Haustieren und eventuell dem Garten zu leben. Die Pflegekräfte unterstützen und entlasten dabei die pflegenden Angehörigen. Die ambulante Pflege bzw. die Pflege in der Häuslichkeit von pflegebedürftigen Menschen ist ein sehr vielfältiges und besonderes Arbeitsfeld, das aufgrund des demografischen Wandels immer wichtiger wird.

Die meisten älteren Menschen, auch in der Gruppe der über 80-Jährigen, wohnen in Privathaushalten, und wünschen sich eine weitgehende Kontinuität ihrer individuellen Lebens- und Wohnformen – auch unter Bedingungen erhöhter Betreuungs- und Pflegeerfordernisse. Ihre Teilhabemöglichkeiten und die Verfügbarkeit von benötigten Hilfen werden durch die sozialräumliche Wohninfrastruktur maßgeblich mitbestimmt. Als prekär stellt sich häufig die Situation von Personen mit kognitiven und emotionalen Einschränkungen in privaten Haushalten dar. Hierbei sind die Angehörigen, die kritisch auch als »Deutschlands größter ambulanter Pflegedienst« betitelt werden, häufig überfordert.

»Es gibt so viele alte Menschen ohne Familie, ohne Lebenspartner. Die Politik kann nicht davon ausgehen, dass die Pflege immer die Familie übernimmt. Viele alte Menschen haben keine Familie.«

Gisela Kleinbeck, Krankenschwester im Ruhestand

3.2.1 Charakteristika der ambulanten Pflege

Der ambulante Pflegedienst unterstützt Pflegebedürftige und ihre Angehörigen bei der Pflege zu Hause. Er bietet Familien Unterstützung und Hilfe im Alltag. Dies erfordert eine hohe Toleranz.

Ambulante Pflege ist die professionelle pflegerische und hauswirtschaftliche Versorgung von pflegebedürftigen Menschen in ihrer häuslichen Umgebung, die durch mobile (ambulante) Pflegedienste erbracht wird. Überwiegend sind kleinräumige und engmaschige Angebotsstrukturen in der ambulanten pflegerischen Versorgung vorhanden, die regional für die zu versorgenden Menschen wegen der hohen Nachfrage leider eine zu geringe Auswahl zwischen den Anbietern zulassen. Die folgenden Zitate charakterisieren die Arbeit der ambulanten Pflege:

*»Heute haben die Pflegenden in der ambulanten Pflege zu wenig Zeit. Sie können sich nicht zu ihren Patient*innen hinsitzen und fragen, wie es ihnen geht oder nach ihren Alltagssorgen fragen. Das ist schlimm. Das muss sich ändern. Es kann ja sein, dass niemand außer dem ambulanten Pflegedienst zu dem Menschen kommt, den ganzen Tag, die ganze Woche, den ganzen Monat. Der alte Mensch hat ein Recht darauf, seine Meinung zu äußern und dass ihm zugehört wird.«*

Gisela Kleinbeck, Krankenschwester im Ruhestand

»Ich bin der Meinung, dass sich ambulante Pflegedienste hervorragend zur praktischen Pflegeausbildung eignen. Man fährt mit den Auszubildenden allein und hat im Grunde eine 1:1-Betreuung. Die Auszubildenden lernen die Pflegebedingungen kennen, die in Zukunft zunehmen werden und wir haben interessante Kooperationspartner, bei denen unsere Auszubildenden die anderen Pflegesettings kennenlernen. Was allerdings an den Strukturen nicht stimmt: Die Praxisanleiter müssten mindestens zu 50 Prozent von der regulären Pflegearbeit freigestellt werden, damit sie sich für die Pflegeausbildung und für geplante Anleitungen auch Zeit nehmen könnten.«

Margarete Speller, Ausbildungsverantwortliche eines ambulanten Pflegedienstes

Neben den professionellen Strukturen erbringen Familienangehörige, Freunde und ehrenamtlich Tätige den überwiegenden Anteil an Versorgungs- und Unterstützungsleistungen für pflegebedürftige Menschen. Kommunen können pflegende Angehörige sowie ehrenamtlich Tätige durch verschiedene wertschätzende, kommunikative und organisatorisch entlastende Maßnahmen effektiv unterstützen.

3.2.2 Grundverständnis Menschenbild

Die Versorgung pflegebedürftiger Mitmenschen vor Ort in der Häuslichkeit gestattet es, wie kein anderes Setting, die Selbstständigkeit, Selbstbestimmung und Individualität der zu pflegenden Menschen zu erhalten. Das Setting »Ambulante Pflege« ermöglicht es, einen Menschen mit Pflegebedarf als ganzheitliches Wesen mit einer individuellen Persönlichkeit zu respektierten. Nach der humanistischen Auffassung ist der Mensch in seiner Gesamtheit einzigartig. Seine Würde ist unantastbar. Diese zu wahren und zu schützen, sollte in allen Settings der Pflege oberster Grundsatz sein. Menschen sollten unabhängig von Religion, Herkunft, Ansehen und Geschlecht individuell gepflegt werden. Unter den Rahmenbedingungen der eigenen Häuslichkeit kann dies am ehesten gelingen, da die strukturellen Vorgaben von Institutionen entfallen.

3.2.3 Lebens- und Wohnqualität

»Es kann durchaus sein, dass es in der Wohnung unaufgeräumt, nicht einladend oder schmuddelig ist. Die Pflegekräfte treffen in den Haushalten oft schwierige Rahmenbedingungen an, das müsste auch zeitlich berücksichtigt sein. Es ist dort auch oft schwierig, eine unter Hygieneaspekten gute Arbeit zu leisten. Das kann man mit der Arbeit im Krankenhaus nicht vergleichen. Ich bin der Meinung, die Pflege in Häuslichkeit muss auch in der Häuslichkeit erlernt werden, um realistische Situationen mit den Menschen erleben zu können. Das funktioniert nicht im Klassenzimmer.«

Gisela Kleinbeck, Krankenschwester im Ruhestand

»Die Privatsphäre wird bei uns im Krankenhaus anders verstanden als in der ambulanten Pflege. Die Menschen, die ambulant gepflegt werden, können ihr Hausrecht ausüben.«

Hannah Bastek, Auszubildende, drittes Ausbildungsjahr

Die Lebens- und Wohnqualität von Menschen in ihrer Häuslichkeit ist für viele Pflegende und auch Auszubildende häufig ungewohnt und nicht selten schockierend. Wie Menschen leben, sich einrichten, welchen Hygienestandards sie folgen und wie sie »Gemütlichkeit« definieren, ist für andere Menschen häufig nicht nachvollziehbar und unverständlich. Pflegende in der ambulanten Pflege erleben hier das gesamte Spektrum an Möglichkeiten.

Die aktuelle Leitlinie »Häusliche Versorgung, soziale Teilhabe und Lebensqualität bei Menschen mit Pflegebedarf im Kontext ambulanter Pflege unter den Bedingungen der COVID-19-Pandemie«[23] enthält fachlich fundierte Handlungsempfehlungen für die pflegerische Praxis. Sie wird von der Deutschen Gesellschaft für Pflegewissenschaft herausgegeben.

[23] https://pflegeleitlinien.zqp.de/data.php?id=202&name=S2k-Leitlinie:-H%C3%A4usliche-Versorgung,-soziale-Teilhabe-und-Lebensqualit%C3%A4t-bei-Menschen-mit-Pflegebed%C3%BCrftigkeit-im-Kontext-ambulanter-Pflege-unter-den-Bedingungen-der-COVID-19-Pandemie

3.2.4 Dienstleistungsqualität und Interdisziplinarität

»Es kann gut sein, dass die Angehörigen bald auf die Straße gehen, um sich zu beschweren. Die Angehörigen müssen zu viel leisten. Politisch müssten die pflegenden Angehörigen Zuschüsse zu Rentenzahlungen, Krankenkassenzuschüsse erhalten, um sie zumindest finanziell zu entlasten, aber ohne 50 Antragsformulare.«
Gisela Kleinbeck, Krankenschwester im Ruhestand

Die Dienstleistungsqualität von Pflegenden der ambulanten Pflege wird hinsichtlich des Verbleibes in Häuslichkeit zum einen sehr hochgeschätzt, zum anderen steht diese wegen enger zeitlicher und monetärer Ressourcen häufig in Kritik. Je nach Pflegegrad und ärztlicher Verordnung werden Leistungen der ambulanten Pflege von den jeweiligen Kostenträgern übernommen. Interdisziplinär sind die Pflegenden der ambulanten Pflege maßgeblich auf die Verordnungen der Ärzte angewiesen. Pflegende der ambulanten Pflege arbeiten relativ autonom und müssen sich stark mit den pflegenden Angehörigen arrangieren.

Bei knapp einem Viertel der Pflegebedürftigen unterstützen teilweise ambulante Pflegedienste die informell Pflegenden. Diese Zahl verdeutlicht die Bedeutung von Familienangehörigen, Freundinnen und Freunden, Bekannten, Nachbarinnen und Nachbarn sowie freiwillig Engagierten – also informell Pflegender – für das Pflege- und Gesundheitssystem. Die sehr heterogene und diverse Unterstützungsgruppe übernimmt ein breites Aufgabenspektrum: von der Grundpflege (Körperpflege, Ernährung, Mobilität) über Organisation und Verwaltung von Hilfe, Pflege und Finanzen sowie der Haushaltsführung bis hin zu emotionaler, psychischer und sozialer Unterstützung der zu Pflegenden.

Manche ambulanten Dienste verfügen über Zusatzqualifikationen, z. B. in Palliativpflege für schwerstkranke und sterbende Menschen. Im Rahmen der spezialisierten ambulanten Palliativversorgung können zusätzliche Leistungen erbracht werden, die über die allgemeine Grund- und Behandlungspflege hinausgehen. Die außerklinische Intensivpflege als weitere Spezialisierung ambulanter Krankenpflege ermöglicht schwerkranken oder langzeitbeatmeten Patienten im häuslichen Umfeld versorgt zu werden.

Die Grundlagen der Qualitätskriterien für ambulante Pflegeeinrichtungen werden in Gesetzen, Verordnungen und Richtlinien definiert (hier einige Beispiele):

- Bundessozialhilfegesetz (BSHG)
- Ausbildungs- und Prüfungsverordnungen für Pflegeberufe
- Soziale Pflegeversicherung (§ 80) SGB XI
- Pflege-Qualitätssicherungsgesetz (PQsG)
- Gesetzliche Krankenversicherung SGB V (Bundesrahmenempfehlung und Verträge nach § 132 a SGB V)
- Gesetze zum Arbeits- und Gesundheitsschutz
- Infektionsschutzgesetz

»Viele Menschen mit Pflegebedarf und viele Angehörige sind entsetzt, wenn Sie sich erstmalig damit auseinandersetzen, welche Leistungen von der Kranken- oder der Pflegeversicherung übernommen werden und welche Leistungen sie selbst zahlen müssen. Ebenso sind viele verärgert, wenn sie erfahren, dass Pflegende nicht zu gewünschten Uhrzeiten die ambulante Pflege ausführen können oder wenn Pflegedienste wegen zu hoher Nachfrage über gar keine freien Pflegekapazitäten verfügen. Teilweise spricht man schon von Pflegetriage.«

Margarete Speller, Ausbildungsverantwortliche eines ambulanten Pflegedienstes

3.2.5 Ziele und Auftrag der ambulanten Pflege

Ziel der ambulanten Pflege ist es, dass pflegebedürftige Menschen in ihrer häuslichen Umgebung verbleiben können. Dazu sucht der mobile Dienst den Klienten mehrmals wöchentlich bis mehrmals täglich zuhause auf. Erbracht werden die jeweils verordneten Pflege-, Untersuchungs- und Behandlungsleistungen in einem bestimmten zeitlichen Rahmen.

Tipp

Verdeutlichen Sie Ihren Bewerber*innen und Ihren Auszubildenden die Vor- und ggf. Nachteile einer Ausbildungträgerschaft von ambulanten Pflegediensten.

Wesentlich für die Auswahl Ihrer Bewerber*innen wird sein, wie die Ausbildungsintensität und -qualität in Ihrem Pflegedienst gestaltet werden kann.

3.3 Akutpflege

In der höchsten Not und wenn es um das Leben geht – Akutmedizin und -pflege, Therapie und heilende Anlässe.

»Nach meinem Jahrespraktikum im Altenheim habe ich meine Ausbildung im Krankenhaus begonnen. Hier empfinde ich das Problem, dass ich wegen Personalmangel und Zeitdruck nicht zur eigentlichen Pflege komme, nicht so stark. Das kann ich besser verarbeiten. Eigentlich pflegen wir hier auch wenig, vielmehr interessiert mich die moderne Medizin.«

Marvin Zacharias, Auszubildender, zweites Ausbildungsjahr

»Neben der Pflege in der Alten- und Langzeitpflege und der ambulanten Pflege fokussiert die Akutpflege mehr die heilenden Anlässe.«

Inga Sprenger, Auszubildende, drittes Ausbildungsjahr

»Eigentlich wollte ich Medizin studieren. Um das Pflegepraktikum sparen zu können, habe ich im FSJ das Krankenhaus gewählt.«

Hannah Bastek, Auszubildende, drittes Ausbildungsjahr

3.3.1 Charakteristika der Akutpflege

Die Akutpflege versteht sich als pflegerische und therapeutische Maßnahme bei einer akuten Erkrankung, Verletzung oder Verschlechterung einer chronischen Erkrankung. Die Maßnahmen sind an eine ärztliche Diagnose gebunden. Die Akutpflege ist geprägt durch schnell wechselnde Patientensituationen. Die stationäre Akutpflege umfasst die pflegerische Versorgung von Patient*innen mit plötzlich auftretenden und zum Teil vorübergehenden Einschränkungen oder Erkrankungen in der Regel in einem Krankenhaus. Auch nach Unfällen, zu geplanten Operationen oder zur Geburt eines Kindes kommen Menschen ins Krankenhaus und werden dort diagnostisch und medizinisch versorgt.

Auszubildende durchlaufen verschiedene Stationen. Sie lernen z. B. die Chirurgie, Neurologie, Geriatrie und Innere Medizin kennen. Aber auch Bereiche wie die Psychiatrie und die Intensivpflege gehören zu den Einsatzgebieten während der Ausbildungszeit.

*»In der heutigen Akutpflege im Krankenhaus hat sich im Gegensatz zu damals vieles geändert: weniger Personal, moderne Medizin und höhere Anforderungen. Vom Aufwand her sind die Patient*innen heute wesentlich arbeitsaufwendiger. Nach großen Operationen ist auch mehr Pflege notwendig. Das wird aber nicht berücksichtigt. Der pflegerische Bereich hat sich personell entsprechend der Medizin nicht mitentwickeln können – aus ökonomischen Gründen. Die Patient*innen sind entlassen, bevor die Pflegenden etwas tun können. Die Einführung der DRG hat diesen Prozess derart beschleunigt.«*

Gisela Kleinbeck, Krankenschwester im Ruhestand

»Die Pflegeleistung innerhalb der Pflegeabrechnungen und den DRG müsste viel besser abgebildet werden.«

Rita Rickelhoff, Fachkrankenschwester für Intensivpflege und Anästhesie im Ruhestand

3.3.2 Grundverständnis Menschenbild

Der Blick auf den Menschen in der Akutpflege macht seine Bezeichnung unmissverständlich deutlich: Patient. Im Fokus steht eine Erkrankung oder eine Diagnose, die den Menschen zum Patienten werden lässt. Der diagnostisch-, therapeutisch-medizinische Fokus steht in der Akutpflege im Vordergrund. In der Akutpflege werden kurzfristig auftretende Krankheiten, Verletzungen oder chronische Erkrankungen, die sich verschlechtert haben, gepflegt und therapiert. In der Langzeitpflege hingegen befinden sich Menschen mit Unterstützungsbedarf über einen längeren Zeitraum. Von daher ist das Grundverständnis der Pflege bzw. der medizinischen und pflegerischen Interventionen und der Blick auf den Menschen mit Unterstützungsbedarf in der Akutpflege ein anderer.

»Wenn ein Patient gewaschen werden soll, achten wir im Krankenhaus darauf, dass Türen geschlossen sind, um sie vor unerwünschten Blicken und Servicepersonal zu schützen. In der Altenpflege kann viel mehr auf individuelle Wünsche der zu pflegenden Menschen eingegangen werden.«
Hannah Bastek, Auszubildende, drittes Ausbildungsjahr

»Manchmal denke ich, die Humanmedizin braucht die Philosophie und ein beschriebenes Menschenbild, um nicht an der Ökonomie zugrunde zu gehen.«
Inga Sprenger, Auszubildende, drittes Ausbildungsjahr

Im Vordergrund der akutmedizinischen Einrichtungen stehen eine prozessorientierte Diagnose und Therapie. Ökonomisierung, Kostendruck, Personalknappheit und Prozessoptimierung erschweren die pflegerische Arbeit in der Akutmedizin.

3.3.3 Lebenssituation Krank

Krank sein bedeutet: Ein Zustand verminderter Gesundheit. Krankheit ist eine Störung der normalen Funktion eines Organs oder Körperteils, auch des geistigen, seelischen Wohlbefindens.

»Mich interessieren Krankenhäuser, auch in anderen Ländern dieser Welt. Wenn ich im Urlaub bin, schaue ich mir immer die Krankenhäuser vor Ort an. Meine Freundin sagt, ich sei verrückt. Aber ich kann daraus viel lernen und verstehe das deutsche Gesundheitssystem seitdem auch besser.«

Inga Sprenger, Auszubildende, drittes Ausbildungsjahr

Die Lebenssituation »Krank« bedeutet für Menschen eine häufig schwer zu ertragende Ausnahmesituation, die menschliche Wärme, Verständnis und Unterstützung einfordert. Pflegende müssen täglich mit den auseinanderklaffenden Bedürfnissen der betroffenen Menschen und den knappen Ressourcen umgehen.

3.3.4 Dienstleistungsqualität und Interdisziplinarität

Akut oder chronisch kranke Menschen zu pflegen bedeutet, auf Heilung oder Linderung zu fokussieren.

Die Dienstleistungsqualität in der stationären Akutpflege in Deutschland ist beeinflusst durch den finanziellen Druck auf die Krankenhäuser. Diese Entwicklung ist im Wesentlichen durch die Umstellung auf ein Vergütungssystem mittels Fallpauschalen (Diagnosis Related Groups, DRGs) beeinflusst, bei denen das jeweilige Krankenhaus einen festen Geldbetrag pro Patient mit einer bestimmten Diagnose erhält. Die Krankenhäuser haben damit einen ökonomischen Anreiz, Patienten mit möglichst wenig Ressourcen erfolgreich zu behandeln und die Anzahl an Fällen mit lukrativen Diagnosen zu steigern. Hierdurch sanken die Verweildauern in den letzten Jahren, während die Fallzahlen deutlich anstiegen. Inwieweit die aktuell geplanten Korrekturen zu den DRGs und die Krankenhausreform (Vorhaben vom derzeitigen Bundesgesundheitsminister Karl Lauterbach) Auswirkungen auf die Pflegebildung und die Anzahl von Ausbildungsplätzen hat, bleibt abzuwarten. Allerdings birgt das Abwarten die Gefahr von noch weniger angebotenen Ausbildungsplätzen.

> *»Der Abrechnungsmodus müsste verändert werden. Im Krankenhaus müsste man nicht gewinnbringend arbeiten können. Die Pflegenden werden verheizt, um 7:00 Uhr noch kein Bett und um 8:00 Uhr im OP – das geht auf Kosten der Pflegenden.«*
>
> *Gisela Kleinbeck, Krankenschwester im Ruhestand*

Pflegende stehen häufig zwischen den individuellen Bedürfnissen und Wünschen der Patient*innen und den schwierigen und engen Rahmenbedingungen. Zudem sind die Anforderungen an das Wissen und Können hoch. Da die Pflege auch in der Akutpflege sehr komplex und vielfältig ist, brauchen Pflegefachkräfte häufig Spezialwissen. Dies können sie sich nach abgeschlossener Ausbildung in entsprechenden Weiterbildungen (z. B. Fachweiterbildung für Anästhesie und Intensivpflege, Weiterbildung Geriatrie) aneignen.

3.3.5 Ziele und Aufgaben der Akutpflege

Das Ziel der Akutpflege umfasst die Unterstützung der Heilung, die Verminderung des Schweregrades der Erkrankung/Verletzung und/oder die Linderung von Symptomen sowie Präventionsmaßnahmen.

> *»In der Akutpflege geht es um das Heilen und in der Altenpflege mehr um Prävention.«*
>
> *Hannah Bastek, Auszubildende, drittes Ausbildungsjahr*

> *»Ich kann mir Pflegealltag ohne tägliche Medizin nicht vorstellen, möchte ich auch gar nicht. Schließlich ist es mein persönliches Ziel, Menschen wieder gesund zu pflegen.«*
>
> *Marvin Zacharias, Auszubildender, zweites Ausbildungsjahr*

3.4 Verantwortung des Ausbildungsträgers

Der Träger der praktischen Ausbildung hat die Verantwortung für die Durchführung und der damit verbundenen Koordination und Organisation der praktischen Ausbildung. Er kann die Wahrnehmung einzelner Aufgaben, wie die Erstellung des Ausbildungsvertrages sowie des Ausbildungsplanes, durch Vereinbarung an die Pflegeschule übertragen (§ 8 PflBG). Die Verantwortung für die ordnungsgemäße Durchführung der praktischen Ausbildung verbleibt dabei beim Träger der praktischen Ausbildung. Gemäß § 8 Abs. 2 in Verbindung mit § 7 Abs. 1 PflBG können Träger der praktischen Ausbildung ausschließlich nachstehende Einrichtungen sein:

- zur Versorgung zugelassene Krankenhäuser nach § 108 SGB V,
- zur Versorgung zugelassene stationäre Pflegeeinrichtungen gem. § 71 Absatz 2 SGB XI und § 72 Abs. 1 SGB XI und
- zur Versorgung zugelassene ambulante Pflegeeinrichtungen gem. § 71 Absatz 1 SGB XI, 72 Absatz 1 SGB XI und § 37 SGB V.

Das Engagement des Ausbildungsträgers entscheidet über die Pflegequalität und die Möglichkeiten zum Kompetenzerwerb.

3.5 Best Practice: Aufträge und Zielsetzungen von ausbildenden Pflegeeinrichtungen verstehen und abstimmen

Die Ausbildungsverantwortlichen dreier kooperierender Ausbildungsbetriebe treffen sich zur Abstimmung ihrer Ausbildungskonzeptionen. Sie diskutieren die vier folgenden Positionen:

1. **Generalistik:** Die Herausforderung der generalistischen Pflegeausbildung liegt unter anderem in der Entwicklung eines gemeinsamen Berufsprofils und der Umsetzung der Vorgaben. Es handelt sich nicht nur um eine Zusammenführung von ehemals drei unterschiedlichen Pflegeberufen, sondern um eine grundlegende Definition von Pflege. Es bedarf eines zugrundeliegenden pflegerischen Selbstverständnisses: Im Rahmen dieser Entwicklung spielt die Rückbesinnung auf den Kern der Pflege eine zentrale Rolle. Die neue Ausbildung nach dem Pflegeberufegesetz qualifiziert daher für die selbstständige und umfassende Pflege von Menschen aller Altersstufen und in allen Versorgungsbereichen. Die wesentlichen Herausforderungen werden benannt und geclustert.
2. **Pflegebildung im Wandel:** Die Pflegebildung unterliegt einem ständigen Wandel. Verschiedene Gesetze und Verordnungen mussten während der letzten 20 Jahre umgesetzt werden und betriebliche Ausbildungsprozessen mussten mit den Ausbildungsprozessen abgestimmt werden. Die Pflegeberuferefom wird nicht die letzte sein. Es gilt systematisch vorzugehen und die neuen Vorgaben ressourcenschonende und gesetztes treu umzusetzen. Die betrieblichen To-Do’s werden auf der Metaplanwand strukturiert.
3. **Betriebseigene Mission:** Die betriebseigenen Leitbilder und Zukunftsaussichten und -strategien werden im Kontext Pflegebildung benannt und deren Unterschiede und Gemeinsamkeiten werden per Mind-Map visualisiert.
4. **Gemeinsames Ausbildungsmission:** Die unterschiedlichen betrieblichen Prozesse werden hinsichtlich der praktischen Pflegeausbildung konsentiert. Die gemeinsamen Absprachen, Ausbildungspläne und Ausbildungsprozesse werden inhaltlich und strukturell abgestimmt und digital verschriftlich.

3.6 Check: Charakteristika und Zielsetzungen der Ausbildungseinrichtungen

Tab. 4: Kennen Sie die Charakteristika und Zielsetzungen Ihrer Einrichtung?

Ich reflektiere und schätze ein:	Trifft gar nicht zu	Trifft teilweise zu	Trifft voll zu
1. Die Charakteristika der unterschiedlichen Einsatzorte, die Auszubildende während der praktischen Pflegeausbildung durchlaufen, sind mir bekannt.			
2. Die unterschiedlichen Ambitionen der an der Ausbildung beteiligten Pflegeeinrichtungen sind bekannt.			
3. Auf einen gemeinsame Ausbildungsplanung und einen konsentierte Ausbildungszielsetzung haben die Ausbildungsverantwortlichen der beteiligten Pflegeeinrichtungen sich geeinigt.			
4. Die gemeinsame Zielsetzung der kooperierenden Pflegeeinrichtungen wurde verschriftlicht.			
5. Ich verstehe die überbetriebliche Verantwortung des Ausbildungsträgers.			
6. Ich arbeite mit den Auszubildenden an den Lernsituationen während der externen Praxiseinsätzen.			
7. Ich bereite mich und meine Kolleg*innen auf die Zielsetzung der generalistischen Pflegeausbildung und die Begleitung unserer Auszubildenden vor.			
8. Ich beteilige mich an den inhaltlichen Planungsgesprächen mit den kooperierenden Pflegeeinrichtungen.			

4 Betriebliches Ausbildungskonzept (BAK) – Bausteine und Prozesse

Unser Konzept ist Ihre Chance.

Dieses Kapitel gibt eine Übersicht über die Ausbildungs- und die unterstützenden Prozesse und die möglichen Kapitel und Inhalte eines betrieblichen Ausbildungskonzeptes.

4.1 Ausbildungskonzept und Ausbildungsplan

Plan oder Konzept? Der Begriff »Konzept« wird in Deutschland unterschiedlich genutzt. Bei einem **Konzept** handelt es sich aber um einen gedanklichen Entwurf; einen Plan, der inhaltliches und wertegeleitetes Handeln zu einem Thema festlegt und dabei möglichst eine Verbindung von Wissenschaft und Praxis herstellt. Vor allem in Bereichen, die in der fachlichen Bearbeitung schwierig sind oder zu Problemen führen können, kommen Konzepte zum Tragen.

Im Gegensatz zum allgemein gehaltenen Konzept, ist der **Plan** deutlich praktischer und konkreter ausgelegt. Aus den noch allgemeinen Vorgaben eines Konzepts werden in einem Plan konkrete Aufgaben für die Zielgruppe abgeleitet.

Häufig werden die Begriffe Ausbildungsplan und Ausbildungskonzept synonym verwandt. Während der betriebliche **Ausbildungsplan** aber eine konkrete Planung beschreibt, umfasst das betriebliche **Ausbildungskonzept** darüber hinaus alle bedeutenden Inhalte, die zur praktischen Pflegeausbildung gehören.

4.2 Genereller und individueller Ausbildungsplan

Die Pflegeschule gibt einen generellen Ausbildungsplan pro Ausbildungskurs heraus, der auch **Ausbildungsverlaufsplan** genannt wird. Dieser generelle Ausbildungsverlaufsplan gibt die Zeiten der Theorie- und Praxisphasen etc. vor. Die Ausbildungsplanung in Form eines betrieblichen Ausbildungsplans ist gesetzlich vorgeschrieben und unterteilt sich in eine zeitliche und eine sachliche Gliederung.

Der individuelle Ausbildungsplan ist Bestandteil des Ausbildungsvertrages. Er orientiert sich am Ausbildungsrahmenplan der Ausbildungsverordnung und dient dazu, die vorgegebenen Ausbildungsinhalte auf die betrieblichen Verhältnisse zu übertragen und den Ausbildungsabschnitten zuzuordnen.

Das Ziel des Ausbildungsplans ist die Planung eines pädagogisch sinnvollen und sachlich und zeitlich korrekten Ausbildungsverlaufs. Der Ausbildungsplan legt deshalb wichtige Lernziele der Ausbildung fest – also die Fähigkeiten und Kenntnisse, die vermittelt werden sollen.

4.3 Betrieblicher Ausbildungsplan

Der betriebliche individuelle Ausbildungsplan sollte je nach Struktur der Ausbildungsstätte und des Ausbildungsberufes mindestens Angaben über die konkreten Ausbildungsorte, die Ausbildungsabschnitte, die zu vermittelnden Ausbildungsinhalte und die zugeordneten Ausbildungszeiten enthalten.

Der Ausbildungsplan kann zum Erreichen des Ausbildungsziels durch strukturierte Vorgaben in Form einer inhaltlichen und zeitlichen Gliederung beitragen. Zudem soll er sicherstellen, dass nur der Ausbildung dienliche Tätigkeiten ausgeübt werden. Mit Einführung des Pflegeberufegesetzes wurde festgelegt, dass der Ausbildungsplan (inhaltlich und zeitlich gegliedert) für die gesamte Dauer der Ausbildung mit dem Ausbildungsvertrag ausgehändigt werden muss.

Beispiel **Inhalte eines betrieblichen Ausbildungsplans**

- Abfolge der Theorie- und Praxisphasen mit Aufführung der Unterrichtsstunden
- Ausbildungsorte (Pflege- und Hospitationseinrichtungen)
- Alle Maßnahmen und Hinweise auf die konkrete Umsetzung
- Zeitliche Abfolge
- Urlaubszeiten
- Prüfungszeiten
- Alle aufgeführten Kenntnisse und Fertigkeiten des praktischen Rahmenplans sollten mit dem Ausbildungsplan abgedeckt sein

Den individuellen betrieblichen Ausbildungsplan erstellt in der Regel die koordinierende Praxisanleitung.

»Die Pflegekräfte in den externen Einsätzen wussten, dass ich komme, die Pflichtstunden und Lernzielvorgaben kannten sie oft nicht. Die nachfolgenden Auszubildenden erleben mehr Pflichtanleiterstunden als ich sie genießen konnte.«

Hannah Bastek, Auszubildende, drittes Ausbildungsjahr

4.4 Betriebliches Ausbildungskonzept

Grundlage für die praktische Ausbildung im Betrieb ist das Ausbildungskonzept. Es benennt das betriebseigene Ausbildungsverständnis, definiert Ziele, Strukturen, Abläufe und Verantwortlichkeiten der Ausbildung in der Pflegeeinrichtung.

Bildet ein Betrieb unterschiedliche Berufe aus, empfiehlt es sich, die ausbildungsübergreifenden Elemente einmalig und für alle Berufe zu formulieren. Dazu gehören u. a. die pädagogischen Leitgedanken sowie die Rollen und Aufgaben der an der praktischen Ausbildung Beteiligten. Ausbildungsspezifische Elemente können in einem Baukasten für alle im Betrieb durchgeführten Ausbildungen hinzugefügt werden, z. B. die Bezeichnung der Lernfelder oder Kompetenzbereiche für die Aneignung der curricular geforderten Kompetenzen.

Ein betriebliches Bildungskonzept klärt in einem weiteren Schritt spezifisch auf die einzelne Organisation bezogen die Frage, wie Bildung auf betrieblicher Ebene verstanden und gelebt wird. Es unterstützt so den Anspruch der Betriebe: «Wir bilden aus, wen wir brauchen». In diesem Sinne gibt ein Bildungskonzept im betrieblichen Alltag Orientierung und Sicherheit in Hinblick auf den anspruchsvollen Bildungsauftrag.

Die folgenden Hinweise und Fragen wurden aus der Praxis für die Praxis erarbeitet. Sie sollen die Verantwortlichen für die betriebliche Bildung unterstützen, ihr betriebsinternes Bildungskonzept zu erstellen und zu überprüfen. Das betriebliche Konzept gilt als übergeordnete Konzeption, um konkret planen zu können. Es sollte in allen Ausbildungseinrichtungen vorliegen. Die folgende Abbildung (vgl. ▶ Abb. 9) veranschaulicht die wesentlichen Prozesse und Bausteine eines Ausbildungskonzeptes für die praktische Pflegeausbildung.

Das Ausbildungskonzept steht in der Verantwortung der obersten Leitung der Pflegeeinrichtung und wird in Zusammenarbeit mit den Führungspersonen, vor allem mit der koordinierenden und mit weiteren Praxisanleitenden erstellt.

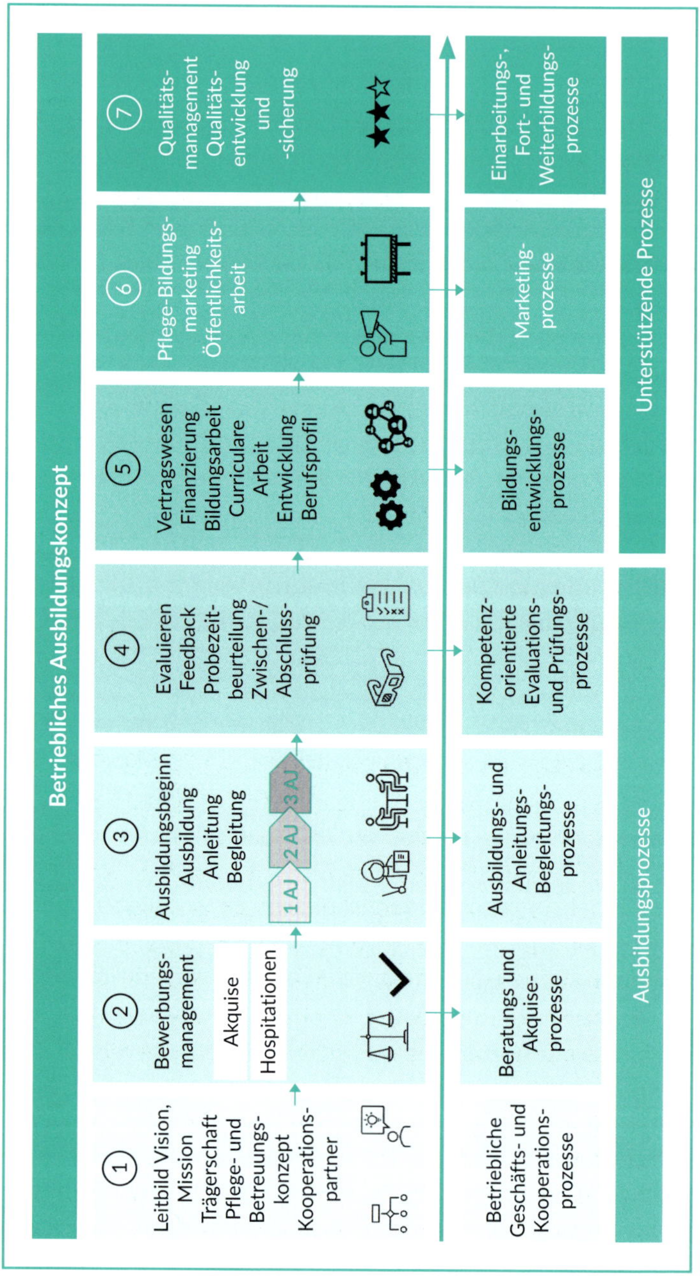

Abb. 9: Das betriebliche Ausbildungskonzept.

4.5 Übersicht: Bausteine und Prozesse (BAK 1–7)

Ein betriebliches Ausbildungskonzept kann in Ausbildungs- und Unterstützungsprozesse unterteilt werden. Die folgenden Kapitel sind in die wie in der Abbildung (vgl. ▶ Abb. 9) dargestellten Prozesse gegliedert:

Betriebliche Ausbildungsprozesse (BAK 1–7):
Ausbildungsprozesse:
1. Betriebliche Geschäfts- und Kooperationsprozesse (BAK 1)
2. Beratungs- und Akquiseprozesse (BAK 2)
3. Ausbildungs-, Anleitungs- und Begleitungsprozesse (BAK 3)
4. Kompetenzorientierte Evaluations- und Prüfungsprozesse (BAK 4)

Unterstützende Prozesse:
1. Bildungsentwicklungsprozesse, BGM (BAK 5)
2. Pflegebildungs-Marketingprozesse (BAK 6)
3. Qualitätsmanagement, Einarbeitungs-, Fort- und Weiterbildungsprozesse (BAK 7)

Konzeptionelle und durchführende Verantwortung

Dem Ausbildungsträger kommt die Verantwortung für die Durchführung und Organisation der praktischen Ausbildung zu. Die praktische Pflegeausbildung von mindestens 2.500 Stunden teilt sich in Pflicht-, Vertiefungs- und weitere Einsätze auf. Der Ausbildungsträger hat sog. »eigene Auszubildende«, mit denen er einen Ausbildungsvertrag geschlossen hat, und in der Regel eine Vielzahl von »externen Auszubildenden«, die bei ihm ihre Pflichteinsätze absolvieren. Der Ausbildungsträger muss sicherstellen, dass alle erforderlichen Praxiseinsätze durchgeführt werden und zeitlich so gegliedert sind, dass alle Ausbildungsziele sicher erreicht werden können.

> *»Ich denke ein Ausbildungskonzept sollte wie eine Leitlinie und vor allem für alle Bundesländer identisch sein. Die Konzepte und Vorgaben müssen gleich und einheitlich sein. Sonst wird es gefährlich. Sonst gibt es Opfer.«*
> *Rita Rickelhoff, Fachkrankenschwester für Intensivpflege und Anästhesie im Ruhestand*

»Mein Ausbildungsbetrieb hat kein eigentliches Ausbildungskonzept. Zumindest kenne ich dies nicht. Der Ausbildungsbetrieb hangelt sich am Curriculum der Pflegeschule entlang. Wir haben Laufzettel für Lernaufgaben über drei Jahre. Die müssen wir abarbeiten.«

Hannah Bastek, Auszubildende, drittes Ausbildungsjahr

»Es gab damals (1963–1966) kein Ausbildungskonzept. Wir wohnten im Wohnheim, morgens weckte uns die Schulschwester und hat gesagt: ›Du gehst heute auf die und die Station.‹ Wir hatten keine Unterrichtsstage. Wir hatten jeden Tag ab morgens 07:00 Uhr Teildienst bis abends um 20:00 Uhr, mit einer kurzen Pause und von 14:00–16:00 Uhr Unterricht. Viele haben dann geschlafen, weil sie müde waren. Wir hatten ein einziges freies Wochenende im Monat. Ein gutes Ausbildungskonzept wäre heute wichtig, vor allem bei den vielen Wechseln zwischen den Einrichtungen und Disziplinen.«

Gisela Kleinbeck, Krankenschwester im Ruhestand

*»Ein Ausbildungskonzept benötigt man für die Bewerber*innen, damit sie Informationen darüber erhalten, was während der praktischen Pflegeausbildung in der Einrichtung auf sie zukommt.«*

Eva Mainka, koordinierende Praxisanleiterin, stationäre Altenpflegeeinrichtung

Info

Der hohe Kooperations- und Koordinationsaufwand erfordert insbesondere in großen Ausbildungsbetrieben und Pflegeschulen ein standardisiertes Vorgehen und verlässliche Kooperationsbedingungen, um die (Vielzahl der) internen und externen Auszubildenden zu koordinieren, Konflikten vorzubeugen und Ausbildungsbrüchen prospektiv entgegenwirken zu können.

5 Betriebliche Geschäfts- und Kooperationsprozesse (BAK 1)

Wir möchten Ihr Wunschausbildungsbetrieb werden.

Dieses Kapitel beschäftigt sich mit den grundlegenden betrieblichen Geschäfts- und Kooperationsprozessen, die eine Pflegeeinrichtung zu realisieren hat, wenn sie Ausbildungsträger oder ausbildender Kooperationspartner werden möchte.

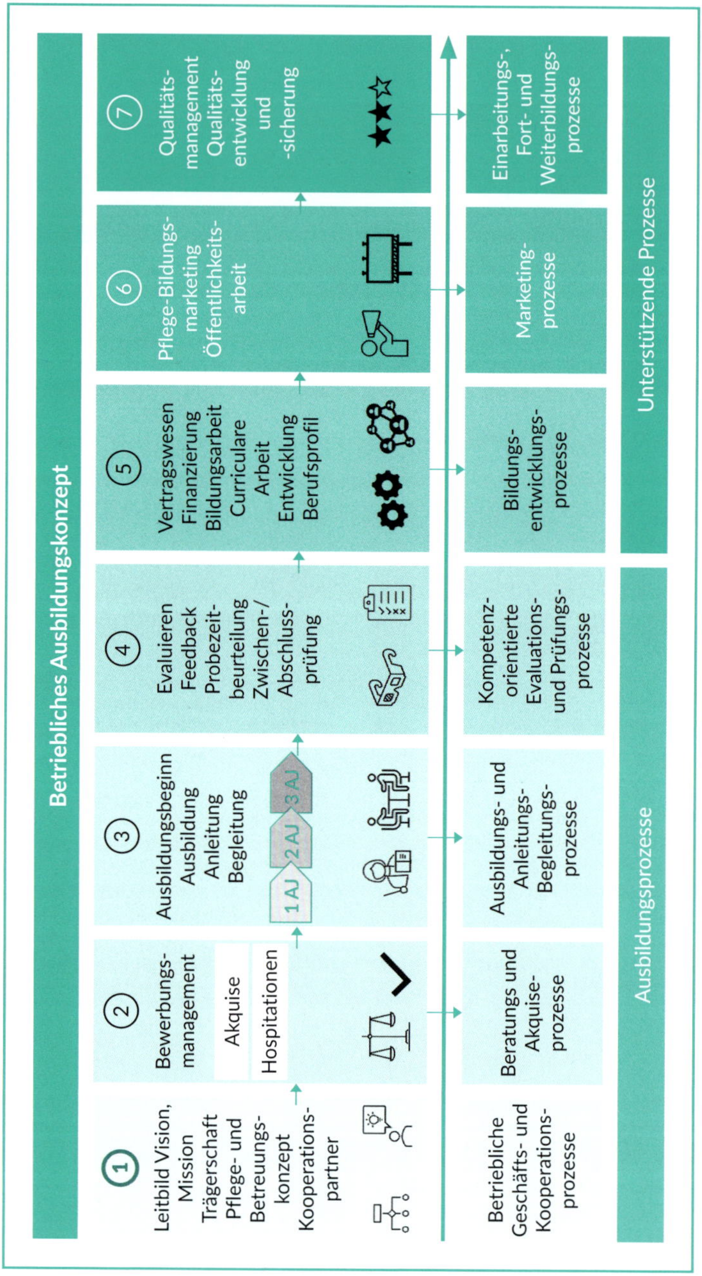

Abb. 10: Das betriebliche Ausbildungskonzept – Baustein 1.

5.1 Leitbild, Vision, Mission

Ihr Ausbildungskonzept sollte mit dem Leitbild beginnen. Ein Leitbild ist eine schriftliche Erklärung einer Organisation über ihr Selbstverständnis und ihre Grundprinzipien, also eine Selbstbeschreibung. Ein Leitbild formuliert einen realistischen Zielzustand. Das Leitbild aller Pflegeeinrichtungen mit naturgegeben die eigene Zielgruppe und das betriebseigene Pflegeverständnis in den Fokus. Krankenhäuser verfolgen eine andere Zielfokussierung als ambulante und stationäre Langzeitpflegeeinrichtungen. Dass eine Pflegeeinrichtung auch Ausbildungsbetrieb ist, sollte im Leitbild verschriftlicht sein.

Tipp

Arbeiten Sie mit Slogans, die den Text unterbrechen und die Ihre Leitprinzipien unterstreichen.
Beispiel: »Wertschätzung füreinander ist eine tragende Säule unseres Handelns.« Oder: »Wir sind Ausbildungsbetrieb und darauf sind wir stolz.«

Das Leitbild stellt einen verbindlichen Orientierungsrahmen für eine Einrichtung dar. Alle Mitarbeitenden und auch Auszubildenden sind gefordert, das Leitbild mit Leben zu füllen und das Leitbild weiterzuentwickeln. Auch die Vision und Mission einer Einrichtung sollte Auszubildenden transparent sein.

Die Vision ist das Bild einer Zukunft, in dessen Mittelpunkt die Organisation und ihr Angebot stehen. Die Mission ist als Auftrag zu verstehen und formuliert die nötigen Zielsetzungen, um die Vision wahr zu machen. Beim Lesen der Vision und Mission können potenziell interessierte Auszubildende oder Mitarbeitende entscheiden, ob die Ausrichtung der Einrichtung zu den eigenen Vorstellungen passt.

5.2 Pflege- und Betreuungskonzept und USP

Machen Sie Ihr Pflege- und Betreuungskonzept zum Bestandteil Ihres Ausbildungskonzeptes. Nur so wird es für Auszubildende transparent. Verdeutlichen Sie Alleinstellungsmerkmale, die sog. USP (Unique Selling Proposition) Ihrer Einrichtung, wie z. B. Zertifizierungen, besondere geografische Merkmale, Abteilungen, Angebote, Aktivitäten oder Grundsätze.

Das Pflege- und Betreuungskonzept oder die Leitprinzipien einer Pflegeeinrichtung sollten den Auszubildenden bekannt sein, damit sie sich auf die Anforderungen und die Leitprinzipien einstellen können. Jede Pflegeeinrichtung muss ihre Alleinstellungsmerkmale und Ambitionen zur Ausbildung schriftlich deutlich machen.

5.3 Betriebliches Ausbildungsziel

Durch Anwendung des Ausbildungskonzepts soll erreicht werden, dass Auszubildende Wissen nicht nur durch Reproduktion, sondern v. a. durch konkreten Transfer verinnerlichen können.

Der Lernort »Berufliche Praxis« vermittelt und fördert die geforderten Fertigkeiten und Kompetenzen im Ausbildungsbetrieb. In § 5 Abs. 2 PflBG wird die Frage beantwortet, was im Sinne des Berufsgesetzes unter professioneller Pflege zu verstehen ist. Demnach umfasst professionelle Pflege:

- präventive, kurative, rehabilitative, palliative und sozialpflegerische Maßnahmen,
- Beratung und Begleitung in allen Lebensphasen, einschließlich der letzten Lebensphase, Unterstützung der Selbstständigkeit der zu pflegenden Menschen und Achtung ihrer Selbstbestimmung unter Berücksichtigung der Lebenssituation, des sozialen, kulturellen und religiösen Hintergrunds, der sexuellen Orientierung sowie der Lebensphase der zu pflegenden Menschen.

Die Pflegeberufe Ausbildungs- und Prüfungsordnung führt als Ziel weiter aus:

Die Ausbildung soll insbesondere dazu befähigen

1. die folgenden Aufgaben selbstständig auszuführen:
   a) Erhebung und Feststellung des individuellen Pflegebedarfs und Planung der Pflege,
   b) Organisation, Gestaltung und Steuerung des Pflegeprozesses,
   c) Durchführung der Pflege und Dokumentation der angewendeten Maßnahmen,
   d) Analyse, Evaluation, Sicherung und Entwicklung der Qualität der Pflege,
   e) Bedarfserhebung und Durchführung präventiver und gesundheitsfördernder Maßnahmen,
   f) Beratung, Anleitung und Unterstützung von zu pflegenden Menschen bei der individuellen Auseinandersetzung mit Gesundheit und Krankheit sowie bei der Erhaltung und Stärkung der eigenständigen Lebensführung und Alltagskompetenz unter Einbeziehung ihrer sozialen Bezugspersonen,
   g) Erhaltung, Wiederherstellung, Förderung, Aktivierung und Stabilisierung individueller Fähigkeiten der zu pflegenden Menschen insbesondere im Rahmen von Rehabilitationskonzepten sowie die Pflege und Betreuung bei Einschränkungen der kognitiven Fähigkeiten,
   h) Einleitung lebenserhaltender Sofortmaßnahmen bis zum Eintreffen der Ärztin oder des Arztes und Durchführung von Maßnahmen in Krisen- und Katastrophensituationen,
   i) Anleitung, Beratung und Unterstützung von anderen Berufsgruppen und Ehrenamtlichen in den jeweiligen Pflegekontexten sowie Mitwirkung an der praktischen Ausbildung von Angehörigen von Gesundheitsberufen,
2. ärztlich angeordnete Maßnahmen eigenständig durchzuführen, insbesondere Maßnahmen der medizinischen Diagnostik, Therapie oder Rehabilitation,
3. interdisziplinär mit anderen Berufsgruppen fachlich zu kommunizieren und effektiv zusammenzuarbeiten und dabei individuelle, multidisziplinäre und berufsübergreifende Lösungen bei Krankheitsbefunden und Pflegebedürftigkeit zu entwickeln sowie teamorientiert umzusetzen.

(4) Während der Ausbildung zur Pflegefachfrau oder zum Pflegefachmann werden ein professionelles, ethisch fundiertes Pflegeverständnis und ein berufliches Selbstverständnis entwickelt und gestärkt.

Wichtig **Betriebliches Ausbildungsziel**

Das betriebliche Ausbildungsziel darf dem Ausbildungsziel nach § 5 PflBG nicht widersprechen.

Die Ausbildung in der Pflege soll es den Auszubildenden ermöglichen, all die Kompetenzen zu erwerben, die für die prozessorientierte Pflege von Menschen aller Altersstufen in verschiedenen Pflegesettings erforderlich sind. Die unterschiedlichen betrieblichen Zielsetzungen und Ausrichtungen, die durch Kooperationen realisiert werden, dienen diesem Ziel.

5.4 Generalistik prozessual denken und umsetzen

Das PflBG, die PflAPrV und die Rahmenpläne fordern zu Recht, dass es in der Pflegebildung nicht um eine Verrichtungsorientierung gehen kann, wenn man der professionellen beruflichen Pflege gerecht werden möchte. Neben dem Wissenschaftsprinzip folgen die Rahmenpläne dem Situations- und Persönlichkeitsprinzip. Zudem geht es darum, einen kumulativen Kompetenzaufbau während der Ausbildung zu realisieren. Um dies gelingen zu lassen bedarf es komplexer Reflexionen zur eigenen beruflichen Sozialisation, zum Pflegeverständnis, zum Hinterfragen der bisherigen inhaltlichen Ausbildung und strukturellen Ausbildungsgestaltung, zu Anforderungsanalysen des Lernenden und des zu Pflegenden und der Aspekte der Lernortkooperation – auch mit Pflegeschulen oder Hochschulen. Von Praxisanleitenden und Lehrenden wird der Blick »outside the box«, also außerhalb der eigenen Berufssozialisation und außerhalb des spezialisierten Handlungsfeldes verlangt.

Generalistik prozessual zu denken beginnt bei der kooperierenden Ausbildungsstruktur, den vorbereitenden, den durchführenden und den evaluierenden Ausbildungsprozessen. Die Exemplarik der Lerninhalte und der umfassende Anspruch an eigenständiges und lebenslanges Lernen und der Anspruch an den vielfältigen Kompetenzerwerb fordern Auszubildende und Ausbildende heraus. Der Erfolg dieses Ansatzes ist noch nicht bewiesen, vielmehr zeichnet sich ab, dass das PflBG nachgearbeitet und optimiert werden muss (▶ Kap. 18).

Info

Verantwortliche in Ausbildungsbetrieben bzw. alle an der Ausbildung beteiligten Personen müssen bei der generalistischen Pflegeausbildung alle Settings, von der Pädiatrie über die Akutpflege bis hin zur Altenpflege, gleichermaßen wertschätzend und neutral berücksichtigen. Sie müssen für Kooperationen, Lernziele sowie Arbeits- und Lernaufgaben sorgen und den Auszubildenden den Zugang ermöglichen.

Das Führungspersonal der Ausbildungsträger und die Praxisanleitenden müssen alle Settings der Pflegeausbildung, die adäquaten Lernziele, die potenziellen Fragen und Probleme der Lernenden operativ und auch prospektiv im Blick haben und in den Geschäfts- und Kooperationsprozessen berücksichtigen. Absolventen der generalistischen Pflegeausbildung bedürfen nach dem Examen einer Setting-spezifischen Pflegeweiterbildung. Auch das gehört zur prozessualen Betrachtung.

5.5 Pflichten des Ausbildungsträgers

Der Ausbildungsbetrieb ist für die gesamte praktische Ausbildung der beruflich Lernenden verantwortlich, nicht nur für die Praxiseinsätze beim Ausbildungsträger. Die verschiedenen Settings und Problemlagen bedürfen eines reflektierten generalistischen Denkansatzes, einer gut vernetzten Planung und Kommunikation mit den beteiligten Ausbildungspartnern aller Settings.

Die beruflich Lernenden durchlaufen generationenübergreifend Pflege- und Lebenssituationen vom Frühgeborenen über Erwachsene hin bis zum hochaltrigen Menschen. Sie müssen die Settings der Akutpflege im Krankenhaus, der stationären Altenpflege, der Pädiatrie, Psychiatrie, der Häuslichkeit und weiterer Orte kennenlernen und dort Handlungskompetenzen entwickeln. Diese muss der Ausbildungsträger organisieren, die Rahmenbedingungen dazu sicherstellen und die Kompetenzerwerbe der Auszubildenden evaluieren.

5.6 Gesamtverantwortung Pflegeausbildung

Neben den Pflichten des Ausbildungsträgers trägt die Gesamtverantwortung für die Pflegeausbildung die Pflegeschule (§ 10 PflBG).

§ 10 PflBG Gesamtverantwortung der Pflegeschule

(1) Die Pflegeschule trägt die Gesamtverantwortung für die Koordination des Unterrichts mit der praktischen Ausbildung. Sie prüft, ob der Ausbildungsplan für die praktische Ausbildung den Anforderungen des schulinternen Curriculums entspricht. Ist dies nicht der Fall, ist der Träger der praktischen Ausbildung zur Anpassung des Ausbildungsplans verpflichtet.

(2) Die Pflegeschule überprüft anhand des von den Auszubildenden zu führenden Ausbildungsnachweises, ob die praktische Ausbildung gemäß dem Ausbildungsplan durchgeführt wird. Die an der praktischen Ausbildung beteiligten Einrichtungen unterstützen die Pflegeschule bei der Durchführung der von dieser zu leistenden Praxisbegleitung.

5.7 Mitbestimmungsrechte der Auszubildenden

Durch die gesetzlich geregelte Mitbestimmung haben Arbeitnehmer*innen die Möglichkeit, über die Wahl von Betriebs- und Personalräten die Rahmenbedingungen für ihre Arbeit mitzugestalten und auf notwendige Veränderungen hinzuwirken. Dieses Recht wird auch Auszubildenden gewährt, für die zudem eine Jugend- und Auszubildendenvertretung gewählt werden kann. Grundlage hierfür ist das Betriebsverfassungsgesetz bzw. das Personalvertretungsgesetz. Auszubildende werden durch die Mitbestimmungsorgane in der Ausbildungseinrichtung vertreten und sie haben in ihrer Ausbildungseinrichtung Stimmrecht.

Info
Betriebliche Mitbestimmung ist für die Beschäftigten einer Einrichtung das wichtigste Instrument, um die Gestaltung des Arbeitsplatzes bzw. die Beschäftigungsbedingungen direkt im Unternehmen zu beeinflussen.

Ein gewählter Betriebsrat bzw. eine gewählte Mitarbeitervertretung haben weitreichende Mitbestimmungsrechte. Dies ist durch das Betriebsverfassungsgesetz festgelegt, das allgemeine Gültigkeit hat. Um dieses wichtige Mitspracherecht am Arbeitsplatz zu unterstreichen, legt das Pflegeberufereformgesetz fest, dass Auszubildende in ihrer für die Ausbildung verantwortlichen Pflegeeinrichtung das volle Stimmrecht haben. Das gilt auch, wenn die Verantwortung für die Ausbildung an eine Pflegeschule übertragen wurde.

5.8 Beispiel: Pflichten und Rechte der Auszubildenden

§ 17 PflBG beschreibt in drei Vorschriften, welche Pflichten die Auszubildenden während der Pflegeausbildung haben: »Die oder der Auszubildende hat sich zu bemühen, die in § 5 genannten Kompetenzen zu erwerben, die erforderlich sind, um das Ausbildungsziel zu erreichen. Sie oder er ist insbesondere verpflichtet:

1. an den vorgeschriebenen Ausbildungsveranstaltungen der Pflegeschule teilzunehmen,
2. die ihr oder ihm im Rahmen der Ausbildung übertragenen Aufgaben sorgfältig auszuführen,
3. einen schriftlichen Ausbildungsnachweis zu führen,
4. die für Beschäftigte in den Einrichtungen nach § 7 geltenden Bestimmungen über die Schweigepflicht einzuhalten und über Betriebsgeheimnisse Stillschweigen zu wahren und
5. die Rechte der zu pflegenden Menschen zu achten.

Die Lernenden/Studierenden haben die Pflicht:

- Eigenverantwortung für ihren Lernprozess und die Zielerreichung ihrer Ausbildung zu übernehmen.
- Das Ausbildungsziel zu erreichen.
- Interne Weisungen und Standards der Pflegeeinrichtung zu kennen und zu befolgen.
- Vereinbarungen und Termine pünktlich wahrzunehmen.
- Schwerwiegende Fehler den Praxisanleitungen und Abteilungsleitungen zu melden.
- Die tägliche Lernzeit zu planen und nach Rücksprache diese auch einzufordern.
- Sich auf Lernprozessgespräche vorzubereiten, insbesondere schriftlich auf definierte Lernaufgaben.
- Bei Problemen und Schwierigkeiten den Dienstweg einzuhalten.

- Bei Lernschwierigkeiten/ Leistungsverschlechterung in der Pflegeschule umgehende Information an die Praxisanleitenden oder Ausbildungsverantwortlichen zu melden.
- Führen einer Übersicht der Ergebnisse der Prüfungen (Pflegeschule).
- Abgabe der Jahreszeugnisse an die Ausbildungsverantwortlichen.
- Das Berufsgeheimnis und die Schweigepflicht einzuhalten.
- Verantwortung für die Führung des persönlichen Ausbildungsordners nach internen Vorgaben.
- Den Kleiderknigge zu befolgen.

Hier folgen beispielhaft weitere Rechte, Pflichten und Regeln zur Mitbestimmung von Auszubildenden in der Pflegeeinrichtung. Diese sollten im Ausbildungskonzept aufgeführt sein.

Beispiel **Die Auszubildenden haben Rechte**

- Auf eine Einführungszeit von 10 Tagen, in der sie zusätzlich geplant sind.
- Einen ihrem Ausbildungsstand entsprechenden Einsatz und Begleitung.
- Eine lernfördernde Umgebung und die erforderliche Zeit für das Lernen der Pflege und Betreuung.
- Auf regelmäßige mündliche und schriftliche Rückmeldung zu ihren Leistungen und ihrem Verhalten.
- Fehler zu machen und daraus zu lernen.
- Sich mitzuteilen, wenn ihnen Verantwortung auferlegt wird, der sie sich nicht gewachsen fühlen.
- Auf einen monatlich stattfindenden Lerntag zusammen mit den Praxisanleitenden.
- Auf eine individuelle Lernzeit (täglich 30 Minuten).

5.9 Beispiel: Selbstverantwortung der Auszubildenden

Ein Ausbildungskonzept sollte konkrete Appelle zur Selbstverantwortung von Auszubildenden beinhalten. Hier ein Beispiel zur Übernahme von Selbstverantwortung

Die Auszubildenden:
- formulieren eigene, persönliche Lernziele und organisieren in Absprache mit den Praxisanleitenden Lernsituationen und werten diese aus,
- beteiligen sich am Arbeits- und Pflegeprozess am Lernort Praxis gemäß den Kompetenzregelungen des Lehrplans und des Lernorts Praxis,
- halten sich an die Regeln, Weisungen und Standards des Lernorts Praxis,
- bereiten mit Unterstützung der Praxisanleitenden spezifische Lernaufgaben aus dem Praxisfeld für die Anleitungstage vor und werten sie aus,
- übernehmen Mitverantwortung für das Erreichen ihrer Ausbildungsziele,
- führen eigenverantwortlich ihr Portfolio,
- fordern Beratung an und nutzen Lernsituationen,
- sind je nach Lernort Mitglied einer Lerngruppe und/oder einer Lernpartnerschaft.

5.10 Praxisanleitung – Aufgaben, Rollen, Kompetenzen

»Ich finde es gut, dass ich nun einen festen Praxisanleiter habe.
Es müsste mehr geben.«
Hannah Bastek, Auszubildende, drittes Ausbildungsjahr

»Nicht jeder kann Praxisanleiter werden.
Man muss es mögen, sich Zeit für die Auszubildenden zu nehmen.
Man muss Nebenarbeiten übernehmen, die man mit den Auszubildenden hat.
Man muss auf die Ausbildungsstunden achten, Reflexionsberichte schreiben
und so weiter. Das will nicht jede Kollegin.«
Eva Mainka, koordinierende Praxisanleiterin, stationäre Altenpflegeeinrichtung

*»Meine praktische Ausbildung war sehr unterschiedlich, je nach Pflegekraft. Manche hatten keine Ahnung, manche waren sehr engagiert. Ich habe sehr gute Kolleg*innen und Ausbilder*innen in der Fachweiterbildung kennengelernt.«*
Rita Rickelhoff, Fachkrankenschwester für Intensivpflege und Anästhesie im Ruhestand

Praxisanleitung ist der wichtigste Baustein einer qualitativ hochwertigen Ausbildung. Nur durch die systematische Begleitung der Auszubildenden in der praktischen Ausbildung kann sichergestellt werden, dass sie angemessen auf ihre Aufgaben vorbereitet werden und das Ausbildungsziel erreicht wird.

In der beruflichen Pflegeausbildung wie auch im Pflegestudium übernehmen Praxisanleitende die berufspraktische Anleitung. Sie ergänzen die theoretische Ausbildung in Pflegeschulen und das Hochschulstudium für Pflegeschüler*innen und Studierende in ihrem jeweiligen Praxisfeld. Sie sind die wesentliche Berufsgruppe, die den Schritt vom Wissen zum Können rahmen, anbahnen, strategisch planen und gelingen lassen können. Sie verschränken die verschiedenen Lernorte und die Kooperationspartner, die an der Pflegebildung beteiligt sind.[24]

Die Praxisanleitenden führen die Auszubildenden Schritt für Schritt an die vielfältigen und abwechslungsreichen Aufgaben heran. Die Auszubildenden haben ein Recht darauf, während ihrer Praxiseinsätze praktisch angeleitet zu werden. Neben der spontan im Ausbildungsalltag erforderlichen sog. situativen Praxisanleitung, müssen mindestens 10 Prozent der Ausbildungszeit als geplante und strukturierte Praxisanleitung erfolgen. Lesen Sie hierzu die Ausführungen § 7 PflBG Durchführung der praktischen Ausbildung und § 4 PflAPrV Praxisanleitung.

Das bedeutet, dass die Praxisanleiter*innen die Anleitungssituationen planen und sich für die Durchführung sowie für die Vor- und Nachbereitung extra Zeit nehmen. Zudem müssen alle weiteren Mitarbeitenden in Pflegeeinrichtungen die Ausbildungsprozesse aktiv unterstützen und ebenso Auszubildende anleiten.

---

[24] Kriesten (2021), S. 28, 29.

Auch die situative Anleitung kann nicht gänzlich ungeplant erfolgen. Grundsätzlich wesentlich ist die Basis, dass Pflegeeinrichtungen sich als »Ausbildungsbetrieb« definieren – mit allen dazugehörigen Aufgaben, Verpflichtungen und Arbeitsprozessen. Zusätzlich begleitet die Pflegeschule die Praxisphase der Auszubildenden, indem die Lehrenden diese in den Einsätzen besuchen (Praxisbegleitung). Auch in der Pflegeschule stehen sie den Auszubildenden beratend zur Seite.
Praxisanleiter*innen leisten durch ihre Arbeit einen unverzichtbaren Beitrag zu einer hohen Qualität in Ausbildung und Studium. Von daher müssen sich die rahmengebenden Strukturen für Praxisanleitende ändern, um Dilemmata zu verhindern und Ausbildungsqualität zu sichern.

Praxisanleitenden werden unterschiedliche und zahlreiche Aufgaben und Rollen zugesprochen (vgl. ▶ Abb. 11).
Es ist wichtig, dass Führungspersonen diese Rollen und die vielfältigen Aufgaben und notwendigen Kompetenzen der Praxisanleitungen sehen, fördern und anerkennen.

Tipp

Eine Lektüreempfehlung für Sie: Kriesten U (2021): Praxisanleitung – gesetzeskonform, methodenstark & innovativ. So setzen Sie das Pflegeberufegesetz praktisch um. Schlütersche Fachmedien GmbH, Hannover.

Die Pflegeausbildung für Praxisanleitende wird immer komplexer: durch die Erschließung von neuen Zielgruppen wie Migranten, Geflüchteten, Student*innen, Studienabbrechern und Quereinsteigern, durch das Angebot von Ausbildungsbeihilfen und Teilzeitausbildungen sowie die Anpassung an zukünftige Berufsbilder. Auch das Aufgabenrepertoire der Praxisanleitenden ist umfangreich und vielfältig (vgl. ▶ Abb. 12).

Neben den eigentlichen pädagogischen Ausbildungs- und Prüfungsaufgaben reiht sich eine Vielzahl von koordinierenden und beratenden Aufgaben.

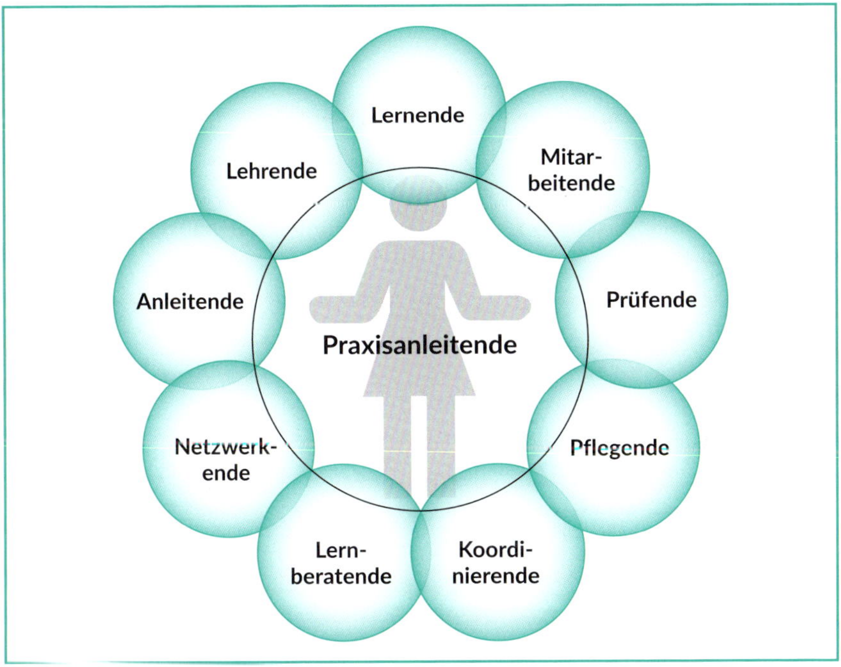

Abb. 11: Die unterschiedlichen Rollen der Praxisanleitung.

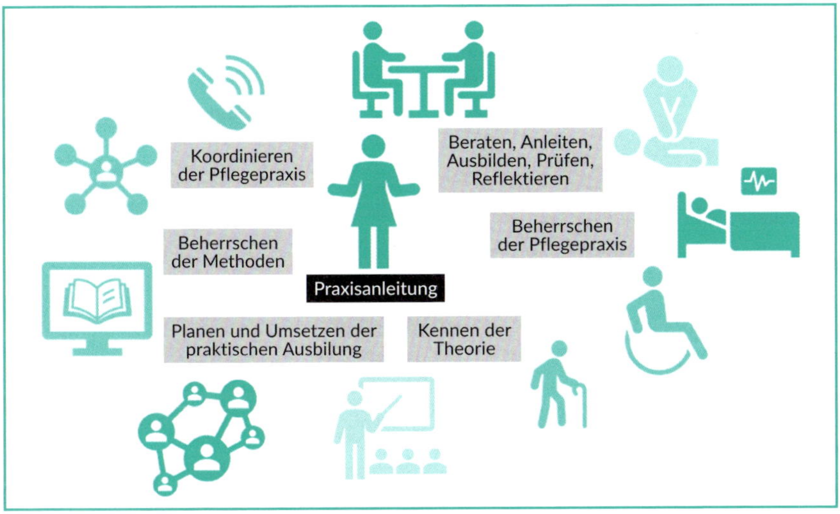

Abb. 12: Das Aufgabenrepertoire der Praxisanleitung.

5.10.1 Zulassung als Praxisanleitung

Um als Praxisanleitung tätig zu werden, müssen ein Abschluss in einer dreijährigen in Deutschland anerkannten Pflegeausbildung und eine mindestens einjährige Berufserfahrung in dem Einsatzgebiet, in dem die Anleitung erfolgen soll, vorliegen. Damit die Aktualität des beruflichen Wissens gewahrt ist, muss die einjährige Berufserfahrung innerhalb der letzten fünf Jahre in dem entsprechenden Pflegebereich erworben worden sein. Zusätzlich sind eine berufspädagogische Qualifizierung von mindestens 300 Stunden erforderlich, sowie eine fortlaufende Aktualisierung des berufspädagogischen Wissens von mindestens 24 Stunden Fortbildung jährlich gegenüber der zuständigen Behörde nachzuweisen.

»Wenn Praxisanleiter studieren müssten, würden es nicht viele machen.«
Hannah Bastek, Auszubildende, drittes Ausbildungsjahr

»Personen, die Pflege praktisch ausbilden, sollten sich grundsätzlich qualifizieren und kontinuierlich weiterbilden müssen und es müsste in allen Bundesländern einheitlich geregelt und verpflichtend sein.
Es kann nicht sein, dass z. B. Weiterbildungen in den Ländern unterschiedlich oder gar nicht anerkannt werden. Ich habe meine Fachweiterbildung zur Intensiv- und Anästhesiepflege in Baden-Württemberg gemacht und musste sie in NRW anerkennen lassen.«
Rita Rickelhoff, Fachkrankenschwester für Intensivpflege und Anästhesie im Ruhestand

Für Praxisanleitende mit einer Qualifikation, die vor dem 1. Januar 2020 abgeschlossen war, gilt ein Bestandsschutz, sodass ihre Weiterbildung der 300-stündigen berufspädagogischen Zusatzqualifikation gleichgestellt ist. Für Praxisanleitende, die die Praxisanleitung im Orientierungseinsatz, in den drei Pflichteinsätzen nach § 7 Abs. 1 PflBG sowie dem Vertiefungseinsatz übernehmen, sind darüber hinaus jährlich 24 Stunden berufspädagogische Fortbildungen verpflichtend.

Viele Praxisanleitende, die für die Anleitung freigestellt sind, bemerken: »Freigestellt hört sich so an, als sei man von der Arbeit freigestellt.« Besser wäre hier der Begriff von »hauptamtlicher Praxisanleitung« zu verwenden.

5.10.2 Situative Praxisanleitung durch Pflegende und Betreuende

Pflegende und Betreuende unterstützen die Ausbildenden in ihrem Auftrag. Sie tragen die Verantwortung für die Pflege und Betreuung entsprechend dem Pflegeverständnis und der Zielsetzung des Lernortes Praxis. Sie sind für die Studierenden ein Vorbild als Berufsperson, übernehmen punktuell die Anleitung und Begleitung der Studierenden und evaluieren diese Pflegesituationen gemeinsam mit ihnen. Sie ermöglichen es den Studierenden, Beobachtungsaufgaben im Pflegealltag zu erfüllen. Sie übernehmen außerdem die Begleitung von Lernenden/Studierenden in bestimmten Lernsituationen in Vertretung der Berufsbildner.

5.11 Tätigkeits- und Stellenbeschreibungen und -ausschreibungen

Wer muss was tun? Personen werden Handlungsfelder organisatorisch zugeteilt – das schafft Transparenz und fördert Motivation!

5.11.1 Stellenbeschreibung

Die Stellenbeschreibung (oder Arbeitsplatzbeschreibung) ist die schriftliche, standardisierte Dokumentation und genaue Beschreibung der Merkmale einer Stelle. Sie definiert Aufgaben und Tätigkeiten, Ziele, Kompetenzen, Verantwortlichkeiten und Pflichten, die mit der Position einhergehen und ist somit ein wichtiges Instrument der Personalplanung. Eine Stellenbeschreibung ist immer personenunabhängig, d. h. sie enthält keine personenbezogenen Daten. Stattdessen wird die Stelle als kleinste organisatorische Einheit in der Organisationsstruktur eines Unternehmens festgelegt. Sie definiert eine bestimmte Position im Unternehmen dadurch, dass sie diese von anderen Stellen abgrenzt oder damit in Beziehung setzt.

5.11.2 Tätigkeitsbeschreibung

Mit dem Begriff Tätigkeit bezeichnet man ein aktives Tun, zielgerichtetes und zweckmäßiges Handeln, Sich beschäftigen oder Tätigsein des Menschen, wobei es nicht darauf ankommt, ob es sich um eine körperliche bzw. geistige Verrichtung handelt. Die Tätigkeitsbeschreibung ist also ein wesentlicher Bestandteil der Stellenbeschreibung (oder Arbeitsplatzbeschreibung).

5.11.3 Stellenausschreibung

Mit der Stellenausschreibung wird eine offene Stelle bekannt gegeben (inseriert), die Stellenbeschreibung listet die Anforderungen/Tätigkeiten der Stelle auf. Eine Tätigkeitsbeschreibung ist ein sehr wichtiger Bestandteil einer Stellenausschreibung, denn sie definiert nicht nur genaue Tätigkeitsfelder des neuen Mitarbeiters, sondern auch andere Aspekte der Stelle, wie z. B.:

- Position des neuen Mitarbeiters im Unternehmensorganigramm,
- die erwünschten fachlichen Qualifikationen,
- die Verantwortungsbereiche und Befugnisse des neuen Mitarbeiters und
- die Vorgesetzten und Stellvertreter.

Die folgende ▸ Abb. 13 stellt die Unterscheidung von Tätigkeitsbeschreibung und Anforderungsprofil mit Ausführungen dar.

Stellenbeschreibung

Tätigkeitsbeschreibung	Anforderungsprofil	
	Hard Skills	**Soft Skills**
• Stellenbezeichnung • Unter-/Überstellung • Stellvertretung (aktiv, passiv) • Ziel-/Hauptaufgabe • Einzeltätigkeit • Besondere Befugnisse	• Ausbildung, Studium • Abschluss • Qualifikation • Weiterbildung • Anforderungen (grundlegend und erweiternd) • Kompetenzen (Fach-, Methoden) • Erfahrungen	• Teamfähigkeit • Kommunikationsfähigkeit • Lernbereitschaft • Selbstorganisation • Selbstbewusstsein • Kompetenzen (soziale, personale) • Führungskompetenz • Ausbildungskompetenz und -verständnis

Abb. 13: Stellen- und Tätigkeitsbeschreibung.

Stellen- und Tätigkeitsbeschreibungen verbessern Arbeits- und Ausbildungsprozesse im beruflichen Alltag. Stellenbeschreibungen erleichtern Stellenausschreibungen, vereinfachen das Auswahlverfahren im Bewerbungsprozess, fördern den Einstellungsprozess, verbessern den Onboarding-Prozess, sind die Grundlage einer erfolgreichen Personalplanung und strukturieren einen funktionierenden Ausbildungsprozess in der Pflegeeinrichtung. Dies erfolgt nach dem Motto: Wer tut was und wer ist für was verantwortlich?

Info

Eine Tätigkeitsbeschreibung findet sich nach der Einstellung des gewünschten Bewerbers auch im Arbeitsvertrag wieder. Hier legt das Unternehmen schriftlich fest, welche Leistungen vom neu eingestellten Arbeitnehmer konkret erwartet werden. Die Tätigkeitsbeschreibung im Arbeitsvertrag ist rechtlich also bindend und genau das weist ihr eine so hohe Bedeutung zu!

»Ich bin zurzeit entsetzt, wie mit den Stellenausschreibungen zur Praxisanleitung umgegangen wird. Dort steht 100 Prozent Freistellung und darunter steht: Ihre Aufgaben: Einarbeitung neuer Mitarbeiter, Prüfen aller Pflegedokumentationen, Optimierung des QM, darunter steht dann Anleitung von Auszubildenden. Das ist doch Makulatur! Ich könnte auch sagen, das ist eine Mogelpackung. Mit den Stellen zur Praxisanleitung wird inflationär umgegangen. Man schreibt doch auch nicht 100 Prozent Freistellung für die Arbeit als PDL. Da muss sich noch viel ändern. Das dauert wohl noch, bis man praktische Ausbildungsarbeit in Pflegeeinrichtungen ernst nimmt.«

Alexander Zock, Gesundheits- und Krankenpfleger und berufsbegleitend Studierender der Pflegepädagogik

Definitionen

Die **Stellenausschreibung** ist die Veröffentlichung eines Stellenangebots.

Eine **Stellenbeschreibung** oder auch Arbeitsplatzbeschreibung ist eine personenneutrale schriftliche Beschreibung einer Arbeitsstelle zu ihren Arbeitszielen, Arbeitsinhalten, Aufgaben, Kompetenzen und Beziehungen zu anderen Stellen.

Die **Tätigkeitsbeschreibung** ist ein wesentlicher Bestandteil der Stellenbeschreibung und führt die Tätigkeiten, also das konkrete Tun der Mitarbeitenden auf.

5.11.4 Beispiel: Aufgaben Ausbildungsverantwortliche, Koordinierende Praxisanleitung

Ausbildungsverantwortliche oder koordinierende Praxisanleitende tragen die Verantwortung für alle Ausbildungsprozesse. Die Ausbildungsverantwortlichen sind zuständig für die Umsetzung des Ausbildungsauftrags für die Lernenden und Studierenden im Betrieb. Sie koordinieren und planen die diversen Praktikumseinsätze, begleiten und überwachen den Lernprozess der Auszubildenden und stehen in engem Kontakt zu den Ausbildenden. Für die Rekrutierung und Selektion der Auszubildenden tragen sie, zusammen mit der Pflegedienstleitung, die Hauptverantwortung. Die Auswahl der Bewerbungen erfolgt nach festgelegten Kriterien. Die Ausbildungsverantwortlichen selektionieren nach Rücksprache mit der Pflegedienstleitung die Bewerbungen und planen eine enge Auswahl. Nach zwei Schnuppertagen auf den jeweiligen Wohngruppen werden die zukünftigen Lernenden bestimmt. Sie sind die zuständigen Kontaktpersonen für die Berufsfachschulen, Organisationen der Arbeit, höheren Fachschulen und Fachhochschulen. Für das gesamte Qualifikationsverfahren tragen sie die Hauptverantwortung und planen für die Berufsbildenden die obligatorischen Schulungen. Sie sind sowohl interne wie auch externe Prüfungsexperten. Die Entwicklung, Bearbeitung und Überwachung von internen Ausbildungsgrundlagen und -strukturen zählen ebenfalls zu ihren Aufgaben. Zusammen mit der Ausbildungsverantwortlichen und der Pflegedienstleitung sind sie für die Einhaltung des Berufsprofils und des Rahmenlehrplanes verantwortlich.

5.11.5 Beispiel: Aufgaben der Pflegedienst- bzw. Einrichtungsleitung

Pflegedienstleitung

Die Leitung Pflege und Betreuung ist in alle größeren Entscheidungen, die die Ausbildung betreffen, involviert. Sie ist für die Klärung von Grundsatzfragen und strategische Ausrichtung der Ausbildung zuständig und vertritt die Interessen der Ausbildung in ihrem Fachbereich in der Geschäftsleitung. Außerdem ist sie für die Bereitstellung der Ressourcen (Personal mit ausgewiesener Weiterbildung, Infrastruktur und Finanzen) verantwortlich, wie z. B.:

- für die Strategie und die Ausbildungsleistung,
- für die Abrechnung der Ausbildungsleistung und
- für die Budgets.

Einrichtungsleitung
Die Pflegedirektion delegiert die Durchführung der praktischen Ausbildung an die Bereichsleitung Bildung. Verantwortlich für die operative Umsetzung des Ausbildungsauftrags und die Sicherung der Ausbildungsqualität sind die Berufsschullehrer Praxis des Ressorts praktische Ausbildung. Diese organisieren und koordinieren mit den Linienstellen die praktische Ausbildung.

Sie sind ihnen gegenüber in fachlichen Fragen und in Fragen der Ausbildungsorganisation weisungsbefugt. Sie sind dafür verantwortlich, dass die Berufsbildner die für ihre Aufgaben notwendigen Informationen erhalten und der Informationsfluss zwischen dem Lernort Praxis und dem Lernort Schule gewährleistet ist.

In der Umsetzung des Ausbildungsauftrages arbeiten sie direkt mit den an der Ausbildung beteiligten Stations- und Wohngruppenleitungen, den zuständigen Berufsbildnern und den Lernenden auf der Station zusammen. Dabei setzen alle Beteiligten verschiedene Lehrarrangements für die Zielerreichung der Lernenden ein.

5.11.6 Beispiel: Aufgaben einer Wohnbereichsleitung

Die Wohnbereichsleitung ist die Pflegeteamverantwortliche im jeweiligen Bereich der Institution. Sie ist in ihrem Zuständigkeitsbereich verantwortlich für die operative Umsetzung der Ausbildung und nimmt die folgenden Aufgaben wahr:

- Sie trägt die Mitverantwortung für die Ausbildung der Studierenden ihrer Station.
- Sie trägt die Mitverantwortung für die Auswahl und Qualifizierung der Berufsbildner ihrer Station.
- Sie stellt sicher, dass sich die in ihrem Zuständigkeitsbereich an der Ausbildung beteiligten Personen im Rahmen des Kommunikations- und Informationskonzepts regelmäßig treffen, um Erfahrungen und Ergebnisse zu reflektieren und bei auftretenden Schwierigkeiten nach Lösungen zu suchen.

- Sie ist verantwortlich für die Dienstplanung der Berufsbildner und der Studierenden auf dem Wohnbereich, unter Berücksichtigung der vorhandenen Vorgaben.
- Sie beteiligt sich an der Zusammenarbeit und an der internen und externen Kommunikation.

5.11.7 Vorgaben für eine Stellenbeschreibung

Die Stellenbeschreibung enthält alle maßgeblichen Aufgaben und Kompetenzen des Mitarbeiters. Außerdem werden in der Funktionsbeschreibung die Abgrenzung und Zusammenarbeit mit anderen Bereichen beschrieben. Die Stellenbeschreibung ist zum einen eine statistische Grundlage für die relevanten Daten der Mitarbeiter*innen. Zum anderen wird sie in vielen Einsatzbereichen des Personalwesens benötigt: zur Erstellung von Arbeitszeugnissen genauso wie zum Recruiting, zur Einarbeitung neuer Mitarbeiter*innen oder bei Umstrukturierungen im Betrieb. Die Stellenbeschreibung sollte folgende Punkte umfassen:

- Bezeichnung der Stelle, Funktion der Stelle innerhalb des Unternehmens
- Bezeichnung des Teams oder der Abteilung
- Vorgesetzter und Stellvertreter
- Direkt unterstellte Mitarbeiter
- Ziel der Stelle
- Kern- und Hauptaufgaben
- Nebenaufgaben
- Führungsaufgaben
- Kompetenzen, Befugnisse und Pflichten
- Zusammenarbeit mit internen und externen Stellen
- Mitwirkung bei Projekten, Mitarbeit in Gremien
- Fort- und Weiterbildung

5.12 Vertragswesen

Die Pflegeberufereform fordert, dass alle Verträge zu Kooperationen und Ausbildungsverhältnissen, die ab Januar 2020 eingegangen wurden und werden, neu zu schließen sind. Das heißt, auch noch bestehende Kooperationsverträge müssen auf der Grundlage des Pflegeberufegesetzes neu geschlossen werden.

5.12.1 Kooperationsvertrag zwischen Ausbildungsträger und Pflegeschule/Hochschule

Der Ausbildungsträger schließt für die berufliche Ausbildung mit einer Pflegeschule einen Kooperationsvertrag, falls er nicht selbst über eine Pflegeschule verfügt. Einige Ausbildungsträger haben Kooperationsverträge mit mehreren Pflegeschulen, je nach regionalem Bedarf. Für die hochschulische Pflegeausbildung sucht die Hochschule nach geeigneten Ausbildungsbetrieben, mit denen sie dann einen Kooperationsvertrag schließt.

5.12.2 Kooperationsverträge zwischen Ausbildungsträger und weiteren ausbildenden Einrichtungen

Der Ausbildungsträger schließt für die berufliche Pflegeausbildung Kooperationsverträge mit weiteren ausbildenden Einrichtungen. Nach § 54 PflBG und § 60 PflAPrV übernimmt das Bundesinstitut für Berufsbildung (BIBB) die Aufgabe, Informationen und unterstützende Angebote zur Organisation, Implementierung und Umsetzung der beruflichen Pflegeausbildungen aufzubauen und diese den Akteuren der Pflegeausbildung zur Verfügung zu stellen.

Tipp

Für Kooperationsverträge mit Pflegeschulen und Hochschulen bietet das BIBB Formulierungshilfen an: www.bibb.de/Pflegeberufe.

5.12.3 Ausbildungsvertrag

Der Ausbildungsträger schließt für die berufliche Pflegeausbildung mit dem Auszubildenden einen Ausbildungsvertrag ab. Hier ist auch die Höhe der Ausbildungsvergütung festzuhalten, die angemessen sein muss. Verfügt der Ausbildungsträger über keine eigene Pflegeschule, so muss er von der kooperierenden Pflegeschule die Zustimmung zum Ausbildungsvertrag einholen. Ihm ist es jedoch auch möglich, der kooperierenden Pflegeschule den Abschluss von Ausbildungsverträgen zu übertragen.

Der Ausbildungsvertrag enthält die durch die Ausbildung zu erwerbende Berufsbezeichnung sowie den gewählten Vertiefungseinsatz und ggf. die Wahlmöglichkeit für den spezialisierten Berufsabschluss Altenpflege oder Gesundheits- und Kinderkrankenpflege. Der Vertiefungseinsatz findet im letzten Drittel der Ausbildung statt und gibt die gewählte Spezialisierung der Auszubildenden wieder.

Auch die inhaltliche und zeitliche Gliederung der praktischen Ausbildung in Form eines Ausbildungsplans ist fester Bestandteil des Ausbildungsvertrages.

Weiterhin werden u. a. Angaben zur Höhe der Ausbildungsvergütung, zur Dauer des Urlaubs und zur täglichen oder wöchentlichen Ausbildungszeit aufgeführt. Ebenfalls enthalten sind Erklärungen zur Probezeit sowie die Rechte und Pflichten der Vertragspartner. Auch die Dauer der Ausbildung wird im Ausbildungsvertrag festgelegt. Diese beträgt in Vollzeit drei Jahre. Die Ausbildung ist auch in Teilzeit mit einer Höchstdauer von fünf Jahren möglich. Eine Teilzeit-Pflegeausbildung ist aber nur dann möglich, wenn die Pflegeschule eine entsprechende Ausbildungsstruktur anbietet.

Der Ausbildungsvertrag wird von der Ausbildungseinrichtung und der Auszubildenden vor Beginn der Ausbildung unterschrieben. Ist die Auszubildende jünger als 18 Jahre, ist zum Vertragsabschluss die Zustimmung einer gesetzlichen Vertretung erforderlich. Gesetzliche Vertreter sind im Normalfall beide Elternteile. Nach Unterzeichnung erhalten beide Parteien eine Ausfertigung des Vertrages.

Bei der hochschulischen Pflegeausbildung schließt der Studierende lediglich einen Studienvertrag mit der Hochschule. Eine Ausbildungsvergütung ist beim Pflegestudium nicht vorgesehen.

Beispiel **Ausbildungsvertrag**

Der Träger der praktischen Ausbildung schließt mit einem Auszubildenden einen Ausbildungsvertrag. Dieser enthält folgende Inhalte:

- das Berufsziel der Ausbildung (Pflegefachfrau bzw. Pflegefachmann) und der gewählte Vertiefungseinsatz,
- in Abhängigkeit vom gewählten Vertiefungseinsatz ein Hinweis auf das Wahlrecht der Auszubildenden,
- Beginn und Dauer der Ausbildung,
- den Ausbildungsplan mit der inhaltlichen und zeitlichen Gliederung der praktischen Ausbildung,
- die Dauer der regelmäßigen täglichen und wöchentlichen Arbeitszeit,
- die Höhe der monatlichen Ausbildungsvergütung und eventuell zu erstattende Weiterbildungskosten,
- die Dauer der Probezeit,
- die Dauer des Urlaubs und
- die Voraussetzungen der Kündigung des Ausbildungsvertrages

Der Auszubildende unterschreibt den Ausbildungsvertrag und legt ihn der kooperierenden Pflegeschule vor. Diese muss dem Vertrag schriftlich durch Unterschrift zustimmen, damit er rechtswirksam wird.

5.12.4 Tägliche oder wöchentliche Ausbildungszeit

Die Ausbildungszeiten sind im Ausbildungsvertrag in Form der täglichen oder wöchentlichen regelmäßigen Ausbildungszeit festgehalten. Da die Betreuung kranker und hilfebedürftiger Menschen nicht nur am Tag stattfindet, gehört die Schichtarbeit ebenfalls zum Beruf der Pflege. Diese ist jedoch geregelt und unterliegt dem Arbeitszeit- und dem Jugendschutzgesetz. Nachtdienste sollen erst in der zweiten Hälfte der Ausbildungszeit abgeleistet werden und dürfen 120 Stunden nicht überschreiten.

5.12.5 Wahlmöglichkeit und Ausbildungsabschlüsse

Alle Auszubildenden beginnen unabhängig vom Träger der praktischen Ausbildung gemeinsam die Ausbildung zur Pflegefachfrau/zum Pflegefachmann. Sollten sie bei Abschluss des Ausbildungsvertrags einen Vertiefungseinsatz im speziellen Bereich der pädiatrischen Versorgung oder im Bereich der allgemeinen Langzeitpflege in stationären Einrichtungen oder der allgemeinen ambulanten Akut- und Langzeitpflege mit der Ausrichtung auf den Bereich der Langzeitpflege vereinbart haben, können sie von ihrem Wahlrecht nach § 59 PflBG Gebrauch machen. Damit ändert sich das Ausbildungsziel.

Anstelle des generalistischen Berufsabschlusses kann nun ein gesonderter Berufsabschluss als Altenpfleger/-in bzw. Gesundheits- und Kinderkrankenpfleger/-in erworben werden. Das Wahlrecht soll spätestens vier Monate, frühestens sechs Monate vor Beginn des letzten Ausbildungsdrittels gegenüber dem Träger der praktischen Ausbildung ausgeübt werden.

Die Inhalte des letzten Ausbildungsdrittels und die Prüfung werden dann auf das geänderte Ausbildungsziel ausgerichtet. Die Entscheidung kann nicht mehr zurückgenommen werden. Die gesonderten Abschlüsse ermöglichen eine stärkere Konzentration auf den jeweiligen Versorgungsbereich.

5.12.6 Berufsabschlüsse

Das Pflegeberufegesetz ermöglicht nach Wahlmöglichkeit im dritten Ausbildungsjahr verschiedene Ausbildungsabschlüsse:

- Pflegefachfrau, Pflegefachmann
- Altenpfleger, Altenpflegerin
- Gesundheits- und Kinderkrankenpfleger/in

Für Auszubildende, die sich für den generalistischen Ausbildungsweg entscheiden, werden an Pflegeschulen weitere Ausbildungsabschlüsse angeboten:

- Pflegefachfrau/Pflegefachmann mit dem Vertiefungsschwerpunkt »stationäre Akutversorgung«
- Pflegefachfrau/Pflegefachmann mit dem Vertiefungsschwerpunkt »ambulante oder stationäre Langzeitpflege«
- Pflegefachfrau/Pflegefachmann mit dem Vertiefungsschwerpunkt »pädiatrische Versorgung«

5.13 Ausbildungsvergütung, Finanzierung

Kosten für Wertezufluss und Vergütung der Ausbildung – Die Refinanzierung wurde entsprechend der Systematik vor dem PflBG übernommen.

»Die Frage ist, was ist der Wert einer professionellen Pflege, die Menschen benötigen und warum ist die Finanzierung der Pflegeausbildung nicht steuerfinanziert? An Pflegebildung darf nicht gespart werden, da sie maßgeblich über Gesundheit und Versorgung entscheidet.«
Inga Sprenger, Auszubildende, drittes Ausbildungsjahr

5.13.1 Ausbildungsvergütung

»Die Ausbildungsvergütung ist eigentlich echt ok. An sich ist auch mein Einstiegsgehalt als Pflegende gar nicht so schlecht.«
Hannah Bastek, Auszubildende, drittes Ausbildungsjahr

Das Pflegeberufegesetz regelt in den §§ 26ff. die bundeseinheitliche Refinanzierung der Ausbildungskosten über länderspezifische Ausbildungsfonds. Die Ausbildungseinrichtung ist gesetzlich zur Zahlung einer angemessenen Ausbildungsvergütung verpflichtet. Der Anspruch gilt für die gesamte Dauer der Ausbildung, also auch während der Prüfungen und Ausbildungszeiten in der Pflegeschule. Die jeweilige Höhe und die Zahlung der Ausbildungsvergütung sind, wie erwähnt, im Ausbildungsvertrag festzuhalten.

Da es in der Pflege keinen allgemeinverbindlichen Tarifvertrag gibt, variiert die Vergütung zwischen den Bundesländern und den jeweiligen Ausbildungseinrichtungen. Auszubildende, die ihre Ausbildung in Einrichtungen des öffentlichen Dienstes beginnen, können sich am Tarifvertrag für Auszubildende für die Pflege orientieren.

Ausbildungsvergütung in der beruflichen Pflege

Die Ausbildungsvergütung privater Ausbildungseinrichtungen erfolgt teilweise durch Haustarife oder wird frei verhandelt. Auch hier muss die Vergütung angemessen sein. Die Frage, ob die gezahlte Ausbildungsvergütung im Einzelfall angemessen ist, unterliegt der vollen gerichtlichen Überprüfung. Ein Schulgeld für den Unterricht in Pflegeschulen zahlen die Auszubildenden nicht. Lehr- und Lernmittel sind kostenlos zur Verfügung zu stellen, genauso wie die Ausbildungsmittel für die praktische Ausbildung.

Die Auszubildenden erhalten entweder eine tariflich geregelte Ausbildungsvergütung vom praktischen Träger der Ausbildung oder können durch die Agentur für Arbeit bzw. durch die Jobcenter mittels Bildungsgutschein (AZAV) gefördert werden.

Ausbildungsvergütung der hochschulischen Pflegeausbildung

Mit dem Gesetz zur Stärkung der hochschulischen Pflegeausbildung, zu Erleichterungen bei der Anerkennung ausländischer Abschlüsse in der Pflege und zur Änderung weiterer Vorschriften (Pflegestudiumstärkungsgesetz) soll das Pflegestudium als duales Studium ausgestaltet und die Finanzierung des praktischen Teils der hochschulischen Pflegeausbildung durch die Integration in das bestehende Finanzierungssystem der beruflichen Pflegeausbildung geregelt werden. Für die Studierenden soll eine angemessene Ausbildungsvergütung für die gesamte Dauer des Studiums eingeführt werden. Mit Übergangsvorschriften soll sichergestellt werden, dass eine hochschulische Pflegeausbildung, die auf Grundlage der bisherigen Regelungen begonnen wurde, ohne die Notwendigkeit einer umfassenden Neuorganisation zu Ende geführt werden kann. Diese Studierenden sollen für die verbleibende Studienzeit ebenfalls eine Ausbildungsvergütung erhalten können.

Info

Die Finanzierungssystematik muss kritisch betrachtet und im besten Falle in eine steuerfinanzierte Form reformiert werden. Mit der Entnahme der Gelder für die Ausbildungsvergütungen aus der Sozialversicherung werden die Sozialhilfekosten in die Höhe getrieben. Senioren, die in der stationären Langzeitpflege leben, sind z. B. benachteiligt. Diese Refinanzierungsverfahren ist mehr als kritisch zu betrachten.

5.13.2 Fördervoraussetzung für eine Umschulung

Liegen bei Bewerber*innen die Fördervoraussetzungen für eine Umschulung vor, können die Agenturen für Arbeit oder Jobcenter Bildungsgutscheine für den zuvor individuell festgestellten Bildungsbedarf aushändigen. Der Bildungsgutschein garantiert die Übernahme der Weiterbildungskosten und ggf. die Fortzahlung des Arbeitslosengeldes. Voraussetzung ist, dass der Bildungsgutschein bei einer Pflegeschule eingereicht wird, die nach der Akkreditierungs- und Zulassungsverordnung Arbeitsförderung (AZAV) zertifiziert ist.

Für Schüler*innen, Auszubildende, Studierende sowie Erwerbstätige und Arbeitslose bzw. von Arbeitslosigkeit Bedrohte gibt es weitere Förderungsmöglichkeiten rund um die Ausbildung, wie Bildungsscheck, -prämie, -gutschein oder -kredit, Bildungs- und Teilhabepaket, Meister- oder Schüler und Azubi-BAföG, Begabtenförderung etc.

5.13.3 Refinanzierung der Ausbildungskosten

Die Refinanzierung wird verschiedenen Sozialversicherungen entnommen, ähnlich einer Systematik und Verteilung, wie sie noch vor dem PflBG praktiziert wurde. Das Pflegeberufegesetz regelt in den §§ 26ff. die bundeseinheitliche Refinanzierung der Ausbildungskosten über länderspezifische

Ausbildungsfonds. Die Pflegeschulen und Träger der praktischen Ausbildung erhalten die Kosten der Pflegeausbildung aus diesem Fonds erstattet. Zusätzlich werden den Trägern der praktischen Ausbildung die Mehrkosten der Ausbildungsvergütungen erstattet. Das neue Finanzierungssystem greift seit 2020. Bis die herkömmlichen Ausbildungen der Pflegeberufe enden, laufen die herkömmlichen und die neuen Finanzierungen parallel bis 2025. Das Bundesministerium für Familie, Senioren, Frauen und Jugend und das Bundesministerium für Gesundheit evaluieren die Wirkung der Neuregelung der »Finanzierung der beruflichen Ausbildung in der Pflege« auf wissenschaftlicher Grundlage (§ 68 PflBG) bis zum 31. Dezember 2025.[25]

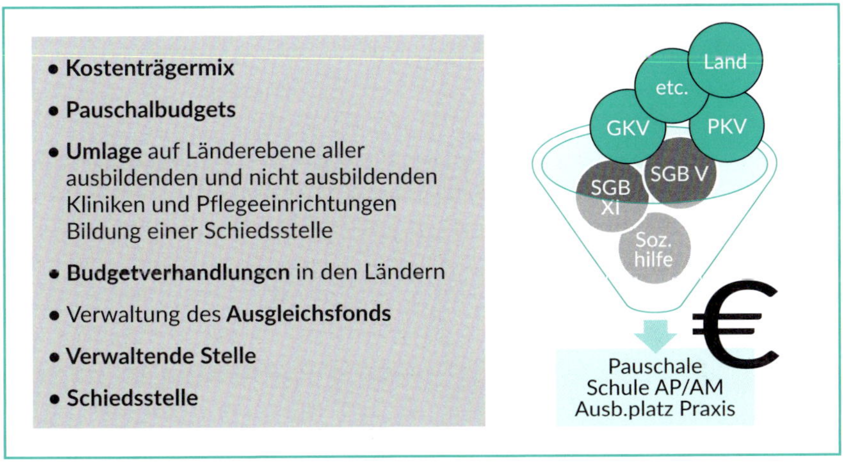

Abb. 14: Die Finanzierung der Ausbildung nach dem Pflegeberufegesetz.

Auch die praktischen Ausbildungsbetriebe erhalten für die Anleitungszeit Geld. Es bedarf eines engmaschigen Controllings und eines detaillierten Nachweises der praktischen Pflegeausbildung. Die vorgeschriebene 10 Prozent Anleitungszeit von pädagogisch weitergebildeten Praxisanleitungen wird refinanziert.

---

[25] Pflegeberufe-Ausbildungsfinanzierungsverordnung – PflAFinV Siehe: Verordnung über die Finanzierung der beruflichen Ausbildung nach dem Pflegeberufegesetz sowie zur Durchführung statistischer Erhebungen. https://www.gesetze-im-internet.de/pflafinv/BJNR162200018.html

Der Träger der Ausbildung erhält auch die Kosten der Teile der Ausbildung erstattet, die seine Auszubildenden bei weiteren Ausbildungseinrichtungen absolvieren. In den Kooperationsverträgen sind daher Regelungen für eine evtl. Erstattung der Kosten der weiteren Einrichtungen durch den Träger der praktischen Ausbildung zu treffen.

Die jeweils zuständige Stelle in den Bundesländern verwaltet den Ausgleichsfonds mittels eines Sondervermögens. Die weiteren Aufgaben der zuständigen Stelle sind es, den erforderlichen Finanzierungsbedarf für die berufliche Ausbildung in der Pflege zu ermitteln, die Umlagebeiträge bei den Einrichtungen zu erheben und die Ausgleichszuweisungen an die Ausbildungseinrichtungen und die Pflegeschulen zu zahlen.

Die Beiträge, die an den Ausgleichsfonds zu entrichten sind, können Krankenhäuser als Ausbildungszuschläge geltend machen. Bei stationären Altenpflegeeinrichtungen und ambulanten Pflegediensten sind diese bei der Vergütung der allgemeinen Pflegeleistungen zu berücksichtigen. Das jeweilige Land und die Pflegekasse entrichten ihre Beiträge in den Fonds vorab durch eine jährliche Zahlung. Hierdurch soll die Liquidität des Ausgleichsfonds gesichert werden.

Wichtig **Finanzierung**

Über ein Umlageverfahren sind alle Pflegeeinrichtungen und Krankenhäuser an den Ausbildungskosten beteiligt. Seit 2020 erfolgt die Finanzierung in jedem Bundesland über eine Fondslösung. Zur Führung des Fonds wurde von dem jeweiligen Bundesland eine »zuständige Stelle« eingerichtet.

Die Meldung der gewünschten und realen Ausbildungsplatzzahlen hat bis zum 15. Juni des jeweiligen Jahres an Ihre zuständige Behörde zu erfolgen.

> Zu den erstattungsfähigen Kosten der Träger der praktischen Ausbildung gehören die Mehrkosten der Ausbildungsvergütungen mit einem Anrechnungsschlüssel von
> 9,5 : 1 für den stationären Bereich
> 14 : 1 für den ambulanten Bereich
> sowie die Kosten der praktischen Ausbildung einschließlich der Kosten der Praxisanleitung inklusive der Kosten der weiteren Einsatzorte.

Es ist ein Unding, dass Auszubildende auf den Stellenschlüssel angerechnet werden. Informieren Sie sich regelmäßig über den problematischen Anrechnungsschlüssel bei Ihren Kostenträgern. Er gehört abgeschafft! Auszubildende dürfen eigentlich nicht auf den Stellenschlüssel angerechnet werden.

5.14 Ausbildungsprozesse digital unterstützen

Es ist wichtig, dass Pflegende und Lernende frühzeitig ein Grundverständnis für digital und technikunterstützte Lern- und Arbeitsmethoden entwickeln. Die Verpflichtung von Praxisanleitenden ist es, die Lernenden an solche Themen heranzuführen.

Der Einsatz digitaler Medien in der Pflegebildung kann für die praktische Ausbildung vielfältige Potenziale eröffnen und eine bessere Kommunikation, Koordination und Kooperation ermöglichen. Digitalisierung kann dazu beitragen, verschiedene Berufsgruppen zu vernetzen, Informationen weiterzugeben und interdisziplinär arbeiten und ausbilden zu können. Ein nicht zu unterschätzender Vorteil ist, das Lernen können unabhängig von Zeit- und Terminvorgaben und die mehrfache und selbstgewählte Wiederholung der Inhalte.

Folgende Ausbildungsprozesse sollten durch Ausbildungsbetriebe per EDV und digital unterstützt werden:

- Zugang zu Datenbanken und Fachliteratur in der Pflegeeinrichtung: Wissen und Informationen rund um Pflege, Pflegebildung und Versorgung
- Zugang zu E-Learning, Blended-Learning und Lernplattformen
- Zugriff auf alle ausbildungsrelevanten Planungsdokumente
- Zugriff auf die Dokumente, die zur praktischen Prüfung benötigt werden (das Üben sollte ständig möglich sein)
- Koordination und Information zwischen Schule, Pflegeeinrichtung und Auszubildenden
- Die Zusammenarbeit und der Austausch mit Kooperationspartnern, wie Ausbildungsbetrieben und Schulen
- Kommunikation und soziale Beziehungen untereinander
- Regelmäßige online Meetings zwischen Ausbildungsverantwortlichen und Auszubildenden, auch während der externen Praxiseinsätze
- Anwendung von Digitalen Gesundheitsanwendungen (DiGA)
- Zugang zum Bundesinstitut für Arzneimittel und Medizinprodukte (BfArM)
- Zugang zum Bundesdatenschutzgesetz (BDSG

Onlinemeetings können Ihre Kommunikation mit Lernenden und Kooperationspartnern erweitern, vereinfachen und ergänzen. Der Austausch auf der Online-Plattform oder im Web-Meeting sollte von Ihnen ebenso prospektiv strukturiert geplant und angeboten werden, wie Face-to-Face-Termine, am besten für die gesamte Ausbildungszeit. Die Terminesollten allen Lernenden und Kooperationspartnern bekannt sein.
Der Pflegeberuf wird durch die eingesetzte IT attraktiver, die Medienkompetenz der Beteiligten steigt und die bereits vorhandenen IT-Kompetenzen können in den Arbeitsalltag und in die Lernprozesse eingebracht werden.

Die Telematik, die sich aus Telekommunikation und Informatik zusammensetzt, ermöglicht, dass Sektorengrenzen überwunden werden. Aus Sicht der Pflegenden und der zu Pflegenden bewirkt die Telematik einen großen Nutzen. So gehen z. B. in fast jedem Überleitungs- oder Entlassungsmanagement Daten verloren. Jeder Akteur im Versorgungsmanagement sollte aber stets alle relevanten und aktuellen Informationen zur Verfügung haben.

5.14.1 Digitalisierung – Chancen und Risiken

Lernende und Pflegende müssen die Chancen, aber auch die Grenzen von Digitalisierung realistisch einschätzen können und sich ebenso in den aktuellen Datenschutzvorgaben auskennen. In der praktischen Pflege finden viele Wechsel von handelnden Personen statt. Zu Pflegende werden von vielen Lernenden kontaktiert. Lernende sind auf den Datenschutz und die Datensicherheit hinzuweisen. Sie müssen diesbezüglich eine Handlungskompetenz entwickeln. Bei den Unterweisungen von Regelanforderungen, Dienstanweisungen und zum Arbeitsschutz kann das E-Learning viel Zeit schenken. Wenn Sie über eine betriebsinterne (Lern-) Datenplattform verfügen, können Sie diese nutzen:

- Zum Austausch für organisatorische Informationen und Unterlagen,
- als Schwarzes Brett für Nachrichten an Lernende und Mitarbeitende,
- zur Bereitstellung von Arbeitsmaterialien, z. B. Powerpoint-Folien, PDF-Dateien usw.

Tipp

Wenn Sie sich genauer informieren wollen, dann lesen Sie doch Kapitel 10 in Kriesten U (2021): Praxisanleitung – gesetzeskonform, methodenstark & innovativ. So setzen Sie das Pflegeberufegesetz praktisch um. Schlütersche Fachmedien GmbH, Hannover.

Medienkompetenz und der Umgang mit digitalisiertem Wissen sind fester Bestandteil beruflicher Handlungskompetenz in der Pflege. Sie müssen bei der Auswahl der Lernmedien entsprechend berücksichtigt werden. Digitalisierung kann zu einer inhaltlich und strukturell qualitativen Optimierung Ihres Ausbildungsbetriebes und im Wettbewerb um Auszubildende führen.

Sie als Ausbildungsverantwortliche sollten Unterstützungen und Rahmenbedingungen für die praktische Pflegeausbildung einfordern. Sie benötigen standardisierte Lernsoftware, einheitliche Ausbildungsmanagementsysteme und spezifische Weiterbildungen, was digitale Medien-Kompetenzentwicklung angeht, aber auch um die digitalen Technologien in der praktischen Ausbildung sinnvoll und richtig einsetzen zu können. Sie benötigen standardisierte und rechtlich verlässliche Umsetzungshilfen für die praktische Pflegeausbildung.

5.14.2 Ausbildungsmittel

Lehr- und Lernmittel sind kostenlos zur Verfügung zu stellen, genauso wie die Ausbildungsmittel für die praktische Ausbildung, z. B.:

- Ausbildungshandbücher
- Instrumente zur Lernprozessbegleitung
- Qualifikationsinstrumente
- Infrastrukturen und Mobilien
- Berufskleidung

Tipp
Stellen Sie doch Ihren Auszubildenden nach der Probezeit ein Tablet zur Verfügung stellen.

5.15 Der Arbeitsplatz einer Praxisanleitung

Ein geeigneter Arbeitsplatz für die Ausbildungsaufgaben und ein Raum für ungestörte Gespräche mit den Auszubildenden und Stakeholdern sollten zur Verfügung stehen. Praxisanleitende brauchen einen Büroarbeitsplatz mit entsprechender Ausstattung wie etwa PC, Papier, Drucker und Software, um den Anforderungen, die an sie gestellt werden, nachkommen zu können. Ein Arbeitsplatz, der für pädagogische Zwecke nutzbar ist, ist unumgänglich.

Praxisanleitende müssen Zugriff auf Datenbanken und Fachliteratur in Pflegeeinrichtungen haben, um externe Evidence zu recherchieren und für den Lernprozess zu sichern. Die mediale und digitale Ausstattung in allen praktischen Ausbildungsstätten muss optimiert und erweitert werden.

Von den Krankenhäusern über die Einrichtungen der stationären und ambulanten Altenhilfe bis hin zu den kooperierenden Ausbildungsbeteiligten sollten alle dem Prozess »Ausbildung in Pflegeberufen« eine wertschätzende und hohe Bedeutung beimessen und diesem auch am Arbeitsort und -platz sichtbar und wahrnehmbar Ausdruck verleihen.

»Wir mussten immer im praktischen Alltag ausbilden. Man müsste eigentlich außerhalb des Arbeitsplatzes geplant anleiten.«

Rita Rickelhoff, Fachkrankenschwester für Intensivpflege und Anästhesie im Ruhestand

Tipp

Schaffen Sie Skills Labs, zumindest Übungsräume in Ihrer oder kooperierender Einrichtung. Bedenken Sie immer: Räume sind Ausdruck von Arbeitskultur und Gestaltungswillen. Sie fördern oder behindern Erfolg. Sie fördern oder hemmen Lernen. Räume für Kommunikation schaffen Austausch, befördern Problemlösungen und sorgen insgesamt für qualitativ bessere und schnellere Ergebnisse.

Räume prägen das Denken, Lernen und Arbeiten. Je offener, weiter, heller, großzügiger Räume gestaltet sind bzw. werden können, desto »weiter« wird auch das Denken. Die Qualität von Räumen findet sich auch in der Qualität von Lern- und Arbeitsergebnissen.

5.16 Lernortkooperation

Kooperieren statt konkurrieren.

Alle Akteure sind im Rahmen der Pflegeausbildung auf die Zusammenlegung zu größeren Systemen angewiesen, um das neue Berufsprofil der Pflege von Menschen aller Altersstufen und in allen Versorgungsbereichen zu etablieren. Kooperationen müssen als Teil einer großen Bildungslandschaft betrachtet werden, um das Angebot für Theorie und Praxis zu erweitern. Aufgrund der Vielzahl der unterschiedlichen Praxiseinsätze ist eine enge Kooperation zwischen den Pflegeschulen, den Trägern der praktischen Ausbildung und den Einrichtungen der weiteren Praxiseinsätze erforderlich.

Die Ausbildungsträger müssen selbst eine Pflegeschule betreiben oder mit mindestens einer Pflegeschule einen Kooperationsvertrag geschlossen haben.

Bei Ausbildungsträgern mit einer eigenen Pflegeschule kann die Organisation und Koordinierung der praktischen Pflegeausbildung durch die Schule wahrgenommen werden. Hat der Ausbildungsträger keine eigene Pflegeschule, besteht die Möglichkeit, die Aufgabe der kooperierenden Pflegeschule zu übertragen.

Kooperationsvereinbarungen und die Möglichkeit, Aufgaben der Ausbildung zu übertragen, entbinden den Ausbildungsträger nicht von der Verantwortung für die praktische Ausbildung.

Die Suche nach Kooperationspartnern und verlässlichen dauerhaften Kooperationsbeziehungen gestaltet sich für viele Ausbildungsträger, die nicht Krankenhaus sind, schwierig. Wenn eine Einrichtung keine eigenen Auszubildenden unter Vertrag hat, kann sie sich trotzdem an der Ausbildung beteiligen. Dafür schließt sie mit einer Einrichtung, die Ausbildungsträger ist, einen Kooperationsvertrag. Auch als Kooperationspartner fallen den Einrichtungen verschiedene Aufgaben zu. So müssen sie die Auszubildenden dabei unterstützen, den Ausbildungsplan für diesen Ausbildungsabschnitt zu erfüllen und den Ausbildungsnachweis zu führen. Für eine erfolgreiche Gestaltung von Lernortkooperationen können folgende Schritte hilfreich sein:

- Die Pflegeeinrichtung hat die für sie wichtigen Elemente identifiziert, die in Kooperationsverträgen geregelt werden sollen.
- Kriterien für die Auswahl von Kooperationspartnern sind entwickelt und festgelegt.
- Es gibt eine Liste der möglichen Kooperationspartner in der Region.
- Es wurden mit allen in Frage kommenden Kooperationspartnern Gespräche über die Möglichkeiten der Zusammenarbeit geführt.
- Es wurden die Pflegeeinrichtungen ausgewählt, mit denen man bei der Ausbildung zusammenarbeiten möchte.
- Ein Kooperationsvertrag mit mindestens einer Pflegeschule wurde abgeschlossen.
- Es gibt ein Verfahren, in dem geklärt ist, wann und wie Auszubildende ihren Vertiefungseinsatz oder ihren Ausbildungsabschluss verändern können und welche Auswirkungen das für den Träger der Ausbildung hat.

Kooperationsverträge mit den weiteren an der Ausbildung beteiligten Einrichtungen wurden abgeschlossen, die u. a. die Praxisanleitung und die Übernahme des Ausbildungsplans sicherstellen.

- Ein gemeinsames Ausbildungsverständnis zur Durchführung der Ausbildung wurde entwickelt und abgestimmt.
- Kommunikations- und Informationsstrukturen sowie -regeln wurden vereinbart und umgesetzt.
- Eine Verständigung über einheitliche Prozesse und Dokumentationen (z. B. Vordrucke) wurde erzielt.
- Es wird eine Austausch- und Informationsplattform für Praxisanleiter*innen genutzt.
- Die Regeln des Datenschutzes werden beim Informationsaustausch beachtet.
- Alle Kooperationspartner verzichten auf aktive Abwerbung.

Info

Diese und andere Tipps sind von der Beratungsstelle: www.pflegeausbildung.net (BMFSFJ) entnommen: https://www.pflegeausbildung.net/fuer-ausbilder-und-pflegeschulen/kooperationen-in-der-pflegeausbildung.html

5.16.1 Kooperierende Ausbildungsbetriebe, Ausbildungsverbund

Als Hauptansprechpartner stehen die Praxisanleitungen in regelmäßigem Austausch mit der Schule und allen weiteren Kooperationspartnern. Am Ende des Einsatzes gilt es, für das Zeugnis eine qualifizierte Beurteilung zu erstellen. Alle an der Ausbildung beteiligten Partner sollten sich mit dem Ausbildungsziel vertraut machen und über das generalistische Vorgehen, wie auch die Wahl- und Vertiefungsmöglichkeiten gleichermaßen Bescheid wissen.

Lernortkooperation im Ausbildungsverbund

Im Ausbildungsverbund findet eine auf Dauer ausgerichtete Lernortkooperation statt. Ziel dabei ist es, in einem festen Verbund eine qualitativ hochwertige Ausbildung sicherzustellen und insbesondere kleineren Einrichtungen die Möglichkeit zu eröffnen, Ausbildungsplätze anzubieten. Im Ausbildungsverbund treten alle an der Ausbildung beteiligten Einrichtungen einem einheitlichen Kooperationsvertrag bei.

Die Suche nach Kooperationspartnern und verlässlichen dauerhaften Kooperationsbeziehungen ist schwierig. Insbesondere für die Anbieter am Lernort Schule und am Lernort Praxis, die nicht an einem Krankenhaus verortet sind.

5.16.2 Kooperierende Pflegeschulen

»Die verschiedenen Pflegeschulen arbeiten sehr unterschiedlich in der Kommunikation mit uns. Jede Schule hat andere Strukturen, denen wir folgen sollen.«
Eva Mainka, koordinierende Praxisanleiterin, stationäre Altenpflegeeinrichtung

Als ausbildende Einrichtung sollten Sie sich gut überlegen, mit welcher Schule Sie kooperieren. Leider sind die lernprozessbegleitenden Strukturen und Dokumente nicht vereinheitlicht. Wenn Sie mit unterschiedlichen Schulen kooperieren, haben Sie es mit unterschiedlichen Strukturen, Dokumenten, Vorgaben, Theorie-Praxisaufgaben und Umsetzungsideen zu tun.

5.16.3 Kooperation Praxisanleitungen

»Die Praxisanleiter tauschen sich untereinander aus. Das bekomme ich schon mal mit. Bei externen Einsätzen aber nicht. Das habe ich noch nie erlebt.«
Hannah Bastek, Auszubildende, drittes Ausbildungsjahr

Der regelmäßige Austausch und die inhaltliche Zusammenarbeit der Praxisanleitenden sind von hoher Bedeutung. Ermöglichen Sie als Führungsverantwortliche Qualitätszirkel, gemeinsame Besprechungen, gemeinsame Fortbildungen, Netzwerktreffen und Abstimmungen. Dies sollte zwischen den eigenen Praxisanleitenden und denen der externen Pflegeeinrichtungen ermöglicht werden. Diese können/sollten in Präsenz oder auch regelmäßig online erfolgen.

5.16.4 Regionale Praxiskoordination

Wegen des enorm hohen Kooperations- und Koordinationsbedarf bei der Umsetzung der Pflegeberufeausbildung haben einige Regionen zentrale Praxiskoordinationsstellen eingerichtet. Sie sollen helfen, nicht kooperationswillige Einrichtungen zu beraten, Kooperationen auf den Weg zu bringen oder Koordinationen zu übernehmen.

5.16.5 Best Practice – Stellenbeschreibung für eine Praxisanleitung

Die Stellenbeschreibung sollte sich an den zuvor ermittelten betriebsinternen Organisationszielen orientieren. Umfang und Details sollten den Zweck der Stellenbeschreibung festlegen. Die Nennung und Beschreibung der Aufgaben, der Befugnisse, der Kompetenzen und der organisatorischen Einbindung sollte klar, knapp und verständlich sein. Die wichtigsten Aufgaben, Befugnisse, Kompetenzen und Schnittstellen sollten genannt sein.

In der Stellenbeschreibung können und sollten auch rechtlich relevante Aspekte dargestellt werden. Beispiele dafür sind die Einordnung in eine Entgelt-Gruppe, ein geltender Tarifvertrag, berufsständische Anforderungen, formale Qualifikationen, die eine Praxisleitung mitbringen muss, Reglementierungen, die für diesen Beruf gelten können, sowie interne Regelungen, die im Unternehmen maßgeblich sind und vom Stelleninhaber beachtet werden müssen.

Inhalte einer Stellenbeschreibung für Praxisanleitende:

1. Unternehmen, Niederlassung, Filiale
2. Stellenbezeichnung
3. Stellenziel und Stellenzweck (Bezug zu Unternehmenszielen)
4. Abteilung oder Team
5. Numerische und ggf. namentliche Zuordnung der Stelle
6. Vertretungsregelungen
7. Vorgesetzte Stellen (pflegerisch, fachlich, disziplinarisch)
8. Nachgeordnete Stellen (pflegerisch, fachlich, disziplinarisch)
9. Anforderungsprofil (orientiert an den Kompetenzdimensionen)
10. Ziele der Stelle
11. Hauptaufgaben (fachbezogen, betriebsbezogen)
12. Nebenaufgaben
13. Führungsaufgaben
14. Schnittstellenkontakte, Mitwirkung in Arbeitsgruppen, Gremien etc.
15. Zusammenarbeit mit anderen internen und externen Stellen
16. Informationspflichten, Kommunikationsaufgaben
17. Entscheidungsbefugnisse

18. Anforderungsprofil, notwendige Kompetenzen, formale Anforderungen
19. Freistellung für die Praxisanleitung
20. Gehaltsgruppe oder Gehalt sowie sonstige Leistungen
21. (Vertraulichkeit beachten)
22. Verantwortlichkeit, wichtige Ziele, die mit der Stelle verbunden sind

Wichtig wäre auch schriftlich festzuhalten, in welchem Umfang (Stunden pro Woche) der Praxisanleitenden Arbeitszeit für die Wahrnehmung ihrer Ausbildungsaufgaben zur Verfügung steht. Dies variiert je nach Größe des Betriebes und Anzahl von Lernenden im Betrieb. Die Auswahl und Reihenfolge dieser Inhalte kann verändert werden und richtet sich nach der Größe und Art der Organisation.

5.17 Best Practice: Darum möchten wir Sie gerne ausbilden

Hier folgt die Ansprache einer Pflegeeinrichtung an potenzielle Auszubildende: »Darum möchten wir Sie gerne ausbilden.« Der Appell ist Bestandteil des Ausbildungskonzeptes.

»Darum würden wir Sie gerne ausbilden:

- *Wir sind eine ausbildungserfahrene Pflegeeinrichtung der stationären Langzeitpflege und bilden Pflegefachkräfte aus, da diese in der Altenpflege knapp sind und in Zukunft noch mehr gefragt sein werden als heute. Wir decken mit der Pflegeausbildung den Fachkräftebedarf der Zukunft.*
- *Wir möchten nach modernen pflegerischen, methodischen und didaktischen Standards ausbilden, um den Nachwuchs zu sichern und um die Qualität unserer Einrichtung mit Ihrem Wissen und Können zu steigern.*
- *Wir betrachten Auszubildende in unserer Einrichtung als wertvolle und qualitätssteigernde Mitwirkende.*
- *Wir möchten Sie im betrieblichen Alltag begleiten und ihnen ermöglichen, dass sie praxisrelevante Kompetenzen entwickeln können.*
- *Wir betrachten die Pflegeausbildung als eine anspruchsvolle, aber auch fachlich und pädagogisch interessante und vielversprechende Aufgabe.*

- *Wir möchten mir Ihnen ein innovatives und gelebtes Pflegeverständnis weiterentwickeln und an einer sinnorientierten Pflegeorganisation arbeiten.*
- *Unser Ziel ist es Sie für den Pflegeberuf, insbesondere für die Zielgruppe der alten Menschen zu begeistern und Ihnen eine gelungene Ausbildungs- und Erfahrungszeit zu ermöglichen, damit Sie eine hohe pflegerische Selbstverantwortlichkeit entwickeln können.«*

Tipp

Die Handreichung für die Umsetzung der praktischen Ausbildung aus der Reihe »Pflegeausbildung gestalten« unterstützt Praxisanleiter*innen und weitere für die praktische Ausbildung Verantwortliche bei ihrer Arbeit. Sie beschreibt die für die praktische Ausbildung relevanten gesetzlichen Grundlagen, erläutert den bundesweit empfehlenden Rahmenausbildungsplan und gibt praktische Beispiele für dessen Umsetzung: https://www.bibb.de/dienst/publikationen/de/17175

5.18 Check: Betriebliche Geschäfts- und Kooperationsprozesse

Tab. 5: Wie beurteilen Sie Ihre betrieblichen Geschäfts- und Kooperationsprozesse?

Ich reflektiere und schätze ein:	Trifft gar nicht zu	Trifft teilweise zu	Trifft voll zu
1. Pflegeausbildung ist bei uns Chefsache.			
2. Alle wesentlichen Ausbildungsprozesse sind in die allgemeinen Geschäftsprozesse implementiert.			
3. Die Leitung übernimmt die Verantwortung für die Umstellungsprozesse auf die neue Pflegeausbildung (z. B. Bedarf an Praxisanleitungen, Anzahl der Ausbildungsplätze, Kooperationspartner/ -verträge).			

Ich reflektiere und schätze ein:	Trifft gar nicht zu	Trifft teilweise zu	Trifft voll zu
4. Die Haltung zur Pflegeausbildung ist positiv und im Unternehmensleitbild verankert.			
5. Eine prospektive Personalplanung berücksichtigt auch die Ausbildungsaufgaben (wann werden wieviel Praxisanleitungen benötigt?).			
6. Es gibt ein Ausbildungskonzept, das die Organisation und Durchführung der praktischen Ausbildung in der Einrichtung widerspiegelt.			
7. Sachliche Mittel (z. B. Räumlichkeiten, Lernmittel) werden ausreichend zur Verfügung gestellt.			
8. Alle Mitarbeitenden sind über die Ausbildungsarbeit informiert und unterstützen diese.			
9. Es gibt eine aktuelle und prospektive Personal-Analyse (Altersstruktur; Verweildauer im Unternehmen allgemein und nach der Ausbildung).			
10. Die Planung von Ausbildungsplätzen erfolgt zielgerichtet.			
11. Alle ausbildungsrelevanten erforderlichen Kooperationen sind vertraglich geschlossen.			
12. Es finden regelmäßige Abstimmungen und Besprechungen mit kooperierenden Ausbildungspartnern statt.			
13. Inhaltlich wie strukturell, werden die Ausbildungsstrukturen und Lernaufgaben mit den Kooperationspartnern abgestimmt.			
14. Übungsräume können von kooperierenden Ausbildungspartnern gemeinsam mit den Auszubildenden genutzt werden.			
15. Die kooperierenden Ausbildungspartner kennen die jeweiligen Leitbilder und haben das übergeordnete Ziel der gemeinsamen Pflegeausbildung miteinander abgestimmt.			

5.19 Check: Finanzierung und Ausbildungsvertrag

Tab. 6: Wie beurteilen Sie die Finanzierung der Ausbildung und die Ausbildungsverträge?

Ich reflektiere und schätze ein:	Trifft gar nicht zu	Trifft teilweise zu	Trifft voll zu
1. Die Grundzüge des PflBG aus Abschnitt 3 (Finanzierung der beruflichen Ausbildung in der Pflege; §§ 26-36) sind in der Einrichtung bekannt.			
2. Die Führungspersonen kennen die unterschiedlichen Refinanzierungssätze der Pflegeausbildung in den Bundesländern.			
3. Alle ausbildungsrelevanten Kosten sind für die Einrichtung kalkuliert.			
4. Eine verantwortliche Person für die Ausbildungsfinanzierung ist in der Einrichtung benannt.			
5. Der Ausbildungsvertrag enthält alle wesentlichen Punkte, die seitens des § 16 PflBG gefordert sind.			
6. Die Vertiefungseinsätze bei Ausübung des Wahlrechts nach § 59 PflBG sind im Ausbildungsvertrag korrekt beschrieben.			
7. Der Prozess bis zum fertig ausgehändigten Ausbildungsvertrag ist beschrieben und schlank.			
8. Ausgewählte zukünftige Auszubildende erhalten den Ausbildungsvertrag zeitnah.			
9. Der Vertrag ist in dreifacher Ausfertigung (Träger der praktischen Ausbildung, Auszubildende/r, Pflegeschule) erstellt und ausgehändigt.			
10. Der individuelle Ausbildungsverlaufsplan (Übersicht praktische Einsätze über die 3 Jahre) liegt dem Ausbildungsvertrag bei Vertragsabschluss vor.			

Ich reflektiere und schätze ein:	Trifft gar nicht zu	Trifft teilweise zu	Trifft voll zu
11. Die Anrechnung der Auszubildenden auf den Stellenplan gemäß § 27 Abs. 2 PflBG (Wertschöpfungsanteil) ist bekannt.			
12. Die Erfassung und Übermittlung der notwendigen Daten an die zuständige Stelle erfolgen zeitnah.			
13. Die Informationen zu Ausbildungsförderungen durch die Arbeitsverwaltung liegen uns immer aktualisiert vor.			
14. Auszubildende werden über mögliche finanzielle Förderungen durch uns informiert.			
15. Bei nicht ausreichender Refinanzierung der Ausbildungskosten werden zuständige Stellen, Verbände, Sozialämter etc. informiert.			

6 Beratungs- und Akquise-Prozesse (BAK 2)

Wir finden die beste Kandidatin für unser Team und unser Unternehmen, so wie Sie als Auszubildende den besten Ausbildungsträger für Ihre Ausbildung finden.

In diesem Kapitel finden Sie hilfreiche Tipps zum Bewerbungsmanagement und zu Beratungsinhalten für an der Pflegeausbildung interessierte Personen.

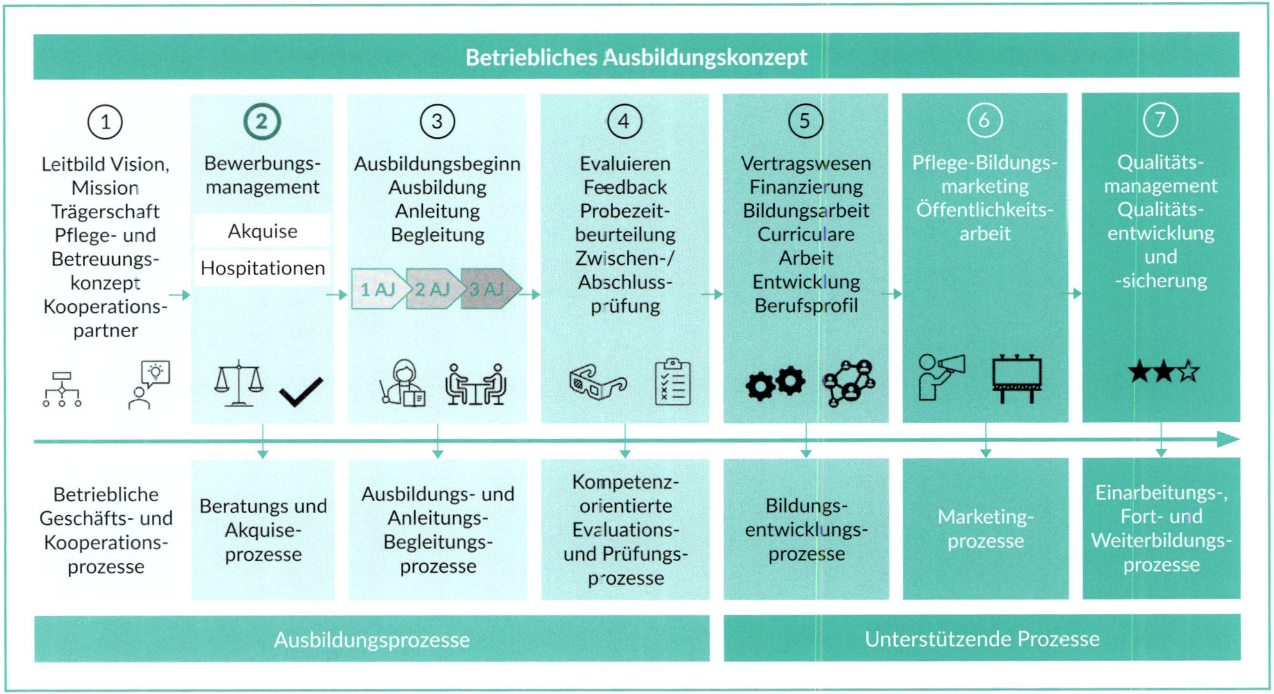

Abb. 15: Das betriebliche Ausbildungskonzept – Baustein 2.

6.1 Bewerbungsmanagement

»Menschen, die sich für den Pflegeberuf interessieren, sollten überlegen, ob sie mit Menschen arbeiten können, die krank oder alt sind oder die psychische oder körperliche Probleme haben. Altenpflege zum Beispiel ist sehr schön und sehr vielseitig, aber auch ein schwerer Beruf.«

Eva Mainka, koordinierende Praxisanleiterin, stationäre Altenpflegeeinrichtung

*»Die Ausbildungsträger müssten zur Bewerbung auch die unattraktiven Dinge erwähnen, wie zum Beispiel Nachtarbeit, schwierige Situationen und Fachkräftemangel. Was Bewerber*innen und Pflegenden enorm helfen könnte, wäre ein verlässlicher Dienstplan.«*

Rita Rickelhoff, Fachkrankenschwester für Intensivpflege und Anästhesie im Ruhestand

»Mit 14 war ich für zwei Jahre zum Putzen im Krankenhaus. Dann war ich zwei Jahre in der Gastronomie zum Geldverdienen. Damals musste man 18 Jahre alt sein, um mit der Krankenschwesternausbildung beginnen zu können. Lehrmittel, Kleider, Hauben und Schürzen mussten wir selbst zahlen. Gewaschen wurde es während der Ausbildung. Wir lebten dort wie im Internat.«

Gisela Kleinbeck, Krankenschwester im Ruhestand

Die wesentliche Fragen im Bewerbungsmanagement: Wer passt zu uns, was muss die Person mitbringen, was ist uns wichtig? Für die potenziell Auszubildenden ist die wesentliche Frage: Welcher Ausbildungsbetrieb passt zu mir?

Hier zwei weitere Sichtweisen:
1. Das Erstellen von Bewerbungsunterlagen ist für die Bewerber*innen oft mit viel Engagement und Zeitaufwand, aber auch mit Kosten und Hoffnungen verbunden.
2. Die Bindung der Auszubildenden oder Mitarbeitenden an eine Einrichtung beginnt meistens schon vor der Vertragsunterzeichnung.

Tipp

Bieten Sie Informationsveranstaltungen und Hospitationsmöglichkeiten an. Unterstützen Sie Ihre Auszubildenden bereits vor dem Abschluss des Ausbildungsvertrages, indem Sie sie informieren und nicht in der Warteschleife hängen lassen.

Einige wichtige Tipps zum Bewerbungsmanagement

- Fordern Sie auf Ihrer Homepage zur Initiativ-Bewerbung auf. Schreiben Sie z. B. *»Wir nehmen Bewerbungen während des gesamten Jahres gern an.«*
- Bestätigen Sie den Eingang der Bewerbung direkt, ggf. auch per Mail: *»Vielen Dank für die Zusendung Ihrer Bewerbung.«*
- Informieren Sie Ihren Bewerber*innen kontinuierlich. Geben Sie einen Hinweis zur geplanten Zeitschiene der Auswahlentscheidungen, z. B.: *»Bis zum ... sammeln wir alle Bewerbungseingänge ungeprüft. Erst im Anschluss erfolgt die inhaltliche Sichtung mit den anschließenden Einladungen zum ... Auswahltest/Kurzpraktikum/Vorstellungsgespräch.«*
- Geben Sie Informationen über den Ablauf des Auswahlverfahrens, z. B.: *»Wie auf unserer Homepage ersichtlich, durchlaufen alle Bewerber*innen ein mehrstufiges Auswahlverfahren.«*
- Seien Sie schnell und bearbeiten Sie zügig, z. B.: *»Nach der Sichtung der Bewerbungsunterlagen – Einladung zum Eignungstest – Einladung zum Vorstellungsgespräch – Kurzpraktikum (3 Tage) – Abschluss des Ausbildungsvertrages.«*
- Bei jüngeren Bewerber*innen: Geben Sie auch Eltern einen Einblick in Ihr Unternehmen und die Möglichkeit der Nachfrage »beim Chef«. Sie spielen eine wichtige Rolle beim Auswählen des Ausbildungsunternehmens z. B.: *»Gern laden wir Sie und Ihre Eltern zum Nachmittag der offenen Tür (mit geführtem Betriebsrundgang) ein.«*

- Schieben Sie herausragende Bewerbungen nicht in die Warteschiene, andere Unternehmen möchten die tolle Bewerberin auch ausbilden. Schreiben Sie z. B.: *»Gern möchten wir Sie außerhalb des regulären Bewerbungsverfahrens zum Vorstellungsgespräch einladen.«*
- Bieten Sie einen Schnuppertag an.
- Bewerber*innen, die nicht den Anforderungen entsprechen, sagen Sie bitte möglichst kurzfristig ab, damit sie wissen, woran sie sind, z. B.: *»Leider entsprechen Ihre Leistungen nicht unseren Auswahlkriterien« – »Leider sind unsere Ausbildungsplätze bereits besetzt.«*
- Schreiben Sie auch z. B.: *»Damit Sie sich anderweitig bewerben können, teilen wir Ihnen unsere Entscheidung zügig mit.«*
- Informieren Sie alle Bewerber*innen zeitnah nach einer Entscheidung, sodass ggf. der erforderliche Handlungsspielraum für Bewerber*innen erhalten bleibt, z. B.: *»Wir freuen uns, Ihnen innerhalb der kommenden zwei Wochen einen Ausbildungsvertrag zusenden zu können.«*
- Signalisieren Sie Gesprächsbereitschaft, auch in der Zeit zwischen Abschluss des Ausbildungsvertrages und Ausbildungsstart, z. B.: *»Für auftretende Fragen bis zum Ausbildungsstart steht Ihnen Frau … gern zur Verfügung.«*

»Ich habe mich initiativ beworben. Ich finde, man sollte Hospitationen vor der Ausbildung einfordern. Dann hätte man weniger Abbrüche in der Ausbildung. Ich habe freiwillig hospitiert, bevor ich mich zur Pflegeausbildung beworben habe. Das werde ich ebenso tun, wenn ich mir einen Arbeitsort nach der Ausbildung suche.«

Hannah Bastek, Auszubildende, drittes Ausbildungsjahr

Tipp
Sollte Sie eine Initiativbewerbung erreichen, so können Sie in der Regel davon ausgehen, dass diese von einer motivierten Person geschrieben wurde, die sich Ihren Betrieb bewusst angeschaut und ausgewählt hat.
Legen Sie die Initiativbewerbung nicht achtlos bei Seite, wenn aktuell kein adäquater Ausbildungsplatz zur Verfügung steht. Überlegen Sie, die Person schon einmal kennenzulernen und ihr ggf. ein Praktikum, FSJ, Wochenendarbeit oder ein Trainee-Programm anzubieten.

6.2 Chance Hospitation

Nutzen Sie die Chance, wenn interessierte Personen in Ihrer Einrichtung hospitieren möchten: Klären Sie die folgenden Fragen:

- Wie ist der Informationsfluss in der Einrichtung? Weiß jede im entsprechenden Bereich, dass ein Hospitant kommt?
- Wird eine Praxisanleitung für diesen Zeitraum bereitgestellt? Sie müssen die Hospitanten angemessen begleiten, sonst werden Sie als Auszubildende nicht zu Ihnen kommen wollen.
- Gibt es ein Namensschild?
- Wie wird der erste Tag der Hospitation gestaltet? Erfolgt der Arbeitsbeginn evtl. etwas später? Gibt es einen Empfang durch die Praxisanleitung?
- Findet zum Abschluss ein Reflexionsgespräch statt? Sie sollten immer ein Abschlussgespräch mit der hospitierenden Person führen.
- »Passt« die Bewerberin zur Einrichtung und umgekehrt?
- Entspricht die Bewerberin dem Anforderungsprofil?
- Wann gibt es eine mündliche Zu- oder Absage?

6.3 Zugangsvoraussetzungen

»Damals hat man gesagt: »Du willst Krankenschwester werden? Du hast einen Knall.« Der Beruf war noch weniger anerkannt als heute. Die theoretischen Anforderungen an uns waren damals nicht so hoch wie später. Wir haben keine Zeit zum Lernen gehabt, sondern waren immer in der praktischen Pflege im Krankenhaus.«

Gisela Kleinbeck, Krankenschwester im Ruhestand

»Je nach Ausbildungsvertrag nach dem Pflegeberufegesetz kommen die Auszubildenden mit unterschiedlichen Vorstellungen. Sie sind unzufrieden, weil sie die Altenpflege kennenlernen müssen, obwohl sie eigentlich Krankenschwester werden wollten. Das kommt vor. Manche sind auch sehr froh, dass sie die Altenpflege kennenlernen, auch in einem nur 400 Stunden umfassenden Einsatz.«

Eva Mainka, koordinierende Praxisanleiterin, stationäre Altenpflegeeinrichtung

Die lerntheoretischen und praktischen Anforderungen und die angestrebten Ziele bestimmter Handlungskompetenzen der generalistischen Pflegeausbildung sind sehr hoch. Gesetzlich definiert (§ 11 PflBG Voraussetzungen für den Zugang zur Ausbildung) sind folgende Zugangsvoraussetzungen:

1. der mittlere Schulabschluss oder ein anderer gleichwertig anerkannter Abschluss
   oder
2. der Hauptschulabschluss oder ein anderer als gleichwertig anerkannter Abschluss, zusammen mit dem Nachweis
   - einer erfolgreich abgeschlossenen Berufsausbildung von mind. zweijähriger Dauer
   - einer erfolgreich abgeschlossenen landesrechtlich geregelten Assistenz- oder Helferausbildung von mind. einjähriger Dauer
   - einer bis 31. 12. 2019 begonnenen erfolgreich abgeschlossenen Altenpflegehelfer- (APH) oder Krankenpflegehelfer- (KPH) Ausbildung
   - eine KPH-Ausbildung gem. KrPflG von 1985

   oder
3. der erfolgreiche Abschluss einer sonstigen zehnjährigen allgemeinen Schulbildung

Das bedeutet:

- Alle Schüler*innen mit einem mittleren Schulabschluss oder einer anderen erfolgreich abgeschlossenen zehnjährigen allgemeinen Schulbildung können sich für die Pflegeausbildung bewerben.
- Schüler*innen mit einem 9-jährigen Hauptschulabschluss können nach einer Pflegehelfer*innen- bzw. Pflegeassistenzausbildung eine Pflegeausbildung beginnen. Bei diesem Weg kann der Auszubildende bzw. die Auszubildende eine Verkürzung der Ausbildungszeit um ein Drittel beantragen.
- Anstelle der Pflegehelfer*innen- oder Pflegeassistenzausbildung eröffnet auch die Kombination aus Hauptschulabschluss und einer erfolgreich abgeschlossenen Berufsausbildung mit einer Mindestdauer von zwei Jahren den Zugang zur Pflegeausbildung.

6.3.1 Aufnahme von Pflegehelfer*innen

Um die Weiterbildung von Pflegehelfer*innen zu Pflegefachkräften zu fördern, eröffnet § 12 Abs. 2 PflBG die Möglichkeit, nach einer erfolgreich abgeschlossenen Pflegehelfer - oder -assistenzausbildung eine Ausbildung um ein Drittel zu verkürzen. Die absolvierte Hilfeausbildung muss dabei den beschlossenen »Eckpunkten für die in Länderzuständigkeit liegenden Ausbildungen zu Assistenz- und Helferberufen in der Pflege« genügen.

Um die Aufnahme einer Pflegehelferausbildung attraktiver zu gestalten, ist es in vielen Ländern möglich, Kenntnisse und praktische Erfahrungen im Berufsfeld Pflege, seien sie nun in Kursen nach § 53 c SGB XI und anschließender Tätigkeit als Betreuungskraft, im Rahmen von Freiwilligendiensten oder auf andere Weise erworben, im Zuge von Einzelfallprüfungen auf die Dauer einer Pflegehelferinnen- bzw. Pflegehelferausbildung anrechnen zu lassen.

Info

Die Berücksichtigung erbrachter Ausbildungsleistungen einer nicht erfolgreich abgeschlossenen Fachkraftausbildung im Rahmen der landesrechtlichen Pflegehelfer- und Pflegeassistenzausbildungen ist in der überwiegenden Zahl der Länder möglich. Verkürzungen und Anrechnungen der Ausbildung erfolgen in Form von Einzelfallprüfungen durch die zuständigen Stellen der Länder.

6.3.2 Persönliche Eignung für den Beruf

Der Pflegeberuf zeichnet sich durch eine intensive und komplexe Arbeit am Menschen aus. Daher kann der Beruf nur durch Personen ausgeübt werden, die gesundheitlich fit sind und keine Straftaten begangen haben. In der Regel verlangen ausbildende Einrichtungen vor Beginn der Ausbildung ein aktuelles Gesundheitszeugnis und ein amtliches Führungszeugnis.

Für das Gesundheitszeugnis prüft eine Arbeitsmedizinerin, ob gesundheitliche Einschränkungen vorliegen und ob z. B. aufgrund von Schwächen oder einer Sucht die Berufsfähigkeit ausgeschlossen ist.

Bewerber*innen für die Pflegeausbildung müssen zudem ausreichende Deutschkenntnisse besitzen. Sprechen Sie nicht nur mit Ihrem Bewerber, sondern lassen Sie ihn bei der Bewerbung auch mindestens eine Din A4-Seite schreiben. Die Dokumentationspflicht und das interdisziplinäre Agieren im Pflegeberuf erfordern die Beherrschung der deutschen Schriftsprache.

6.4 Bewerbungsunterlagen

Immer wieder fragen Bewerber*innen, was zu einer kompletten Bewerbung gehört, oder welche Dokumente eine Einrichtung wünscht. Informieren Sie auf Ihrer Homepage genau, welche Unterlagen Sie wünschen, das erspart Ihnen Nachfragen und Nachforderungen.

6.5 Ausbildung oder Umschulung?

Eine Ausbildung nach dem Pflegeberufegesetz, egal ob in Vollzeit oder Teilzeit, kann auch im Rahmen einer beruflichen Weiterbildung (Umschulung) erfolgen. Viele Menschen entdecken erst in der mittleren Lebensphase das besondere Interesse an einem Beruf in der Pflege.

Im Rahmen der Umschulung durchlaufen die Umschüler*innen eine reguläre Pflegeausbildung. Voraussetzung ist, dass Förderbedingungen für eine Umschulung vorliegen. Dann können die Agenturen für Arbeit oder Jobcenter Bildungsgutscheine für den zuvor individuell festgestellten Bildungsbedarf aushändigen. Der Bildungsgutschein, der das Bildungsziel »Pflegefachfrau«/»Pflegefachmann« ausweist, garantiert die Übernahme der Weiterbildungskosten und gegebenenfalls die Fortzahlung des Arbeitslosengeldes.

Die Umschulung (= Ausbildung) zur Pflegefachfrau/ um Pflegefachmann gliedert sich ebenso wie die Ausbildung in einen schulischen und einen betrieblichen Teil. Der theoretische und praktische Unterricht findet an einer Pflegeschule statt, die im Falle der Umschulung zur Durchführung von Maßnahmen der Arbeitsförderung zugelassen sein muss. Dort wird der Bildungsgutschein eingelöst. Der betriebliche Teil findet ebenso wie bei der regulären Ausbildung in einem Krankenhaus, einer stationären Pflegeeinrichtung oder einem ambulanten Pflegedienst statt, mit dem Sie einen Ausbildungsvertrag schließen. Betrieb und Schule müssen miteinander kooperieren.[26]

---

[26] Vgl. BMFSFJ 2022b

Beispiel **Von der Pflegehelferin zur Pflegefachfrau**

Mona Wirths ist bei einem ambulanten Pflegedienst als Pflegehelferin angestellt und möchte nun eine Vollzeitausbildung zur Pflegefachfrau beginnen. Ihr ambulanter Pflegedienst kooperiert mit einer Pflegeschule, die AZAV* zertifiziert ist. Nach aktuellem Arbeitsvertrag bezieht Mona Wirths ein Gehalt von 1.400 Euro im Monat. Sie ist auf dieses Geld angewiesen, es sichert ihren Lebensunterhalt. Mit der Ausbildungsvergütung und einem Zuschuss der Agentur für Arbeit zum Arbeitsentgelt wird sie in die Lage versetzt, eine Ausbildung zur Fachkraft zu machen, ohne dass sich ihr Einkommen reduziert. Sie wird also während der Ausbildung weiterhin 1.400 Euro monatlich auf ihrem Konto haben, weil ihr der Pflegedienst als Arbeitgeber und Träger der Ausbildung dank der Förderung neben der üblichen Ausbildungsvergütung von 1.000 Euro pro Monat die Differenz zum ursprünglichen Gehalt von 400 Euro weiterzahlt.
Dazu schließt der Pflegedienst mit der neuen Auszubildenden Mona Wirths einen Ausbildungsvertrag für die reguläre dreijährige Vollzeitausbildung zur Pflegefachkraft und stellt sie von der Arbeitsleistung in Höhe eines Arbeitsentgeltes von 400 Euro frei.
Um einen Zuschuss zum Arbeitsentgelt zu erhalten, stellt der Pflegedienst über den Arbeitgeberservice bei der Agentur für Arbeit einen Antrag auf Förderung nach dem Qualifizierungschancengesetz. Mit dem Antrag legt der Pflegedienst den Ausbildungsvertrag und einen angepassten Arbeitsvertrag vor. Der Pflegedienst kann als kleines und mittleres Unternehmen eine Förderung als Zuschuss zum Arbeitsentgelt in Höhe von 100 Prozent erhalten, das sind in diesem Beispiel bis zu 400 Euro im Monat.**

* Pflegeschulen, die die Pflegeausbildung Umschüler*innen anbieten möchten, müssen das Verfahren nach der Akkreditierungs- und Zulassungsverordnung Arbeitsförderung (AZAV) erfolgreich durchlaufen haben.

** Vgl. ArbeitGestalten Beratungsgesellschaft (2020)

Umschulung

Die Agenturen für Arbeit und die Jobcenter können im Rahmen ihrer gesetzlichen Möglichkeiten die Umschulung zur Pflegefachfrau bzw. zum Pflegefachmann über die gesamte Dauer fördern (§ 180 Abs. 4 Satz 3 SGB III), sowohl in Vollzeit, Teilzeit als auch berufsbegleitend. Die Agenturen für Arbeit unterstützen Betriebe und beschäftigte Pflegehelfer*innen bei der Qualifizierung zur Fachperson durch Übernahme der Weiterbildungskosten und Zuschüsse zum Arbeitsentgelt.

Ausbildungen nach dem Pflegeberufegesetz können dauerhaft dreijährig durch die Agentur für Arbeit oder das Jobcenter gefördert werden. Dies kann auch für Ausbildungsträger finanziell interessant sein.

Tipp

Lassen Sie sich bei der regionalen Agentur für Arbeit und bei Jobcentern oder im Beratungsteam des BMFSFJ beraten. Die Kontaktdaten der Berater*innen des Bundesamts für Familie und zivilgesellschaftliche Aufgaben (BAFzA) und umfangreiche sowie zielgruppenorientierte Fachinformationen zur Pflegeausbildung und zur Umschulung finden Sie unter https://www.pflegeausbildung.net/.
Ebenso können die Agentur für Arbeit oder das Jobcenter Sie ggf. bei der Suche nach interessierten Bewerber*innen unterstützen.

6.6 Ausbildung in Teilzeit

Durch das Pflegeberufegesetz wird die Möglichkeit eröffnet, die Ausbildung zur Pflegefachfrau/zum Pflegefachmann in Teilzeit zu absolvieren (vgl. § 6 PflBG). Informieren Sie sich, welche Pflegeschulen in Ihrer Region Teilzeitausbildung anbieten. Nehmen Sie die Personengruppen in den Fokus, die ggf. Interesse an einer Teilzeitausbildung haben:

- Personen mit Erziehungsverantwortung
- Personen mit pflegebedürftigen An- und Zugehörigen
- Personen mit Anspruch auf Umschulung oder Fördermöglichkeiten
- Personen in Politik und Ehrenamt, Personen mit chronischen Erkrankungen, Personen mit Langzeitbeschäftigung in der Pflege (»Nicht-Fachkräfte«)
- Personen mit Lernbeeinträchtigung, Personen mit eigener Fluchterfahrung und im Leistungssport aktive Personen
- Personen mit Erziehungsverantwortung, die eine Teilzeitpflegeausbildung wahrnehmen möchten
- Personen, die aufgrund der Work-Life-Balance eine Teilzeitausbildung präferieren.

6.7 Best Practice: Akquise

Slogans, die bei der Akquise begeistern können:

- *Wir wollen, dass Pflege begeistert!*
- *Wir möchten der beste Ausbildungsbetrieb sein.*
- *Bei uns kannst Du Pflege von A–Z erlernen, mit guten Kooperationspartnern und top qualifizierten Praxisanleitenden.*
- *Du gehst noch zur Schule und überlegst schon, in welchen Bereich du später mal arbeiten möchtest?*
- *Toll, dass du dir jetzt schon Gedanken über deine Zukunft machst. Hast du dabei schon mal an Berufe in der Pflege gedacht?*
- *Bei uns findest Du Möglichkeiten ein Praktikum (FSJ, BUFDI...) zu machen.*
- *Du erhältst eine kostenfreie Ausbildung.*

- *Du bekommst eine angemessene Ausbildungsvergütung.*
- *Du profitierst von einer krisensicheren Jobperspektive in der Pflegebranche.*
- *Du kannst in vielen Pflegebereichen arbeiten.*
- *Wir ermöglichen Dir drei Hospitationstage und eine Informationsveranstaltung am ... anbieten. Möchtest Du Dich hierfür anmelden?*

6.8 Best Practice: Wissenswertes zur Bewerbung

Eine Pflegeeinrichtung schreibt:

- »Wenn wir uns um Auszubildende bemühen, fragen wir uns: Wer passt zu uns, was muss die Person mitbringen, was ist uns wichtig?
- Wir ermöglichen Ihnen Schnuppertage, damit Sie unsere Einrichtung und Arbeit kennenlernen können.
- Wir freuen uns, wenn Sie sich initiativ bewerben.
- Wenn Sie sich für die Pflegeausbildung entscheiden, werden Sie sehr gute Berufschancen und Weiterbildungsmöglichkeiten erfahren.

Zur Bewerbung bei uns gehören wie üblicherweise folgende Unterlagen:

- Bewerbungsschreiben und Lebenslauf
- Ein Motivationsschreiben: »Warum möchte ich die Pflege erlernen?«
- Beglaubigte Zeugniskopien (bei ausländischen Zeugnissen eine Übersetzung und eine Bescheinigung über die Anerkennung des Abschlusses in Deutschland)
- Arbeitszeugnisse, Praktikumsbescheinigungen
- eventuell Bestätigung der gesundheitlichen Eignung
- eventuell Vorlage eines erweiterten Führungszeugnisses
- Nachweise zu Impfungen
- Bei Zusage: Nachweise zur HACCP Schulung

6.9 Best Practice: Selbsttest für Auszubildende: Ausbildungsvoraussetzungen des Ausbildungsbetriebes

Beispiel einer stationären Altenpflegeeinrichtung

Ausbildungsvoraussetzungen

»Uns ist es wichtig, dass Sie vor Beginn Ihrer Ausbildung überprüft haben, dass der Pflegeberuf Ihrer Motivation, Ihren Neigungen und Ihren Kompetenzentwicklungs-möglichkeiten entspricht. Deswegen sollten Sie eine detaillierte Selbsteinschätzung vornehmen.

Der Pflegeberuf erfordert von den Pflegenden ein hohes Maß an Urteilskraft, an der Fähigkeit eine Situation richtig einzuschätzen, den passenden Handlungsrahmen zu erkennen, angemessen einzusetzen und die Bereitschaft, sich ständig neu auf die individuelle Situation des unterstützungsbedürftigen Menschen einzulassen. Möchten Sie sich dieser Anpassungs- und Veränderungsbereitschaft stellen?«

Ob ein Beruf in der Pflege der richtige ist, kann am besten jeder selbst beurteilen. Als »Faustformel« kann sich jeder an der Ausbildung Interessierte daran orientieren, ob die folgenden Fragen mit »Trifft voll zu« beantwortet werden können:

Tab. 7: Wie gut kennen Sie Ihren künftigen Arbeitgeber?

Ich reflektiere:	Trifft gar nicht zu	Trifft teilweise zu	Trifft voll zu
1. Ich habe Ihre Pflegeeinrichtung und die dortige Arbeit bereits kennengelernt.			
2. Ich kann mir Ihre Pflegeeinrichtung als Ausbildungsbetrieb gut vorstellen.			
3. Ich interessiere mich für die professionelle Pflegearbeit mit alten Menschen in einer stationären Langzeitpflegeeinrichtung.			

Ich reflektiere:	Trifft gar nicht zu	Trifft teilweise zu	Trifft voll zu
4. Ich traue mir zu, Menschen mit einem unterschiedlichen und individuellen, lebensweltorientiertem Hilfebedarf zu pflegen und zu betreuen.			
5. Ich bin einfühlsam und kann körpernah mit kranken und pflegebedürftigen Menschen umgehen.			
6. Ich bin daran interessiert, mit Angehörigen auf Augenhöhe zusammenzuarbeiten.			
7. Ich bin bereit, Verwaltungs- und Schreibarbeiten zur Planung und zur Dokumentation zu erledigen.			
8. Ich kann eigenverantwortlich, aber auch im Team arbeiten.			
9. Ich bin bereit, mein Handeln und Verhalten regelmäßig theorie- bzw. wissensgeleitet zu reflektieren und zu hinterfragen, ob es fachlich richtig ist und den Wünschen und Bedürfnissen des zu pflegenden Menschen entspricht.			
10. Ich habe mich über die Anforderungen der theoretischen und praktischen Pflegeausbildung ausreichend informiert und bin innerlich bereit, mich auf eine dreijährige Ausbildung einzulassen.			
11. Ich habe meine finanzielle Situation für die Zeit der Ausbildung eingeschätzt und werde einen Abbruch der Ausbildung möglichst vermeiden.			
12. Ich habe mich über die Pflegeausbildung ausreichend informiert und mir ist bewusst, dass ich meine praktische Pflegeausbildung auch bei anderen externen Pflegeeinrichtungen absolvieren werde.			
13. Ich habe bereits mit Ausbildungsverant-wortlichen der Pflegeeinrichtung gesprochen und mir wurden alle Fragen ausreichend beantwortet.			

6.10 Check: Beratungs- und Akquiseprozesse

Tab. 8: Wie gut sind Ihre Beratungs- und Akquiseprozesse?

Ich reflektiere und schätze ein:	Trifft gar nicht zu	Trifft teilweise zu	Trifft voll zu
1. Wir verfügen über ein systematisches Bewerbungsmanagement und die Prozesse sind knapp und schnell.			
2. Die Nachfragen per Mail und am Telefon werden direkt beantwortet.			
3. Wir verfügen über einheitliche Antwortschreiben, die zeitnah an die Bewerber*innen gehen.			
4. Wir laden über das ganze Jahr verteilt zu Bewerbungsgesprächen ein.			
5. Die Termin- und Raumplanung erfolgt elektronisch, auch die Planung der teilnehmenden Personen.			
6. Das Gespräch findet in ruhiger Atmosphäre statt und es gibt einen Gesprächsleitfaden mit einem Anforderungsprofil.			
7. Im Gespräch werden weitere Details geklärt, z. B.: Jugendschutz, Anerkennung ausländischer Zeugnisse und Aufenthaltsstatus, finanzielle Förderungen, Wohnmöglichkeiten, Lehrmittel, EDV und Datenschutzvorgaben.			
8. Die Einrichtung wird interessierten Personen vorgestellt und ein Rundgang kann stattfinden.			
9. Die Darstellung von Ablauf und Inhalten der Pflegeausbildung, u. a. auch Beratung zum Vertiefungseinsatz und zur Wahlmöglichkeit erfolgt beim Bewerbungsgespräch oder bei Informationsveranstaltungen.			
10. Vereinbarung eines Hospitationstermins und Erklärung des Ablaufs und der Rahmenbedingungen werden zeitnah gegeben.			
11. Eingehende Bewerbungen werden datenschutzkonform (anonymisiert) gelistet, so dass statistische Auswertungen möglich sind.			

7 Lernprozessbegleitung (BAK 3)

*Lernen will begleitet sein, von besten Meister*innen.*

Dieses Kapitel führt Sie durch die Lernprozesse mit dem Fokus: Wie sollte die praktische Pflegeausbildung begleitet werden?

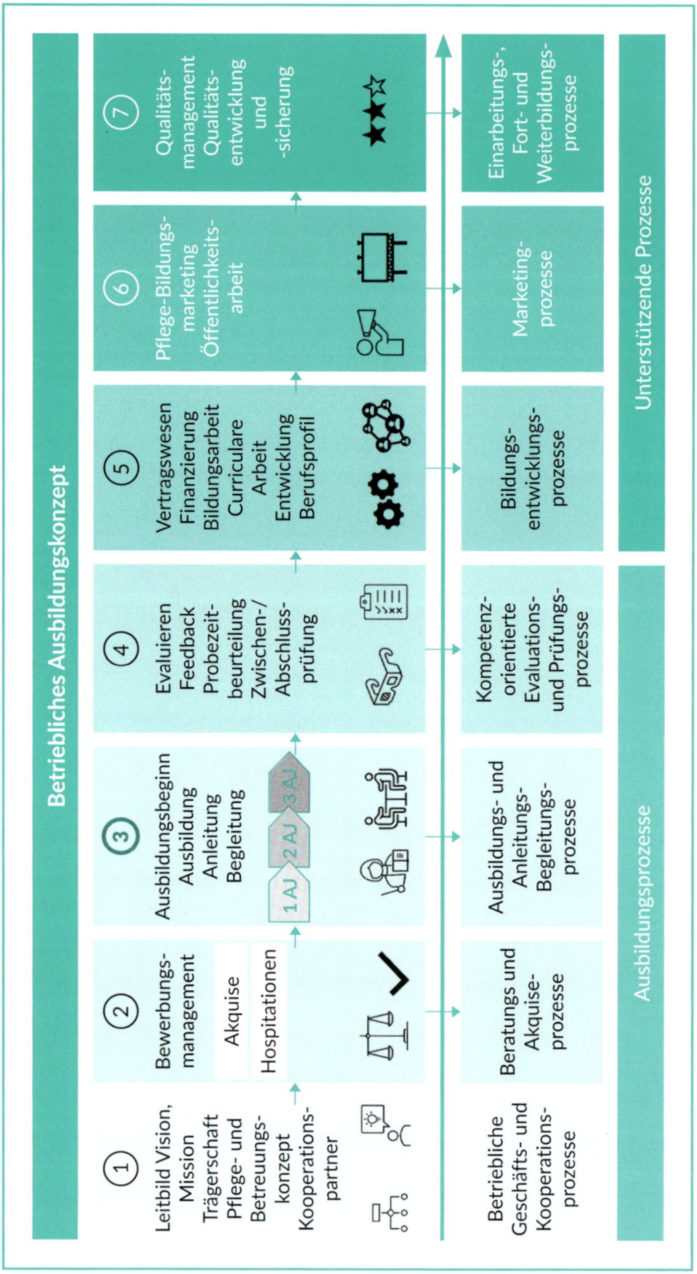

Abb. 16: Das betriebliche Ausbildungskonzept – Baustein 3.

7.1 Lernbegleitungsprozess

Lernen heißt und erfordert Veränderung und ein Klima, in dem Lernende sich für den Lernprozess öffnen können und sich eingeladen fühlen. Lernende müssen selbst aktiv werden und mit ihren Lernbegleiter*innen kooperieren. Lernen soll in allen Prozessen begleitet sein.

Lernbegleiter*innen können die Kompetenzentwicklung oder den Wissenserwerb der Lernenden nicht von außen herstellen, sondern nur günstige Bedingungen dafür schaffen, dass Lernende sich selbst auf den Weg begeben. Die Qualität der Lehr-/Lernprozesse steht und fällt damit, ob eine solche Ermöglichung von Aneignungs- und Kompetenzentwicklungsprozessen gelingt. In der Forschung wurde entsprechend erkannt: Eine einladende, dialogische Haltung kann wesentlich zur Entstehung einer tragfähigen (Lehr-Lern-)Beziehung beitragen und Veränderungsbereitschaft, Lernen, Persönlichkeits- und Kompetenzentwicklung unterstützen.

7

»Während der Pflegeausbildung benötigen die Auszubildenden einen kontinuierlichen Ansprechpartner. Die sind für die Auszubildenden wichtig, gerade bei den häufigen Wechseln zwischen den Pflegeeinrichtungen.«
Eva Mainka, koordinierende Praxisanleiterin, stationäre Altenpflegeeinrichtung

»Auszubildende dürfen auch in der praktischen ambulanten Pflegeausbildung nicht überfordert werden. Im dritten Ausbildungsjahr können sie leichte Pflegetätigkeiten selbstständig übernehmen, aber immer wieder ist Kontrolle wichtig.«
Gisela Kleinbeck, Krankenschwester im Ruhestand

»Ich hätte mir mehr Lernbegleitung gewünscht. Feedback ist extrem wichtig.«
Hannah Bastek, Auszubildende, drittes Ausbildungsjahr

Tipp
Pflegende, die über die Struktur der Leiharbeit in Pflegeeinrichtungen arbeiten, eignen sich nur selten für eine kontinuierliche Lernprozessbegleitung. Bedenken Sie dies bitte, wenn es um die Auswahl von geeigneten Lernbegleiter*innen geht.

7.2 Der Bezugsrahmen der praktischen Pflegeausbildung

Der Bezugsrahmen der praktischen Pflegeausbildung kann verdeutlichen, wie komplex sich die Ausbildungssituation gestaltet. Die praktische Pflegeausbildung und die Anleitungsprozesse bedingen sich gegenseitig – ausgehend von den Vorstellungen, Wünschen und der bereits erworbenen Kompetenz des Auszubildenden über die externe und interne Evidence hin zu den Zielen und Vorstellungen des zu Pflegenden. Dies alles wird immer beeinflusst durch die Umgebungsbedingungen (vgl. ▶ Abb. 17).

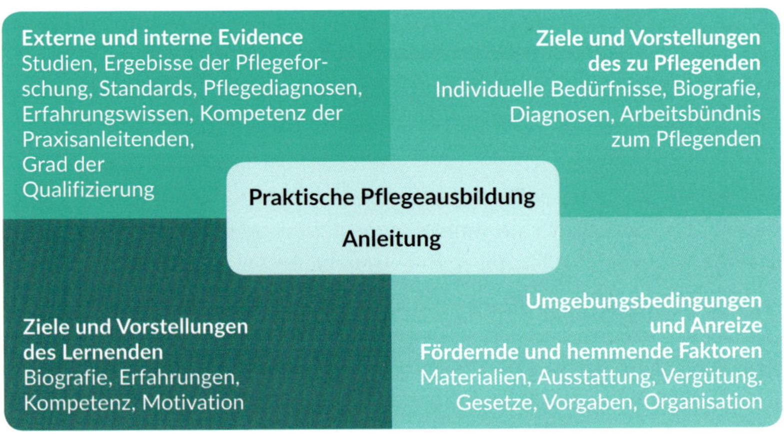

Abb. 17: Der Bezugsrahmen der praktischen Pflegeausbildung.

Entsprechend dieses dargestellten Bezugsrahmens wird deutlich, dass ausgehend von der Biografie, den Erfahrungen, den erworbenen Kompetenzen und der Motivation der Ausbildenden Ziele und Vorstellungen zu Lern- und Kompetenzzielen auch bei einer praktischen Pflegeausbildung oder bei einzelnen gezielten Anleitungen entstehen. Wesentliche Faktoren bei der Lernprozessbegleitung sind Ausbildende, die den Auszubildenden Studien, Ergebnisse der Pflegeforschung, Standards und Pflegediagnosen nahebringen.

Je nach Erfahrungswissen und Kompetenz der Praxisanleitenden sowie deren Grad der Qualifizierung sind Lernergebnisse beeinflusst. Was Auszubildenden immer vergegenwärtigt werden muss, ist das Arbeitsbündnis, das zwischen Pflegenden und zu Pflegenden geschlossen werden muss, bevor es zu Pflegehandlungen kommt. Die Ziele und Vorstellungen des zu Pflegenden werden häufig im Pflegealltag nicht ausreichend berücksichtigt. Die individuellen Bedürfnisse, Biografien, Erfahrungen und Diagnosen der zu Pflegenden prägen das pflegerische Handeln. Das Fragen nach dem Willen des zu Pflegenden müssen Lernende beim praktischen Handeln erfahren und erlernen.

7

Auszubildende müssen praktisch erlernen, was es heißt, ein Arbeitsbündnis zum Pflegenden zu schließen. Die Abwertung der individuellen und sozialen Anteile pflegerischer Arbeit und der empathischen Gefühlsarbeit grenzt an eine Verletzung von Menschenrechten.

Haltung und Respekt, Umgang und soziales Handeln sowie empathische Gefühlsarbeit realisiert sich nur im Handeln. Umgebungsbedingungen und Anreize, fördernde und hemmende Faktoren und v. a. beste Beispiele (Vorbilder) bzw. das Lernen am Modell sind Garanten dafür, dass dies gelingen kann. Außerdem bestimmen die Umgebungsfaktoren, die Materialien, Ausstattung, Vergütung, Gesetze, Vorgaben, sprich die gesamte Organisation das Lernen und die Möglichkeiten des Kompetenzerwerbs.

7.3 Beginn der praktischen Pflegeausbildung und Einschätzung des Lernstands

Neu sein, sich aber nicht fremd fühlen.

*»Im Prinzip müsste jeder Auszubildende eine Woche ein Fertigkeitentraining durchlaufen, ohne Patient*innen. Die Pflegenden auf den Stationen haben keine Zeit dazu, uns grundlegend anzuleiten.«*
Hannah Bastek, Auszubildende, drittes Ausbildungsjahr

»Zu Beginn meiner Ausbildung hat mich eine Nonne mitgenommen, eine sogenannte (ausgebildete) Vollschwester. Sie war sehr gut, das war mein Glück. Sie hat mich immer mitgenommen von Zimmer zu Zimmer.«
Gisela Kleinbeck, Krankenschwester im Ruhestand

*»Die Rahmenbedingungen sind und waren schlecht. Sie werden nicht besser, sondern immer schwieriger. Die Frage ist: Woran scheitert eine Optimierung der Rahmenbedingungen für die Berufsgruppe der Pflegenden? Es wurde viel geklatscht. Pflege wird gesellschaftlich und politisch aber als ein Beiwerk gesehen. Das ist bedauerlich. Die Leidtragenden von schlechten Rahmenbedingungen in der Pflege sind die Patient*innen.«*
Rita Rickelhoff, Fachkrankenschwester für Intensivpflege und Anästhesie im Ruhestand

Wichtig wäre zu Beginn der praktischen Pflegeausbildung eine geplante und gut strukturierte Einarbeitungswoche. Das sogenannte Onboarding, das für mehr als Einarbeitung steht, hat kurz- und mittelfristig zum Ziel, dass neue Auszubildende oder Mitarbeitende optimal in den Betrieb und die Aufgaben finden. Langfristig verfolgt ein sehr gutes Onboarding das Ziel, den Erfolg einer Einrichtung zu vergrößern und die Kundenzufriedenheit der zu Pflegenden zu erhöhen.

Auch der erste Tag in der Pflegeeinrichtung bedarf einer Vorbereitung. Individuelle Lernvoraussetzungen der Auszubildenden sind im Erstgespräch zu Beginn des Einsatzes und im Vorgespräch der Anleitungssituation zu klären. Hierbei sollten die Auszubildenden nach Vorkenntnissen für die Aufgabenstellung und Erfahrungen bezüglich der Pflegesituation gefragt werden.

Wichtig **Aufgaben übertragen**

Der Gesetzgeber führt dazu aus, dass den Auszubildenden nur Aufgaben übertragen werden dürfen, die dem Ausbildungszweck und dem Ausbildungsstand entsprechen und die den physischen und psychischen Kräften der Auszubildenden angemessen sind.

Praktisch bedeutet das – auch vor dem Hintergrund, dass die Auszubildenden mit sehr unterschiedlichen Vorerfahrungen jeden neuen Praxiseinsatz beginnen –, dass zunächst der aktuelle individuelle Lernstand ermittelt werden muss mit individueller Vorerfahrung. Im Sinne der Kompetenzorientierung ist es wichtig, den individuellen Lernstand der Auszubildenden vor und nach der Durchführung von Anleitungssituationen und der Übernahme von Aufgaben im Pflegeprozess gut einzuschätzen und eine Weiterentwicklung zu ermöglichen. Ebenso bedeutend ist es für die Auszubildenden selbst, ihren Lernstand selbstständig zu reflektieren und ihre Entwicklung nachvollziehen zu können.

Es ist empfehlenswert, dass Auszubildende am ersten Tag ihres Einsatzes ihren Ausbildungsnachweis zusammen mit etwaigen Lern- und Arbeitsaufgaben bzw. Praxisaufträgen aus der Pflegeschule mitbringen und zur Vorbereitung des Erstgesprächs nutzen.

Individuelle Lernvoraussetzungen der Auszubildenden sind im Erstgespräch zu Beginn des Einsatzes und im Vorgespräch der Anleitungssituation zu klären. Hierbei sollten die Auszubildenden nach Vorkenntnissen für die Aufgabenstellung und Erfahrungen bezüglich der Pflegesituation gefragt werden.

Weitere vorbereitende Aufgaben:

- Meldung bei der Pflegeschule (Daten einholen, Ausbildungsrahmenplan und -verlaufsplan besorgen,
- die Inhalte auf die Ausbildungspläne im Unternehmen übertragen
- individuellen Ausbildungsverlaufsplan/Einsatz pro Auszubildenden erstellen,

- praktische Ausbildung der Auszubildenden nach Orientierungs-, Pflicht- oder Vertiefungseinsatz strukturieren,
- Starter-Mappe für Auszubildende vorbereiten,
- Einladungs-, Begrüßungsschreiben versenden,
- Ausbildungsbeauftragte, Praxisanleitende auswählen, informieren und ggf. qualifizieren,
- Kooperationspartner*innen, Mitarbeitende und Auszubildende informieren,
- Arbeitsplatz und Ausbildungsmittel vorbereiten.

»Mir war immer wichtig zu wissen, wie der Wissenstand der Auszubildenden ist. Ich habe immer hinterfragt, ob sie es verstanden haben, wenn ich angeleitet habe.«

Rita Rickelhoff, Fachkrankenschwester für Intensivpflege und Anästhesie im Ruhestand

Die generalistische Pflegeausbildung richtet sich an eine sehr heterogene Gruppe von Auszubildenden, die – abhängig von ihrem Ausbildungsträger und ihren damit verbundenen Schwerpunkten – die einzelnen praktischen Einsätze mit sehr unterschiedlichen Lernvoraussetzungen absolvieren. Im Sinne der Kompetenzorientierung ist es gerade vor diesem Hintergrund wichtig, den individuellen Lernstand der Auszubildenden vor und nach der Durchführung von Anleitungssituationen und der Übernahme von Aufgaben im Pflegeprozess gut einzuschätzen und eine Weiterentwicklung zu ermöglichen. Ebenso bedeutend ist es für die Auszubildenden selbst, ihren Lernstand selbstständig zu reflektieren und ihre Entwicklung nachvollziehen zu können.

7.4 Checkliste: Einführung von neuen Auszubildenden in der Langzeitpflege

Verantwortlich für die Begrüßung und die Erstinformationen an Auszubildende ist die koordinierende Praxisanleitende.

Themen der Ausbildungscheckliste:

- Besprechen des individuellen Ausbildungsverlaufsplanes
- Urlaubs- und Abwesenheitsplanung
- Informationen über zuständige ausbildende Personen
- Feedback-, Erst-, Zwischen- und Abschlussgespräche
- Vorstellen des Ausbildungskonzeptes
- Individuelle Lernvoraussetzungen und Ausbildungswünsche
- Arbeits- und Lernaufgaben (aus der Pflegeschule)

Themen der Einarbeitungscheckliste

- Vorstellen der Einrichtung
- Information über Leitbild
- Inhalte Küchenkonzept
- Hygieneordner und HACCP
- Inhalt des QM-Systems und der Brandschutzordnung
- Pflegedokumentation
- Verantwortungsmatrix
- Information über Handhabung der Dienstkleidung
- Information über Arbeitszeiten
- Unterweisung Arbeitssicherheit
- Wäschestandard
- Information über Annahme von Geschenken
- Information über Fortbildungsplanung
- Information über Haftungsfragen
- Information über Umgang mit Dienstfahrzeugen
- Information über Bestellwesen
- Lebensmittelbestellung aus den WB an die Küche
- Materialbestellung
- Information über Lagerwesen
- Information über Dienstplan

- Information über Meldewesen bei Krankheiten
- Hinweise auf Datenschutzbelehrung/Schweigepflicht
- Hinweise auf Arbeitssicherheit
- Hinweise auf das QM-Handbauch
- Umgang mit den Wünschen der Bewohner
- Umgang mit dementiell veränderten Bewohnern

Je nachdem, ob die Auszubildenden über drei Jahre im Ausbildungsbetrieb sind oder nur zum Pflichteinsatz, erfolgt die Information entsprechend ausführlich.

7.5 Erste betriebliche Informationen

In der Lernbegleitung ist Coachen besser als das Ausüben von Zwang und Druck.

> *»Zu Beginn einer Pflegeausbildung ist es wichtig, dass Auszubildende mit den Praxisanleiter*innen zusammenarbeiten. Sie müssen das Konzept kennenlernen, bevor sie in der direkten Pflege eingesetzt werden. Sie sollten mindestens zwei Wochen mit dem Praxisanleiter zusammenarbeiten.«*
> *Eva Mainka, koordinierende Praxisanleiterin, stationäre Altenpflegeeinrichtung*

Die Einführung findet zum Teil durch die Abteilung Ausbildung in der Regel in der Gruppe statt. Durch die Abteilung Ausbildung erhalten die Lernenden Informationen, die für den gesamten Betrieb gelten. Zu einem weitaus größeren Teil jedoch findet die Einführung durch die Praktikumsbegleitung statt. Sie arbeitet die ersten drei Tage des Praktikums mit den Lernenden zusammen im gleichen Dienst. Die Lernenden sind dabei zusätzlich eingeplant.

Während des Einsatzes sollten sich die Auszubildenden regelmäßig, ggf. gemeinsam mit den Praxisanleitenden, mit der Aktualisierung des Nachweises befassen. Am besten ist hierfür in der Dienstplanung eine feste Zeit vorzusehen, z. B. einmal pro Woche. Wenn noch nicht geschehen, können dabei die geplanten und strukturierten Anleitungssituationen dokumentiert oder ein anstehendes Gespräch bzw. eine Praxisbegleitung vorbereitet werden. Innerhalb der Einsatzzeit, spätestens am Ende jedes Einsatzes, sollten die Auszubildenden die erforderlichen Handzeichen bzw. Unterschriften für den Ausbildungsnachweis einholen.

Praxisanleitende tragen mit ihren neuen Aufgaben mehr Verantwortung, v. a. bei der Sicherstellung des Theorie-Praxis-Transfers und bei der Leistungsbewertung. Sie gestalten im Umfang von mindestens 10 Prozent ihrer Einsatzzeit Anleitungssituationen auf der Grundlage des Ausbildungsplans, an dessen Entwicklung sie im Idealfall mitgewirkt haben und der mit dem Curriculum der Pflegeschule abgestimmt ist. Sie übernehmen dabei die Aufgabe, die Erwartungen der Schule, des Trägers der Ausbildung und der Auszubildenden miteinander in Einklang zu bringen. Auszubildende werden von den Praxisanleitenden dazu angehalten, ihren Ausbildungsnachweis regelmäßig und kontinuierlich zu führen. Mit der kompetenzorientierten Ausbildung verbunden sind auch eine regelmäßige Feststellung des individuellen Lernstands der Auszubildenden sowie eine qualifizierte Leistungseinschätzung.

Schwerpunkte in der Lernbegleitung sind für die Entwicklung der nachfolgenden Schlüsselkompetenzen:

- Sensibilisieren der Wahrnehmungs- und Beobachtungsfähigkeit,
- Fördern von Eigeninitiative, Selbständigkeit und Selbstverantwortung,
- Erweitern der Beziehungs- und Kommunikationsfähigkeit,
- Fördern der Konflikt- und Reflexionsfähigkeit,
- Erweitern der Fachkompetenz im Bereich Rehabilitation.

Während der Ausbildung:

- Beurteilungen
- Projekte
- Kontakt Berufsschule
- Überprüfen der Leistungen des Azubis
- Zusammenbringen von theoretischen und praktischen Inhalten
- Kontrolle ob Inhalte in der Abteilung vermittelt wurden
- Ausbildungsrahmenplan kontrollieren (siehe oben)
- Fördern, Gespräch, für den Azubi da sein
- Übernahme vorbereiten/planen
- Ausbildungszeugnis
- Übernahmevertrag

Tipp

Lektüretipp: Kriesten U (2021): Praxisanleitung – gesetzeskonform, methodenstark & innovativ. So setzen Sie das Pflegeberufegesetz praktisch um. Schlütersche Fachmedien GmbH, Hannover.

Pflege-Lernende durchlaufen die Phasen vom Nicht Wissenden und nicht Könnenden, über den unerfahrenen und erfahrenen, hin zum Prüfling und dem ausgebildeten Neuling (▸ Kap. 11.6).

7.6 Von der Motivation zur Volition

Gern und mit Erfolg zu lernen, bezeichnet man als Lernbereitschaft.

Jemand mit hoher Lernbereitschaft geht Dingen auf den Grund, arbeitet sich in neue Themen ein, hält sich fachlich auf dem Laufenden und findet es selbstverständlich, lebenslang zu lernen.

> *»Meine Motivation zur Pflegeausbildung entstand, weil mich eine Freundin gefragt hat: »Willst Du mal mitkommen und sonntags im Krankenhaus helfen?« Ich habe Essen angereicht und hier und da geholfen. Ich fand das nett. Die Menschen waren dankbar.«*
>
> *Rita Rickelhoff, Fachkrankenschwester für Intensivpflege und Anästhesie im Ruhestand*

Zum Lernen bereit zu sein, erfordert **Motivation** und Volition. Die Gesamtheit der Beweggründe, Einflüsse, die eine Entscheidung, Handlung o. Ä. beeinflussen und zu einer Handlungsweise anregen, nennt man Motivation. Sich zur Handlung oder zum Lernen angeregt fühlen, heißt noch nicht, das Ziel und das Resultat erreichen zu können. Dazu bedarf es der Volition.

Volition (Willenskraft) bezeichnet die bewusste, willentliche Umsetzung von Zielen und Motiven in Resultate – durch zielgerichtete Steuerung von Gedanken, Emotionen, Motiven und Handlungen. Nur motiviert zu sein reicht häufig nicht, um zum Ziel zu gelangen. Die Willenskraft ist entscheidend, um trotz Widerständen, Hürden und demotivierenden Ereignissen sein Ziel nachhaltig verfolgen zu können. Auszubildende berichten häufig von demotivierenden Faktoren während der praktischen Einsätze.

»Ich habe so oft um eine Praxisanleitung gebeten, aber immer wurde ich vertröstet. Ich wollte die Ausbildung schon abbrechen, aber ich habe mich durchgebissen und heute bin ich froh. Ich habe gelernt, mir selbst Wissen anzueignen.«
Inga Sprenger, Auszubildende, drittes Ausbildungsjahr

Das Gefühl ist maßgeblich entscheidend beim Lernen und Lernen können. Willenskraft (Volition) – auch Willensstärke genannt – ist die Fähigkeit, Motive, Wünsche und Ziele in Resultate (Erfolge) umzusetzen. Deshalb bezeichnet man sie auch als Umsetzungskompetenz. Es ist eine typische Fähigkeit herausragender Persönlichkeiten im Beruf und Privatleben. Durchhaltevermögen entsteht nicht durch äußeren oder inneren Zwang, sondern durch Begeisterung und Erfolgserlebnisse.

7.7 Arbeiten mit Praxisanleitenden und Pflegefachkräften

Mit der Nutzung kommt der Nutzen.

Während der Ausbildung sind bei einem Pflichteinsatz mindestens 32 Stunden monatlich unter Aufsicht einer Pflegefachkraft bzw. Praxisanleitung zu leisten. In diesem Zeitfenster versorgt der Auszubildende – seinem Ausbildungsstand entsprechend – selbstständig eine festgelegte kleine Bewohnergruppe. Die Schüler*innen werden dabei von der Praxisanleitung begleitet, unterstützt und unterrichtet. Die Pflegehandlung wird von der Praxisanleitung vor Ort direkt besprochen und reflektiert.

Tipp
Ermöglichen Sie Selbstlernzeiten, denn auch Selbstlernen muss erlernt werden.

Beruflich Pflegende sind leider ständig zwischen Versorgungs- und Ausbildungsauftrag hin und hergerissen. Ausbildende in Pflegeeinrichtungen sind zu selten für Ausbildung freigestellt.

7.8 Situative Praxisanleitung durch Pflegende und Betreuende

Neben den Praxisanleitenden bilden examinierte Pflegekräfte Auszubildende aus. Insbesondere leiten sie zu Arbeitsaufgaben an. Pflegende und Betreuende unterstützen die Praxisanleitenden in ihrem Auftrag. Sie tragen die Verantwortung für die Pflege und Betreuung entsprechend dem Pflegeverständnis und der Zielsetzung des Lernortes Praxis. Sie sind für die Lernenden ein Vorbild als Berufsperson, übernehmen punktuell die Anleitung und Begleitung der Auszubildenden und evaluieren diese Pflegesituationen gemeinsam mit ihnen. Sie ermöglichen den Lernenden Beobachtungsaufgaben im Pflegealltag zu erfüllen.

7.9 Praxisbegleitung

§ 5 Praxisbegleitung
Die Pflegeschule stellt durch ihre Lehrkräfte für die Zeit der praktischen Ausbildung die Praxisbegleitung in den Einrichtungen der praktischen Ausbildung in angemessenem Umfang sicher. Aufgabe der Lehrkräfte ist es, die Auszubildenden insbesondere fachlich zu betreuen und zu beurteilen sowie die Praxisanleiterinnen oder die Praxisanleiter zu unterstützen. Hierzu ist eine regelmäßige persönliche Anwesenheit der Lehrkräfte in den Ein-

richtungen zu gewährleisten. Im Rahmen der Praxisbegleitung soll für jede Auszubildende oder für jeden Auszubildenden daher mindestens ein Besuch einer Lehrkraft je Orientierungseinsatz, Pflichteinsatz und Vertiefungseinsatz in der jeweiligen Einrichtung erfolgen.

»Die Dozenten in der Pflegeschule lesen sich vieles an. Die Pflegepraktiker können vieles besser praktisch erklären, einfach so neben der Arbeit.«
Hannah Bastek, Auszubildende, drittes Ausbildungsjahr

Bei der Praxisbegleitung durch Lehrende der Pflegeschule können Praxisanleitende mit diesen gemeinsam auf den individuellen Lernstand der Auszubildenden eingehen und den Transfer theoretischer Inhalte mit Bezug auf authentische Pflegesituationen thematisieren.

Die Praxisbegleitung am Lernort Praxis erfolgt durch Lehrende der Pflegeschule jeweils einmal im Orientierungseinsatz, in allen fünf Pflichteinsätzen und im Vertiefungseinsatz, damit insgesamt also mindestens sieben Mal während der Ausbildung. Die Praxisbegleitung hat den Zweck, die Auszubildenden fachlich zu betreuen und zu beurteilen sowie die Praxisanleitenden zu beraten und zu unterstützen. Mit dem unmittelbaren Bezug zu realen Pflegesituationen kann dabei festgestellt werden, wie gut der Theorie-Praxis-Transfer gelingt. Die Auszubildenden werden dazu angehalten, bei der beaufsichtigten Durchführung pflegeberuflicher Handlungen den Entwicklungsstand ihrer Kompetenzen zu demonstrieren und zu reflektieren.

7.10 Vorbehaltene Tätigkeiten – Auswirkungen auf die praktische Lehre

Mit dem Pflegeberufegesetz werden pflegerische Aufgaben definiert, die ausschließlich von ausgebildeten Pflegefachpersonen praktisch durchgeführt werden dürfen. Diese werden als »vorbehaltene Tätigkeiten« bezeichnet.

Werden einem bestimmten Heilberuf Tätigkeiten und Aufgaben eingeräumt, die nur die Angehörigen dieses Berufes ausüben dürfen, dient dies dem Gesundheits- und Patientenschutz und dem Schutz der zu behandelnden oder zu pflegenden Personen. Es besteht eine objektive Pflicht des Staates, diesen Schutz zu gewährleisten. Diese Schutzpflicht wird im PflBG umgesetzt, indem bestimmte pflegerische Aufgaben den Angehörigen der Pflegefachberufe vorbehalten sind, weil sie hierfür entsprechend qualifiziert sind. Die Besonderheit dieses Vorbehalts ist, dass bestimmte pflegerische Aufgaben ausschließlich diesen Personen zugewiesen sind. Auch Ärzt*innen sind von der Wahrnehmung dieser Aufgaben ausgeschlossen. Verstöße gegen die Vorbehaltsvorschrift sind mit Geldbuße belegt. Die Einräumung von vorbehaltenen Aufgaben kann das Selbstverständnis und die gesellschaftliche und gesundheitspolitische Anerkennung eines bestimmten Berufes stärken.

In der Praxis bedeutet dies, dass die Wahrnehmung dieser Aufgaben auf keine andere Berufsgruppe übertragen werden darf. Durch die Ausbildung werden die Lernenden dazu befähigt, die Aufgaben eigenständig zu erfüllen. Zu den vorbehaltenen Tätigkeiten zählen die Erhebung und Feststellung des individuellen Pflegebedarfs der zu pflegenden Menschen, die Organisation, Gestaltung und Steuerung des Pflegeprozesses sowie die Analyse, Evaluation, Sicherung und Entwicklung der Qualität der Pflege. Es handelt sich hierbei um pflegerische Aufgaben, die für die Pflegequalität und den Patientenschutz von besonderer Bedeutung sind.

Die Definition von vorbehaltenen Tätigkeiten stellt die charakteristischen Kernaufgaben von professionell Pflegenden heraus und bedeutet insgesamt eine Aufwertung des Pflegeberufs. Bereits ausgebildete Pflegefachpersonen übernehmen, nicht erst seit dem Pflegeberufegesetz, fachlich anspruchsvolle und vorbehaltene pflegerische Aufgaben, die nur von ihnen zu erfüllen sind. Aber auf die Zukunft gesehen werden die vorbehaltenen Aufgaben an die Qualifizierung, insbesondere an die praktische Pflegeausbildung, gekoppelt sein.

§ 4 PflBG Vorbehaltene Tätigkeiten
(1) Pflegerische Aufgaben nach Absatz 2 dürfen beruflich nur von Personen mit einer Erlaubnis nach § 1 Absatz 1 durchgeführt werden. Ruht die Erlaubnis nach § 3 Absatz 3 Satz 1, dürfen pflegerische Aufgaben nach Absatz 2 nicht durchgeführt werden.

(2) Die pflegerischen Aufgaben im Sinne des Absatzes 1 umfassen
1. die Erhebung und Feststellung des individuellen Pflegebedarfs nach § 5 Absatz 3 Nummer 1 Buchstabe a,
2. die Organisation, Gestaltung und Steuerung des Pflegeprozesses nach § 5 Absatz 3 Nummer 1 Buchstabe b sowie
3. die Analyse, Evaluation, Sicherung und Entwicklung der Qualität der Pflege nach § 5 Absatz 3 Nummer 1 Buchstabe d.

(3) Wer als Arbeitgeber Personen ohne eine Erlaubnis nach § 1 Absatz 1 oder Personen, deren Erlaubnis nach § 3 Absatz 3 Satz 1 ruht, in der Pflege beschäftigt, darf diesen Personen Aufgaben nach Absatz 2 weder übertragen noch die Durchführung von Aufgaben nach Absatz 2 durch diese Personen dulden.

Tipp
Erarbeiten Sie die Bedeutung und die konkrete Wahrnehmung der Vorbehaltsaufgaben für Pflegende in Abgrenzung zu anderen Berufsgruppen (Hilfskräfte, Sozialberufe, Medizinische und Gesundheitsberufe). Stehen Sie hierzu im Austausch mit Expert*innen.

Als Ausbildungsverantwortliche sollten Sie sich mit der Ausübung und Übertragung der vorbehaltenen Aufgaben auskennen. Sie sollten rechtssicher beraten und handeln können. Vorbehaltene Tätigkeiten bei den Pflegeberufen verdeutlicht die Problemlage an der Schnittstelle zwischen Ordnungsrecht, Leistungsrecht und Berufsrecht für die Versorgung der Bevölkerung und den Pflegeberuf.

Tipp

Stellen Sie sich im Kontext Vorbehaltene Tätigkeiten folgende Fragen

- Das PflBG hat 2020 die bestehenden gesetzlichen Vorgaben (AltPflG, KrPflG) abgelöst. Ist dies allen Mitarbeitenden bekannt?
- Sind die vorbehaltenen Tätigkeiten (§ 4 PflBG) den Mitarbeitenden bekannt und z. B. in Stellenbeschreibungen enthalten?
- Ist bekannt, dass eine Zuwiderhandlung gemäß § 57 Abs. 1 Nr. 3 PflBG mit einer Geldbuße bis zu 10.000 EUR geahndet werden kann?

Die Übertragung vorbehaltener Tätigkeiten auf Pflegefachkräfte birgt die Gefahr, dass die direkte Arbeit vom Menschen nicht von Pflegefachkräften ausgeführt wird, sondern von Helfenden.

7.11 Ausbildungsnachweis und Dokumentation

Vom Bundesinstitut für Berufsbildung (BIBB) wurde unter Einbezug der Fachkommission nach § 53 PflBG der Musterentwurf zum Ausbildungsnachweis entwickelt, um den Bildungsstätten und Verantwortlichen für die Pflegeausbildung eine Vorlage zu geben, die sie nach ihren individuellen Gegebenheiten ergänzen und anpassen können.

Die Pflegeschulen sind verpflichtet, den Ausbildungsnachweis so zu gestalten, dass sich aus ihm die Ableistung der praktischen Ausbildungsanteile in Übereinstimmung mit dem Ausbildungsplan und eine entsprechende Kompetenzentwicklung feststellen lassen. Der Musterentwurf enthält alle vom Gesetzgeber vorgesehenen Nachweise, also eine Einsatzplanung sowie Nachweise der Einsätze, der Praxisanleitung, der Zwischenprüfung und der Nachtdienste. Er wird ergänzt durch eine Vorlage für die Beschreibung der Arbeits- und Lernaufgaben, die aus dem Ausbildungsplan hervorgehen und

Gesprächsprotokollvorlagen für Erst-, Zwischen- und Abschluss sowie Beratungs- und Reflexionsgespräche im Rahmen der Praxisbegleitung.

Der Musterentwurf kann weiterhin durch einrichtungsspezifische Nachweise ergänzt werden, z. B. für interne Fortbildungen oder die Einweisung in die Handhabung pflegerischer oder medizinischer Geräte und Instrumente. Der Ausbildungsnachweis wird von den Auszubildenden kontinuierlich über die gesamte Ausbildung hinweg geführt. Hiermit wird es möglich, den Verlauf und den Fortschritt der Ausbildung sowie getroffene Vereinbarungen zeitnah sichtbar bzw. nachvollziehbar zu machen.
Der Nachweis korrespondiert mit dem Ausbildungsplan und ist wie ein Lernportfolio gestaltet. Damit weisen Auszubildende nicht nur formal ihre praktischen Einsätze nach, sondern dokumentieren auch Lernprozesse und Entwicklungsschritte. Durch das eigenständige Führen des Ausbildungsnachweises sind die Auszubildenden zur Reflexion über die Inhalte und den Verlauf ihrer Ausbildung sowie ihre persönliche Kompetenzentwicklung angehalten.

Info
Mit dem Ausbildungsnachweis sollte sorgsam umgegangen werden und dieser sollte sicher verwahrt werden, denn er stellt ein Dokument dar, das für die Zulassung zur abschließenden Prüfung zwingend erforderlich ist (vgl. § 11 Abs. 2 PflAPrV).

Der Ausbildungsnachweis wird von den Einrichtungen pro Auszubildenden mit Lernaufgaben gefüllt. Der Auszubildende ist dafür verantwortlich, den Nachweis kontinuierlich zu führen und in regelmäßigen Abständen in der Pflegeschule vorzulegen. Er dient dazu, den Verlauf und den Fortschritt der Ausbildung sowie die getroffenen Vereinbarungen für alle Beteiligten – Auszubildende, Lehrende und Praxisanleitende – sichtbar und nachvollziehbar zu machen. Er ist wie ein Lernportfolio gestaltet und dient dem Ziel, die Auszubildenden zur steten Reflexion der Inhalte, des Verlaufes der Ausbildung sowie ihrer persönlichen Kompetenzentwicklung anzuhalten.

Die Pflegeschule hat anhand des Ausbildungsnachweises zu prüfen, ob die praktische Ausbildung gemäß dem Ausbildungsplan durchgeführt wird. Der Ausbildungsnachweis ist so gestaltet, dass sich aus ihm die Ableistung der praktischen Ausbildungsanteile in Übereinstimmung mit dem Ausbildungsplan und eine entsprechende Kompetenzentwicklung feststellen lassen.

7.12 Urlaubsplanung

Urlaub ist in der unterrichtsfreien Zeit zu gewähren, um eine kontinuierliche Teilnahme am theoretischen und praktischen Unterricht sicherzustellen (vgl. § 1 Abs. 4 PflAPrV). Urlaubszeiten können bei der Planung so gelegt werden, dass sie direkt mit einem praktischen Einsatz verbunden sind und diesen um die Zeit des vorgesehenen Urlaubs verlängern. So können Auszubildende innerhalb dieses vorgegebenen Zeitraums ihren Urlaub nach Rücksprache mit der Einrichtung terminieren.

Tipp

Am besten legen Sie zu Beginn der praktischen Pflegeausbildung die Urlaubszeiten anhand des Ausbildungsverlaufsplans, nach Absprache mit dem Auszubildenden, für die gesamten drei Ausbildungsjahre fest. Das sichert eine gut geplante und verlässliche Inanspruchnahme des Urlaubs. Weil die Theorie- und Praxiszeiten bereits festgelegt sind, ist die Planung gut prospektiv umsetzbar.

7.13 Nachtdienst

Nachtdienste erfolgen erst in der zweiten Hälfte der Ausbildung und sollen 80–120 Stunden umfassen. Bei Auszubildenden unter 18 gelten die Bestimmungen des Jugendarbeitsschutzgesetzes (§ 1 Abs. 6 PflAPrV). Nachtdienste dürfen nur unter unmittelbarer Aufsicht von Pflegefachpersonen erfolgen. Träger und Einrichtungen sollen der Pflegeschule die Stundenanzahl melden, die jeder oder jede Auszubildende im Nachtdienst leistet. Diese sollen im Ausbildungsnachweis erfasst werden

7.14 Ausbildungszeit und Überstunden

Die wöchentliche Ausbildungszeit ist in Tarifverträgen oder auch einzelvertraglich im Ausbildungsvertrag vereinbart. Häufig orientiert sie sich an den Regelungen der Tarifverträge für den öffentlichen Dienst und richtet sich nach den Arbeitszeiten der Beschäftigten. Der TVöD differenziert zwischen Ost- (40 Stunden) und Westdeutschland (38,5 Stunden). Bis 2025 wird der Unterschied beseitigt und das östliche an das westdeutsche Niveau angeglichen. In der Altenpflege gilt im Westen die 39-Stunden-Woche, im Osten die 40-Stunden-Woche. Bereits 2023 wird hier das ostdeutsche an das westdeutsche Niveau angeglichen.

Zu Überstunden dürfen Auszubildende nur in Ausnahmen herangezogen werden. Auch müssen sie dem Ausbildungszweck dienen. Doch in der Befragung zeigt sich deutlich, dass Auszubildende nicht nur ausnahmsweise, sondern regelmäßig Überstunden leisten. Insgesamt gibt ein Drittel (33,6 Prozent) der befragten Auszubildenden an, mehr Stunden als vertraglich vereinbart leisten zu müssen[27].

[27] Ver.di 2022, S. 25

7.15 Konfliktmanagement und Ombudsstelle

Die Länder haben unterschiedliche Anlaufstellen für Konfliktklärungen während der Ausbildungszeit eingerichtet. Eine Ombudsstelle zur Schlichtung von Streitigkeiten zwischen Auszubildenden und Trägern der praktischen Ausbildung wurde bislang von zwei Bundesländern (Nordrhein-Westfalen und Schleswig-Holstein) geschaffen. Diese erstellen jährlich einen Bericht, sowohl zur Dokumentation als auch zur Erfassung der Problemlagen als Basis einer künftigen präventiven Arbeit. In einigen Ländern befindet sich die Einrichtung in der Planungsphase bzw. die Prüfung der Einrichtung ist noch nicht abgeschlossen.

Tipp
Weitere Informationen unter: www.ombudsstelle-pflege-sh.de/

In Nordrhein-Westfalen wird der Jahresbericht auf der Internetseite des Ministeriums für Arbeit, Gesundheit und Soziales NRW und auf der Homepage bei der Bezirksregierung Münster (zuständige Stelle gem. § 7 Abs. 6 PflBG i.V. mit § 2 Abs. 1 des Landesausführungsgesetzes Pflegeberufe [LAGPflBG]) veröffentlicht.

7.16 Ausbildungsbegleitende Hilfen

Eine Pflegeeinrichtung arbeitet in enger Kooperation mit der Pflegeschule und mit den sog. »Ausbildungsbegleitenden Hilfen (abH)« zusammen. Mit dieser Förderung sollen Jugendliche befähigt werden, auftretende Hürden während einer Einstiegsqualifizierung oder Ausbildung rechtzeitig zu bewältigen und die Ausbildung erfolgreich abzuschließen. Verschiedene Auszubildende haben dieses Angebot bereits angenommen.

Definition **Ausbildungsbegleitende Hilfen (abH)**

Ausbildungsbegleitende Hilfen (abH) sind Fördermaßnahmen der Bundesagentur für Arbeit für Auszubildende während der betrieblichen Ausbildung. Informationen hierzu finden Sie bei Ihrer regionalen Bundesagentur.

7.17 Check: Lern- und Ausbildungsbegleitung

Tab. 9: Wie gut ist Ihre Lern- und Ausbildungsbegleitung?

Ich reflektiere und schätze ein:	Trifft gar nicht zu	Trifft teilweise zu	Trifft voll zu
1. Wir tauschen uns mit den Praxisanleitenden der kooperierenden Einrichtungen regelmäßig aus.			
2. Die zeitliche Abfolge der geplanten Ausbildung unserer Auszubildenden ist in der Einrichtung/dem Krankenhaus den an der Ausbildung beteiligten Personen bekannt.			
3. Auch während der externen Einsätze wird ein monatlicher Kontakt zu den unter Vertrag stehenden Auszubildenden gehalten.			
4. Die Fehlzeiten der Auszubildenden werden von der koordinierenden Praxisanleitung im Blick behalten entsprechend § 1 Abs. 4 PflAPrV und § 13 Abs. 1 PflBG.			
5. Der individuelle Ausbildungsverlaufsplan wird durch die Pflegeschule geprüft.			
6. Für den ersten Tag der praktischen Ausbildung sind der (spätere) Arbeitsbeginn, ein Willkommensgruß, die Ausbildungsmappe, das Einarbeitungsgespräch, notwendige Schlüssel, Arbeitskleidung etc. geplant.			
7. Der Rundgang durch die Einrichtung und die Einführungswoche(n) sind geplant.			

Ich reflektiere und schätze ein:	Trifft gar nicht zu	Trifft teilweise zu	Trifft voll zu
8. »Checklisten« werden verwendet zur strukturierten Einarbeitung.			
9. Mit dem Auszubildenden wird der Ablauf eines Praxisblocks besprochen, bspw. die festzulegenden Termine und Inhalte.			
10. Geplant und vorbereitet sind: – Erstgespräch: Besprechung der Zielsetzung, Festlegung des individuellen Ausbildungsplans – Zwischengespräch: Erste Erfahrungen/Reflexion und Abgleich der Kompetenzen – Abschlussgespräch: Sind die Ziele erreicht worden? Reflexion des gesamten Blocks – Praxisbegleitung der Kursleitung.			
11. Die Praxisbegleitung wird frühzeitig terminiert.			
12. Es wird berücksichtigt, dass ab der zweiten Ausbildungshälfte 80-120 Stunden Nachtdienst absolviert werden sollen.			
13. Das mögliche Wahlrecht zur Spezialisierung Altenpfleger/in und Gesundheits- und Kinderkrankenpfleger/in wird berücksichtigt.			

8 Ausbildungsabbruch vermeiden (BAK 3)

Wer seine Ziele nicht verfolgt, wird immer nach neuen suchen.

Dem Thema Ausbildungsabbruch gebührt ein eigenes Kapitel, da nach verschiedenen Quellen aktuell rund 30 % aller Auszubildenden der Pflege die Ausbildung abbrechen. Dieses Kapitel befasst sich daher mit Fakten, Gründen und Strategien, wie ein Ausbildungsabbruch ggf. verhindert werden könnte.

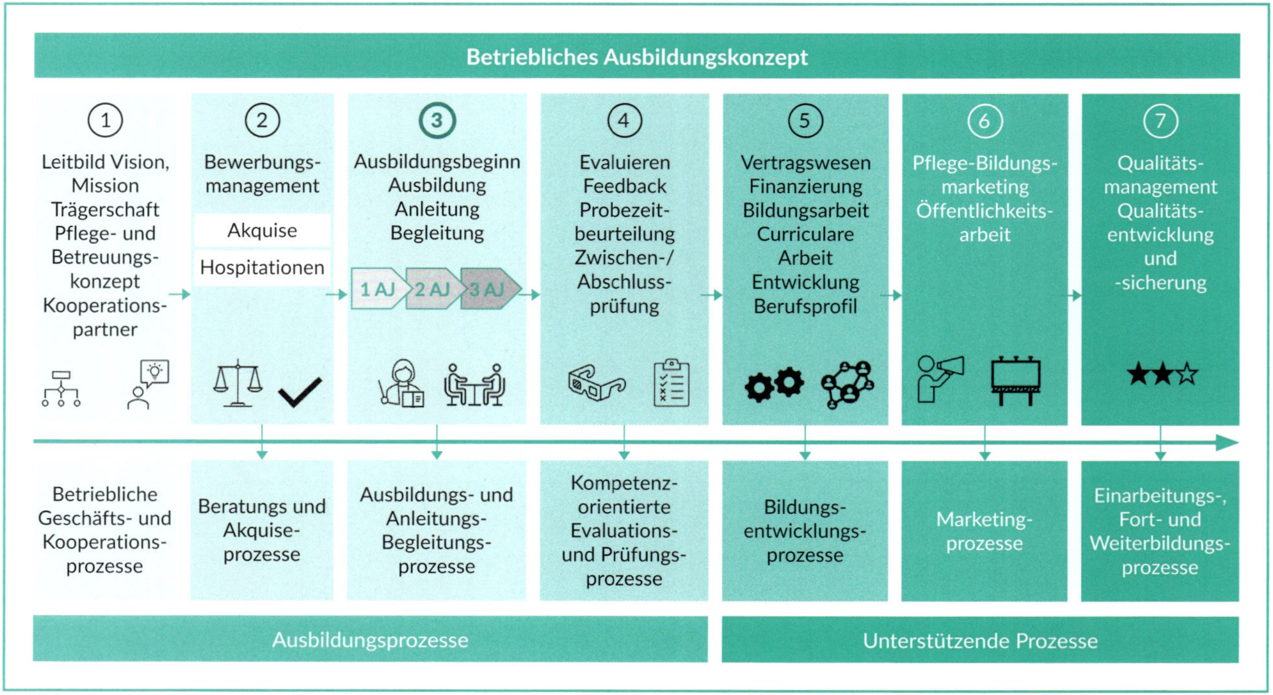

Abb. 18: Das betriebliche Ausbildungskonzept – Baustein 3.

»Ein Ausbildungsabbruch kann oft verhindert werden, wenn die Praxisanleitungen mehr Zeit mit den Auszubildenden verbringen. Manchmal denkt man, das schaffen die Auszubildenden allein. Häufig haben wir keine Zeit für die Auszubildenden und das ist fatal.«
Eva Mainka, koordinierende Praxisanleiterin, stationäre Altenpflegeeinrichtung

»Es ist nicht so, dass nur Auszubildende mit einem Hauptschulabschluss die Pflegeausbildung abbrechen, sondern es liegt an anderen Parametern. Ich kenne viele Auszubildende, die sich auch mit einem Hauptschulabschluss bestens im Pflegeberuf entwickelt haben, bis hin zur Promotion.«
Konrad Fahler, Ausbildungskoordinator, Krankenhaus

8.1 Ausbildungsabbruch

Für die Pflege sind Ausbildungs- und Studienabbrüche bzw. vorzeitige Vertragslösungen vor dem Hintergrund des steigenden Fachkräftebedarfs besonders gravierend. Laut verschiedenen Quellen brechen rund 25–30 Prozent der Auszubildenden in Pflegeberufen vorzeitig ab[28]. Das ist branchenübergreifend einer der höchsten Werte. Die Gründe dafür sind vielfältig und können sowohl persönlicher als auch struktureller Natur sein. Ein Ausbildungsabbruch ist für Auszubildende, für die ausbildenden Einrichtungen und auch für die Schulen eine unerfreuliche, belastende und uneffektive Herausforderung.

Für die Pflege sind Ausbildungsabbrüche aufgrund des steigenden Fachkräftebedarfs eine besonders große Belastung. Praxiseinsätze stellen während der Pflegeausbildung kritische Phasen dar, an denen die Ausbildung häufig abgebrochen wird. Schulleitungen von Pflegeschulen berichten nicht selten, dass sie gar nicht mitbekommen, wenn ihre Schüler*innen die Pflegeeinrichtung verlassen und die Ausbildung nicht fortsetzen möchten. Es gilt, Ausbildungszufriedenheit herzustellen und zu analysieren, warum die Abbruchzahlen so hoch sind.

---

28 Eine belastbare Evidenz zu den Abbrecherzahlen wird zurzeit durch verschiedene Studien geschaffen.

Ausbildungs- oder Berufszufriedenheit ist ein subjektives Gefühl. Viele Variablen bestimmen dieses Gefühl mit. Maßgeblich sind die Umgebung des praktischen Ausbildungs- und Arbeitsplatzes, die hierarchische Position des Arbeitnehmers, die objektiven und auch subjektiv wahrgenommenen Freiheitsgefühle und Entscheidungsfreiheiten der jeweiligen Positionen. Aber auch mehr oder weniger Stress im Beruf bis hin zu Faktoren wie der »Pendelsituation« der Beschäftigten können eine Rolle spielen. So stellt sich beruflich bedingtes Pendeln als ein »Zufriedenheitshemmnis« dar.

Tipp

Literaturtipp: Garcia-González und Peters haben 2021 ein Review zu dem Thema verfasst: Ausbildungs- und Studienabbrüche in der Pflege – ein integratives Review.*

* Garcia-González D, Peters M (2021): Ausbildungs- und Studienabbrüche in der Pflege – ein integratives Review. Bonn. https://www.bibb.de/dienst/publikationen/de/17573

Eine Pflegeausbildung gilt als abgebrochen, wenn die Ausbildung ohne Prüfung beendet wird. Als Ausprägungen dieses Merkmals kennt die Statistik nach Pflegeberufe-Ausbildungsfinanzierungsverordnung »Prüfung bestanden«, »Prüfung endgültig nicht bestanden« und »Beendigung der Ausbildung im Berichtsjahr ohne Prüfung (= vorzeitige Lösungen)«. Zusätzlich kann die Dauer der Ausbildung bis zur Beendigung errechnet werden.

8.2 Mögliche Ursachen für Ausbildungsabbrüche

Die Rahmenbedingungen haben einen großen Einfluss auf die Attraktivität der Ausbildung und die Zufriedenheit der Auszubildenden. Gute Ausbildungsbedingungen sind Voraussetzung dafür, künftig genügend Nachwuchskräfte zu finden und diese langfristig im Beruf zu halten

»Wir sind mit 19 Auszubildenden gestartet, dann waren wir 14, nun sind wir 16. Manchen fehlte eine Hospitation vor der Ausbildung. Manche hatten Probleme mit der deutschen Sprache – und wenn jemand faul ist, kann der Arbeitgeber nichts machen.«

Hannah Bastek, Auszubildende, drittes Ausbildungsjahr

»Viele junge Menschen brechen die Ausbildung nach vier, fünf Monaten ab, weil sie sich etwas anderes vorgestellt haben. Das liegt daran, dass sie sich nicht gut informiert haben, unvorbereitet waren oder die Informationen nicht realistisch gewesen sind.«

Eva Mainka, koordinierende Praxisanleiterin, stationäre Altenpflegeeinrichtung

»Viele Auszubildende sind mit den Ausbildungsbedingungen in der Praxis nicht zufrieden. Sie brechen die Ausbildung ab, scheuen aber den Konflikt mit dem Ausbildungsträger oder vielmehr der Leitung. Deswegen schieben sie persönliche Gründe für den Ausbildungsabbruch vor.«

Margarete Speller, Ausbildungsverantwortliche eines ambulanten Pflegedienstes

Mögliche Faktoren für einen Ausbildungsabbruch:

- Keine oder nicht ausreichende Anleitung, Auszubildende fühlen sich als Lückenbüßer wegen Personalmangel.
- Auszubildende sollen Tätigkeiten übernehmen, zu denen sie sich nicht in der Lage fühlen.
- Eigene unrealistische Erwartungen an den Beruf: »Das habe ich mir anders vorgestellt«.
- Hoher Arbeitsdruck und Stress.
- Mangelnde Unterstützung, zu hohe Erwartungen an Arbeitsleistungen.
- Geringe Wertschätzung und Anerkennung.

- Bestimmte Einsatzorte interessieren die Auszubildenden nicht.
- Sie erfahren abwertende Bemerkungen, je nach Trägerschaft des Ausbildungsträgers: »Die aus dem Altenheim können hier im Krankenhaus nichts.«
- Persönliche oder familiäre Probleme, finanzielle Schwierigkeiten.
- Fehlende Perspektiven und Weiterbildungsmöglichkeiten.
- Urlaub nicht wie gewünscht nehmen können.
- Zusätzliche Kosten, keine finanzielle Unterstützung durch den Ausbildungsträger.
- Ungeplante Versetzungen, unzuverlässiger Dienstplan.
- Belastende Pflegesituationen.
- Konflikte im Team.

Zu Ausbildungsabbrüchen kommt es häufig während eines praktischen Einsatzes in einer Pflegeeinrichtung, häufig im zweiten Ausbildungsjahr während der Pflichteinsätze und vor der Zwischenprüfung. Auszubildende fühlen sich überfordert, nicht wahrgenommen oder ärgern sich, weil sie keine Praxisanleitung erfahren.

Gründe für Ausbildungsabbrüche sind aus der Perspektive von Auszubildenden, Betrieben und Bildungsinstitutionen zu erfassen und sollten in Zusammenhang miteinander gebracht werden. Ziel hierbei ist es u. a., präventive Maßnahmen zur Vermeidung von Ausbildungsabbrüchen zu identifizieren, in der Praxis zu erproben und weiterzuentwickeln.

Der Schulabschluss entscheidet nicht über den Ausbildungsabbruch. Interessant ist auch zu erforschen, warum Auszubildende mit dem Schulabschluss Abitur die Pflegeausbildung abbrechen.

Der Erfolg verschiedener Maßnahmen zur Sicherung des Ausbildungserfolges bei unterstützungsbedürftigen Jugendlichen wird durch das BIBB beobachtet und evaluiert.

8.3 Ungeplante Versetzungen, unzuverlässiger Dienstplan

Ein Blick in den Ausbildungsreport Pflegeberufe von ver.di (2022) macht die Belastung für die Auszubildenden deutlich, die durch ungeplante Versetzungen während der Praxiseinsätze geschehen: Unplanmäßige Versetzungen oder auch »Stations-Hopping« dienen in der Regel nicht dem Erreichen des Ausbildungszieles, sondern sind v. a. in der unzureichenden Personalausstattung begründet. Mehr als die Hälfte der befragten Auszubildenden (55,6 Prozent) erlebt unplanmäßige Versetzungen. In der Gesundheits- und Krankenpflege ist die Steigerung besonders ausgeprägt[29].

Die überwiegende Mehrheit der befragten Auszubildenden gibt als häufigsten Grund für die unplanmäßige Versetzung »personelle Engpässe« (91,7 Prozent) an, gefolgt von »fehlendes Ausbildungspersonal« (18,8 Prozent). Deutlich seltener werden die Antworten »ausbildungszielförderliche Angebote« (6,1 Prozent) oder »Erreichen der Lernziele« (4,8 Prozent) genannt. Unplanmäßige Versetzungen finden in 59,1 Prozent der Fälle ein bis zwei Mal pro Monat statt. 19,9 Prozent der Befragten geben an, fünf Mal im Monat oder sogar häufiger davon betroffen zu sein.[30]

8

Info
Dies zeigt klar, dass es sich bei Stations-Hopping weiterhin nicht nur um Einzelfälle handelt und dass der Personalmangel die zentrale Ursache ist. Auszubildende werden eingesetzt, um strukturelle Defizite zu kompensieren, worunter die Ausbildungsqualität leidet.

Die Ergebnisse legen nahe, dass sich Auszubildende nicht ausreichend gegen unplanmäßige Versetzungen wehren. Es scheint nicht bekannt zu sein, dass sie diese verweigern können. Da Änderungen des Ausbildungsplans sowie

[29] Ver.di 2022, S. 35
[30] Ebd.

der Dienstpläne mitbestimmungspflichtig sind, können betriebliche Interessenvertretungen die Auszubildenden hier unterstützen, indem sie Dienstpläne kontrollieren und kurzfristige, außerhalb der Ausbildungsplanung stattfindende Aushilfsarbeiten auf anderen Stationen verweigern. Zudem gilt: Je detaillierter der Ausbildungsplan ist, desto wirksamer können Maßnahmen gegen unplanmäßige Versetzungen ergriffen werden.

8.4 Vertragslösung

»Ausbildungsabbrüche könnten vermieden werden,
*wenn die Bewerber*innen zu einer Ausbildung passen.*
Dies sollte vor Beginn einer Ausbildung geprüft werden.«
Rita Rickelhoff, Fachkrankenschwester für Intensivpflege und Anästhesie im Ruhestand

Es gilt zu unterscheiden: Während der Pflegeausbildung werden Ausbildungen durch eine vorzeitige Vertragslösung oder einen Ausbildungsabbruch vor dem eigentlich geplant erfolgreichen Ausbildungsende beendet.

Vertragslösungen kommen häufig zustande, wenn Auszubildende den Ausbildungsträger wechseln wollen (▸ Kap. 8.5).

Tipp
Lösen Sie bei Auszubildenden mit Potenzial nicht schnell und unreflektiert den Ausbildungsvertrag. Fragen Sie nach Gründen und intervenieren Sie – besser noch – werden Sie proaktiv. Sprechen Sie schon bei Beginn und während der Ausbildung davon, dass viele Auszubildende rein statistisch und wegen der schwierigen Rahmenbedingungen von der Gefahr des Ausbildungsabbruchs betroffen sind. Fragen Sie proaktiv nach präventiven Möglichkeiten, dieser Gefahr zu begegnen. Nehmen Sie Ihre Auszubildenden ernst. Kein Auszubildender plant gern einen Ausbildungsträgerwechsel.

Stellen Sie sich also immer die Fragen:

- Welche Gründe sind für Ausbildungsabbrüche bzw. vorzeitige Vertragslösungen in der Pflegebildung bekannt?
- Welche Maßnahmen haben Sie erfolgreich zur Verhinderung derselben eingesetzt?

8.5 Ausbildungsträgerwechsel

Ausbildungsträgerwechsel während der Pflegeausbildung haben dramatisch zugenommen. Dies ist ein Indiz dafür, dass Auszubildende während der Ausbildung mit ihrem Ausbildungsträger unzufrieden sind und sich einen neuen suchen. Manche Ausbildungsträger werben Auszubildende ab – nicht selten mit Versprechungen, die dann nicht eingehalten werden.

Ein Ausbildungsträgerwechsel erfordert in der Regel schwierige Gespräche, erzeugt eine hohe Unzufriedenheit und bürokratische Prozesse für alle an der Ausbildung beteiligen Partner. Die Aufsichtsbehörden müssen der Vertragsänderung zustimmen, die Pflegeschulen müssen sicherstellen, dass die Auszubildenden bei Ausbildungsträgerwechsel alle erforderlichen Einsätze und Inhalte bis Ausbildungsende erreichen bzw. wahrnehmen werden.

Tipp

Beugen Sie vor und bleiben Sie mit Ihren Auszubildenden im Gespräch. Sprechen Sie das Thema Trägerwechsel bei Unzufriedenheit während der Pflegeausbildung prospektiv mit Ihren Auszubildenden an.

Das BIBB hat zur Unterstützung von Ausbildungsverbünden und Lernortkooperationen Empfehlungen erarbeitet, in denen Kooperationsverträge mit Mustervorlagen enthalten sind:
https://www.bibb.de/dienst/publikationen/en/17933

Häufig erfolgen die Ideen zum Trägerwechsel bei den Auszubildenden während eines praktischen Einsatzes. Der Trägerwechsel ist für alle Beteiligten herausfordernd. Für Mitarbeitenden der Pflegeschule, für die Vertragspartner und für die Auszubildenden. Bevor es zum Trägerwechsel kommt, tragen sich viele Ausbildende mit dem Gedanken, die Ausbildung abzubrechen.

8.6 Strategien und Maßnahmen dem Ausbildungsabbruch präventiv zu begegnen

Nicht perfekt sein zu müssen fördert eine positive Fehlerkultur.

> *»Ich habe mitbekommen, dass nach der neuen Pflegeausbildung viele die Ausbildung abgebrochen haben, hauptsächlich wegen der theoretischen Ausbildung.«*
>
> *Hannah Bastek, Auszubildende, drittes Ausbildungsjahr*

Ziel hierbei ist es u. a., präventive Maßnahmen zur Vermeidung von Ausbildungsabbrüchen zu identifizieren, in der Praxis zu erproben und weiterzuentwickeln. Zentrale Erkenntnisse lassen sich wie folgt beschreiben: Allgemein gilt es, ausbildungs- und studienübergreifende Unterstützung zu etablieren, die motivationsfördernd auf Lernende wirken und dabei helfen, frühzeitige Schwächen zu erkennen und auszugleichen. Beispiele hierfür sind die Zusammenarbeit zwischen Lehrenden und Praxisanleitenden, eine von Beginn an unterstützende und wertschätzende Anleitung, Serviceangebote wie schulische Gesundheitsdienste, Stärkung von Praxisanleitenden in ihrer Rolle als Vorbilder, sowie Qualitätskontrollen der schulischen und praktischen Ausbildung.
Die große Bedeutung der Praxisanleitung für die Auszubildenden kommt bei der Befragung durch ver.di zum Ausdruck: 90,6 Prozent aller befragten Auszubildenden wünschen sich mehr Praxisanleiter*innen.[31]

[31] Vgl. Ver.di 2022, S. 12

Info
Die Vermittlung eines realistischen Berufsbildes in der Phase der Berufsorientierung sowie die Zusammenarbeit der verschiedenen Lernorte wurden als zentrale Faktoren für eine erfolgreiche Beendigung der Pflegeausbildung bzw. des Pflegestudiums identifiziert. Weitere Informationen zum integrativen Review: https://www.bibb.de/de/149487.php.

Eine Analyse von Maßnahmen zur Verhinderung von Ausbildungsabbrüchen in der Pflege nimmt das BIBB vor. Es analysiert, an welchen Stellen im zeitlichen Verlauf der Entscheidung für eine Pflegeausbildung, von der ersten Berufsorientierung, über die Berufswahl bis hin zur Ausbildungszeit, präventive Maßnahmen gegen Abbrüche sinnvollerweise ansetzen sollten. Weiterführende Informationen können unter www.bibb.de/Pflege-Ausbildungabbrüche abgerufen werden.

8.6.1 Weiche Faktoren und die Arbeitsplatzzufriedenheit

Sog. »weiche Faktoren« – die Stimmung im Team, Wertschätzung und Führungsstil der Vorgesetzten – haben häufig einen höheren Einfluss auf die Arbeitsplatzzufriedenheit als Bezahlung und Sachleistungen. Die Vermittlung eines realistischen Berufsbildes in der Phase der Berufsorientierung sowie die Zusammenarbeit der verschiedenen Lernorte sind zentrale Faktoren für eine erfolgreiche Beendigung der Pflegeausbildung bzw. des Pflegestudiums.

Anhand der Statistik nach Pflegeberufe-Ausbildungsfinanzierungsverordnung erfassten Daten kann nicht ermittelt werden, ob es sich bei einer vorzeitigen Vertragslösung um einen tatsächlichen Ausbildungsabbruch (endgültiges Ausscheiden aus der Pflegeausbildung) oder um einen Vertragswechsel zu einem anderen Träger der praktischen Ausbildung handelt.

8.6.2 Optimierung der Ausbildungsstrukturen

Ausbildungsstrukturen sollten selbstkritisch auf ihre Effektivität hin überprüft werden. Die Effektivität sollte sich an der Ausbildungszufriedenheit und am Ausbildungsoutcome messen. Zu überprüfende Faktoren/Bedingungen:

- Abgestimmte Angebote der einzelnen Lernorte (kooperierende Pflegeeinrichtungen),
- kontinuierliche Ausbildungsbegleitung, auch während der externen Einsätze,
- Kontakthalten mittels Online-Medien zwischen koordinierenden Praxisanleitenden und Auszubildenden,
- inhaltlich gute und praxisbezogene Vorbereitung auf externe Einsätze,
- realistische Lernerwartungen und Zielsetzungen, insbesondere für die Pflichteinsätze,
- Schaffen und zur Verfügung stellen von Ausbildungsbegleiter*innen,
- Nutzen von ausbildungsbegleitenden Hilfen (abH),
- Pflegeschulen und Pflegeeinrichtungen stellen den Auszubildenden sog. »Seniorexpert*innen« für Pflegebildung zur Verfügung,
- die Pflegeeinrichtung (und/oder die Pflegeschule) stellt digital abrufbare Best Practice-Beispiele für Auszubildende zur Verfügung,
- Angebote von ethischen Fallbesprechungen, an denen die Auszubildenden teilnehmen.

In der Pflege kann die Berufszulassung seit dem Inkrafttreten des neuen Pflegeberufegesetzes (PflBG) nicht nur über eine berufliche Ausbildung erlangt werden, sondern auch über ein primärqualifizierendes Studium.

Tipp

Überlegen Sie, ob Sie Kooperationspartner von Hochschulen werden. Fördern Sie die berufliche und die akademischen Abschlüsse und praktischen Ausbildungen. Dies fördert die Qualität und eine interessante Weiterentwicklung der Pflegebildung.

8.6.3 Optimierung der betrieblichen Organisation

Die betrieblichen Arbeits- und Ausbildungsprozesse wirken entscheidend auf die Zufriedenheit der Auszubildenden während der Praxiseinsätze. Überlegen Sie, welche Prozesse zu optimieren sind, um die Ausbildungsbedingen besser werden zu lassen. Hier einige Anregungen:

- Systematische Vorbereitung und Information auf/für die Pflegeausbildung,
- gute Auswahl der Bewerber*innen,
- Kennenlernen der Pflegerealität vor der Ausbildung,
- intensive Lernortkooperation ausgehend von den Ausbildungsträgern,
- positives und lernförderndes Klima und eine wertschätzende Haltung der Mitarbeitenden in der Einrichtung gegenüber den Auszubildenden,
- positive Öffentlichkeitsarbeit hinsichtlich der praktischen Ausbildung und der Leistungen der Auszubildenden,
- effektive Mitwirkungsmöglichkeiten für Auszubildende an den betrieblichen Prozessen,
- reale betriebliche Mitspracherechte,
- zuverlässiger Dienstplan,
- geplante und verlässliche Gewährung des Urlaubs (am besten für die drei Ausbildungsjahre geplant),
- lebendiges Verhaltens- und Verhältnisspezifisches BGM, auch für Auszubildende,
- Involvieren der Auszubildenden in die kontinuierlichen Verbesserungsprozesse im QM,
- den Auszubildenden Perspektiven zur Weiterbildung und Karriereentwicklung aufzeigen,
- kein aktives Abwerben von anderen Auszubildenden,
- loyale Zusammenarbeit mit kooperierenden ausbildenden Einrichtungen,
- positive Fehlerkultur einführen. Loben und wertschätzen Sie es, wenn Auszubildende und Mitarbeitende auf Fehler und zu optimierende Dinge und Prozesse hinweisen.

Häufig fühlen sich Auszubildende mit ihren Abbruchgedanken alleingelassen. Sie sind auf Situationen und Personen wütend oder denken, sie versagen und können den Anforderungen persönlich nicht entsprechen. Im besten Falle wurden die Auszubildenden von den Ausbildungsverantwortlichen schon auf die Gefahr von potenziellen Abbruchgedanken vorbereitet und ihnen wurden auch persönlichkeitsstärkende Maßnahmen angeboten.

8.6.4 Stärkung der Persönlichkeit und Resilienz

Strategien zur Stärkung des einzelnen Auszubildenden umfassen Maßnahmen zur Stärkung der Identität und Resilienz, Lösungsansätze für die Praxis sowie Lehr- und Lernstrategien im schulischen Bereich. Auch die Bildung und Förderung von Selbstvertrauen, von Fähigkeiten und Kenntnissen zum Kompetenzerwerb und Wissenserhalt werden als positive Einflussfaktoren auf die Motivation von Pflegeschülerinnen und -schülern erachtet.

Hier weitere Ideen:

- Aufnahme von Resilienz-Training während der praktischen Ausbildung.
- Fortbildung zum Thema Resilienz (▶ Kap. 14.5).
- Persönliche Unterstützungsmöglichkeiten der Auszubildenden hinsichtlich des Lernens, der Kultur, der Sprachförderung, der finanziellen Unterstützung.
- Fördern Sie individuelle gesundheitsfördernde Maßnahmen (▶ Kap. 14).
- Fördern Sie das Bestreben nach Selbstpflege und -sorge (▶ Kap. 14.7).
- Fördern Sie gezielte und individuelle Anbahnungen zum Kompetenzerwerb.
- Fördern Sie Gemeinschaftsveranstaltungen zwischen Auszubildenden, im Team und mit Mitarbeitenden externer Pflegeeinrichtungen.
- Fragen Sie nach individuellen Unterstützungsbedarfen.
- Fördern Sie positive Lernerlebnisse für Auszubildende (Vorstellen von Projekten oder Lernergebnissen im Team oder vor nachfolgenden Auszubildenden).

Tipp

Lesen Sie hierzu auch das Kapitel 6 im Buch Kriesten U (2023): Praxiseinsätze in der Pflegeausbildung. Das Begleitbuch für Auszubildende. Schlütersche Fachmedien GmbH, Hannover. Darin beschreibe ich Übungen zu den Themen Selbstsorge, Selbstpflege, Resilienz und Gesundheitsmanagement für Auszubildende.

8.6.5 Optimierung der Lehr- und Lernbedingungen

Gelungenes Lehren und Lernen hat immer etwas mit einem guten Gefühl und mit positiver Emotionalisierung zu tun.

- Fördern Sie eine positive Grundhaltung im Kontext von Diversität (andere Kulturen, Religionen, sexuellen Orientierungen etc.).
- Förden Sie aktiv eine gewaltfreie Kommunikation im Team und eine und Interdisziplinarität auf Augenhöhe mit den unterschiedlichen Berufsakteuren[32].
- Erkennen und verstehen Sie die Heterogenität der Auszubildenden.
- Nehmen Sie kulturspezifische Unterschiede wahr und verstehen sie sie.
- Führen Sie die Kollegiale Fallberatung für Auszubildende und Ausbildende ein.
- Planen Sie Zeit für das Selbststudium (Selbstlernphasen) ein.
- Führen Sie den fachlichen, praktischen Unterricht während der Praxisphasen durch.
- Etablieren Sie Schülerstationen.
- Bieten Sie interessante öffentlichkeitswirksame Projekte für Auszubildende an.
- Ermöglichen Sie Hospitationen, Messe- und Kongressbesuche.
- Fördern und ermöglichen Sie vorbereitende Literaturrecherchen.

[32] Lesen Sie hierzu das Kapitel 5 im Buch: Kriesten U (2023) Praxiseinsätze in der Pflegeausbildung. Das Begleitbuch für Auszubildende. Schlütersche Fachmedien GmbH, Hannover.

- Lassen Sie die Auszubildenden im Team Lernergebnisse vorstellen.
- Ermöglichen Sie die optimale Vorbereitung auf praktische Zwischen- und Abschlussprüfungen.
- Lassen Sie Auszubildende an Visiten und Fallkonferenzen teilnehmen.

8.6.6 Optimierung der pflegespezifischen Bezugsfaktoren

Die praktische Pflegeausbildung und die Anleitungsprozesse bedingen sich ausgehend von den Vorstellungen, Wünschen und der bereits erworbenen Kompetenz des Auszubildenden über die externe und interne Evidence, hin zu den Zielen und Vorstellungen des zu Pflegenden, siehe Bezugsrahmen praktische Pflegeausbildung (▶ Kap. 7.2). Entsprechend dieser Bezugsfaktoren kann die praktische Pflegeausbildung in den vier Feldern strukturiert optimiert werden (▶ Tab. 10).

Tab. 10: Die vier Felder der praktischen Pflegeausbildung

Bezugsfaktor	Zu optimierende Intervention
1. Ziele und Vorstellungen des Lernenden	Individuelle Wünsche, Ausbildungserfahrungen, Kompetenzen und Motivationen erfragen, beachten und fördern.
2. Ziele und Vorstellung des zu Pflegenden	Den Auszubildenden die Bedeutung des Arbeitens im Arbeitsbündnis mit dem zu pflegenden Menschen erklären, ermöglichen und mit hoher Bedeutung wertschätzen.
3. Externe und interne Evidence	Möglichkeiten zur Recherche der externen Evidence beim praktischen Lernen ermöglichen und dies fördern. Den Auszubildenden die Bedeutung der Entwicklung von interner Evidence erklären und gezielt unterstützen.
4. Umgebungsbedingungen und Anreize	Optimale strukturelle, inhaltliche und organisatorische Umgebungsbedingungen und Anreize in der Pflegeeinrichtung schaffen, die das Lernen und den Kompetenzerwerb fördern und eine Mitarbeiterbindung bewirkt.

Der Pflegeberuf ist stark geprägt von Diversität. Die Beschäftigten in der Pflege sind sehr divers und heterogen zusammengesetzt. Auch die Menschen mit Pflegebedarf zeichnen sich durch eine große Diversität aus. Wer in der Pflege arbeitet, begegnet pflegebedürftigen Menschen mit unterschiedlichen sexuellen Orientierungen, Hautfarben, Religionen, Kulturen usw. Um dem Pflegefachkraftmangel zu begegnen, setzt die Bundesregierung seit Jahren auf den Zuzug von ausländischen Pflegekräften. Auch interessieren sich zunehmend Geflüchtete für eine Arbeit in der Pflege in Deutschland. Beides führt dazu, dass der Anteil von Beschäftigten mit einem Migrationshintergrund zunimmt.

Die ungleiche Geschlechterverteilung, die Veränderungen in der Altersstruktur, der Anteil ausländischer Pflegekräfte und der ungleichartige Beschäftigungsumfang begünstigen die Heterogenität und Vielfalt von Pflegeteams in der Krankenpflege und Altenpflege.

Tipp
Förden Sie diskriminierungsfreie Pflege. Im Vordergrund steht die Nutzung der kulturellen Heterogenität (Diversität) und die Verringerung der Diskriminierung, sowie die Begünstigung der Chancengleichheit unterschiedlichster Gruppen.
Fördern Sie bewusst interdisziplinäres Arbeiten für Auszubildende.

Im Pflegeberuf spielt Interdisziplinarität eine große und wesentliche Rolle. Interdisziplinarität erleichtert den Aufbau breiter professioneller Netzwerke, fördert eine klare Kommunikation, weil sich die Teammitglieder unterschiedlicher Disziplinen etwaiger Missverständnisse bewusstwerden und eine gemeinsame Sprache entwickeln.

8.7 Best Practice: Dialog und Prävention von Ausbildungsabbruch

Die Pflegeeinrichtung »Stiftung Leben und Wohnen« legt ihren Auszubildenden zur Prävention von Ausbildungsabbrüchen halbjährlich den folgenden Fragebogen vor. Die koordinierende Praxisanleiterin diskutiert die Ergebnisse mit den Auszubildenden.

Tab. 11: Fragebogen zur Prävention von Ausbildungsabbrüchen

Ich reflektiere:	Trifft gar nicht zu	Trifft teilweise zu	Trifft voll zu
1. Ich hatte/habe zu hohe Erwartungen und unrealistische Vorstellungen von der Pflegeausbildung.			
2. Ich habe die Pflegeausbildung halbherzig begonnen, da ich keine andere Berufsidee hatte.			
3. Ich habe nur über das »Helfenwollen« und die Arbeit für den Menschen nachgedacht und konnte die Rahmenbedingungen der Pflegeausbildung nicht einschätzen.			
4. Ich wollte die Pflegeausbildung nur mal ausprobieren.			
5. Ich habe die Ausbildungszeit nur als sinnvolle Überbrückung in eine andere Ausbildung/ein Studium nutzen wollen.			
6. Ich habe mir die Rahmenbedingungen in den Pflegeeinrichtungen positiver vorgestellt.			
7. Ich habe mir die theoretische Pflegeausbildung In der Pflegeschule einfacher vorgestellt.			
8. Ich habe schon häufiger darüber nachgedacht, die Ausbildung abzubrechen, aber nun wird die Idee konkret.			
9. Ich erfahre zu wenig Unterstützung während der praktischen Pflegeausbildung.			
10. Bestimmte Einsatzorte interessieren mich nicht.			
11. Ich erfahre zu wenig geplante Anleitungen.			
12. Ich habe eine andere berufliche Zukunftsidee.			

8.8 Check: Selbstreflexion der Ausbildungsverantwortlichen

Tab. 12: Fragen an die Ausbildungsverantwortlichen

Ich reflektiere und schätze ein:	Trifft gar nicht zu	Trifft teilweise zu	Trifft voll zu
1. Ich habe die Ausbildungsverantwortung halbherzig übernommen/begonnen, da sich niemand für die Praxisanleitung im Betrieb gefunden hat.			
2. Ich habe den/die Auszubildende nicht ausreichend über die Rahmenbedingungen in den Pflegeeinrichtungen aufgeklärt.			
3. Mir macht die praktische Ausbildungsarbeit keinen Spaß.			
4. Ich muss als Ausbilder so viel mehr leisten als meine Kolleginnen und bekomme kaum/kein Geld dafür.			
5. Ich fühle mich unsicher bei der Praxisanleitung und vermeide diese.			
6. Ich empfinde die Auszubildenden als lästig und unverschämt.			
7. Ich erfahre durch die Pflegeschule keine hilfreiche Unterstützung.			
8. Ich übertrage den Auszubildenden Tätigkeiten, die sie nicht können.			
9. Ich nehme die Signale der Auszubildenden nicht ernst.			
10. Ich lobe die Auszubildenden nicht, denn ich werde/wurde auch nicht gelobt.			
11. Ich fühle mich überlastet und nicht ausgeruht und kann nicht noch Fragen beantworten.			
12. Ich mache mit den Prüfungen Druck und drohe mit Durchfallen.			
13. Ich finde, früher waren die Auszubildenden fleißiger und schlauer. Das demotiviert mich.			

9 Organisation: Anleitungs- und Planungsprozesse (BAK 3)

Betriebliche Ausbildungsprozesse sind Bestandteil betrieblicher Geschäftsprozesse.

Dieses Kapitel umreißt wesentliche Aspekte der Planung der Ausbildungsarbeit und der Anleitungsprozesse in der praktischen Pflegeausbildung.

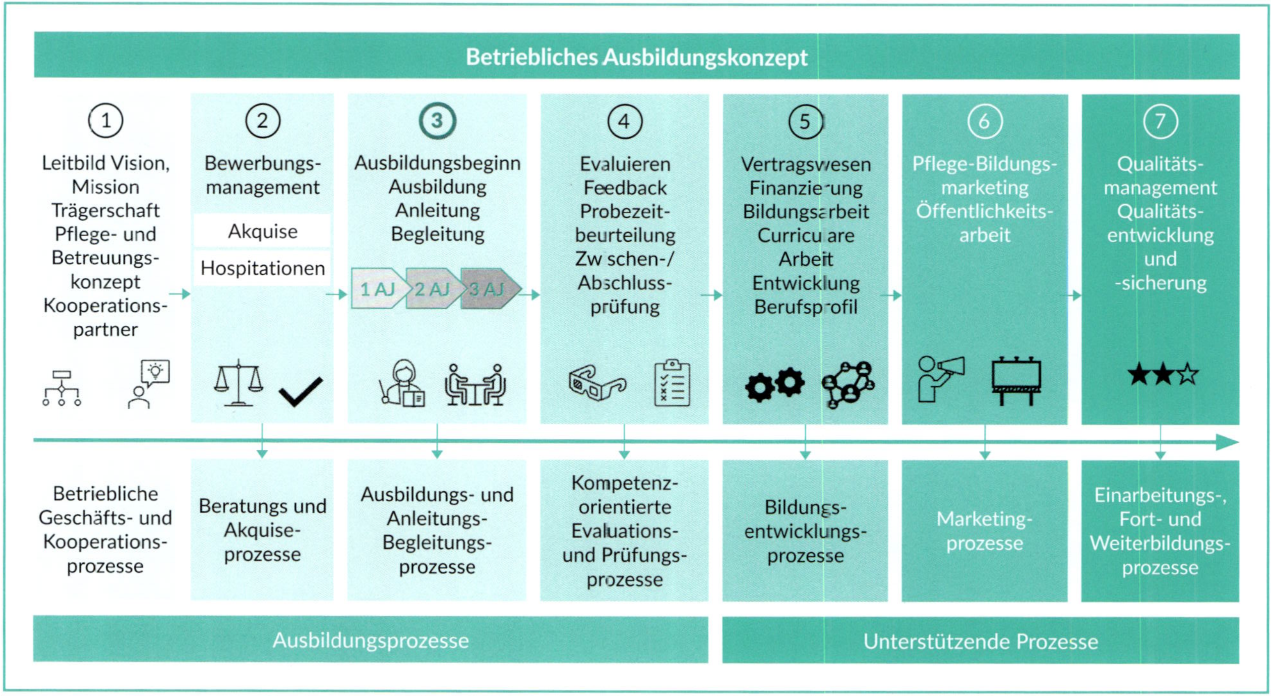

Abb. 19: Das betriebliche Ausbildungskonzept – Baustein 3.

9.1 Einsatzorte, Ausbildungsplan, und -koordination

Die berufliche Pflegepraxis liefert Ausbildungssituationen, die in der Pflegebildung unverzichtbar sind. Diese sollten geplant erlebbar sein.

Die Pflegeausbildung bietet verschiedene Vertiefungs- und Wahlmöglichkeiten. Auszubildende, die sich für einen Vertiefungseinsatz im Bereich der Pflege alter Menschen oder der Pflege von Kindern entscheiden, haben vor dem letzten Ausbildungsjahr die Wahl: Entweder sie führen die generalistische Ausbildung, die sie zur Pflege von Menschen aller Altersstufen befähigt, fort und erhalten den Berufsabschluss »Pflegefachfrau/Pflegefachmann« oder sie entscheiden sich für eine Neuausrichtung. Dann sind die theoretische und praktische Ausbildung im letzten Ausbildungsjahr auf Gesundheits- und Kinderkrankenpflege oder auf Altenpflege ausgerichtet. Ihr Berufsabschluss lautet dann entsprechend »Gesundheits- und Kinderkrankenpflegerin/Gesundheits- und Kinderkrankenpfleger« oder »Altenpflegerin/ Altenpfleger«.

Wichtig **Wahlmöglichkeit?**

Das PflBG sieht die Wahlmöglichkeiten (Altenpflege und Gesundheits- und Kinderkrankenpflege) zwar vor, in der praktischen Umsetzung wurde Interessierten jedoch von Pflegeschulen, Landesbehörden etc. davon abgeraten. Beraten wurde durchweg zum generalistischen Abschluss, ggf. mit Vertiefungseinsatz.

Aus der Wahl des Ausbildungsträgers ergeben sich für die Auszubildenden der Vertiefungseinsatz in der praktischen Ausbildung sowie die Möglichkeit einer eventuellen Spezialisierung. Der im Ausbildungsvertrag festzuhaltende Vertiefungseinsatz kann bei beiderseitigem Einverständnis bis kurz vor Beginn des letzten Ausbildungsdrittels noch geändert werden.

Grundsätzlich beginnen alle Auszubildenden die generalistische Ausbildung zur Pflegefachfrau bzw. zum Pflegefachmann. Auch der Ausbildungsvertrag wird zunächst für eine Ausbildung zur Pflegefachfrau bzw. zum Pflegefachmann geschlossen. Ist allerdings im Ausbildungsvertrag ein Vertiefungseinsatz in der Pädiatrie oder allgemeinen Langzeitpflege in stationären Einrichtungen oder der allgemeinen ambulanten Akut- und Langzeitpflege mit Ausrichtung Langzeitpflege vermerkt, kann sich die Auszubildende für eine Fortführung der Ausbildung mit der entsprechenden Spezialisierung entscheiden.

9.1.1 Einsätze der praktischen Ausbildung

Die Pflegeausbildung sieht folgende praktische Einsätze vor:

- Orientierungseinsatz (erster Einsatz beim Träger der praktischen Ausbildung)
- Pflichteinsatz stationäre Akutpflege (Krankenhaus)
- Pflichteinsatz stationäre Langzeitpflege (Pflegeheim)
- Pflichteinsatz ambulante Pflege
- Pflichteinsatz pädiatrische Versorgung
- Pflichteinsatz psychiatrische Versorgung
- Weitere Einsätze, z. B. Hospiz, Beratungsstellen o. ä.
- Vertiefungseinsatz in den Fachrichtungen stationäre Akut-/Langzeitpflege, ambulante Pflege, Pädiatrie oder Psychiatrie

Die folgende Abbildung stellt den Ablauf der Einsätze dar.

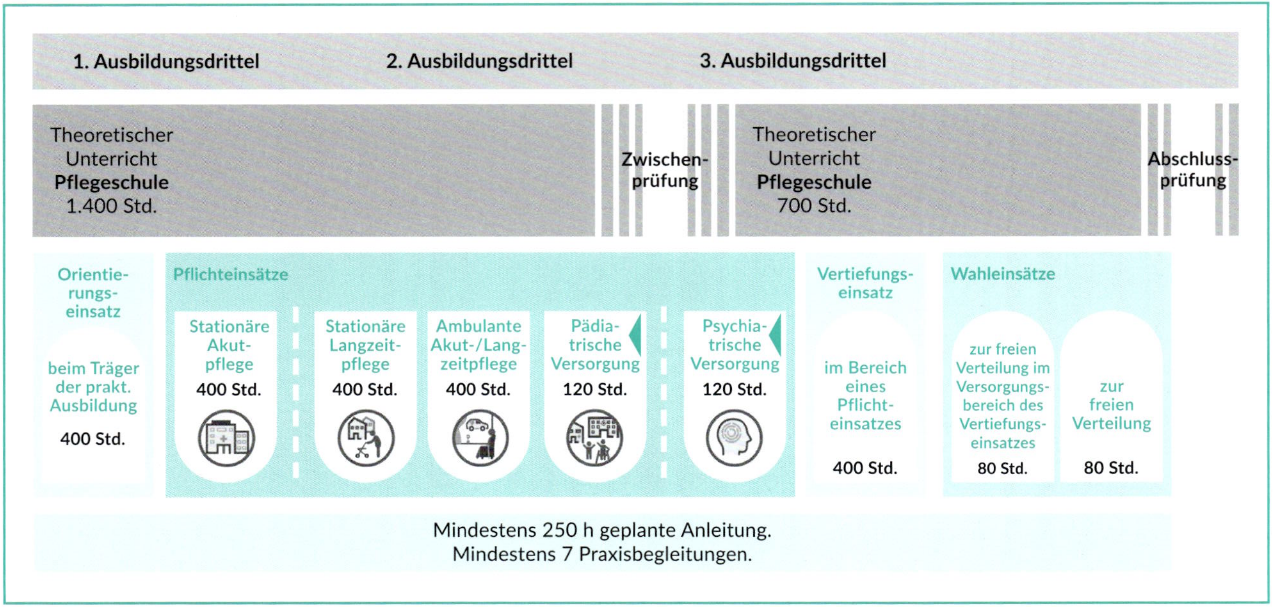

Abb. 20: Übersicht der Praxiseinsatzorte und -abfolge.

9.1.2 Ausbildungsplan

Der Ausbildungsplan stellt gemäß PflBG die zeitliche und inhaltliche Gliederung der praktischen Ausbildung dar, konkretisiert die Inhalte und Ziele der Ausbildung auf der Grundlage des Lernangebotes der Einsatzorte und muss den Anforderungen des schuleigenen Curriculums entsprechen (vgl. § 10 PflBG). Auf Basis des Ausbildungsplans und der aktuellen Gegebenheiten im jeweiligen Einsatz sowie abgestimmt mit den persönlichen Zielen der Auszubildenden und ihrem Ausbildungsstand gestalten Praxisanleitende konkrete Anleitungssituationen.

Der Ausbildungsplan sollte folgende Punkte umfassen:

- Wann beginnt und wann endet die Ausbildung?
- Welche festen Termine (z. B. Prüfungen) müssen berücksichtigt werden?
- Wie sind die Aufeinanderfolge und Aufteilung der Schulzeiten und der Praxiseinsätze?
- In welchen Einrichtungen finden welche Einsätze statt?
- Wann können die Auszubildenden ihren Urlaub nehmen?
- Wie viele Stunden Praxisanleitung müssen pro Einsatz mindestens nachgewiesen werden?

9

Wichtig **Ausbildungsplan**

Die Ausbildungsplanung, die in der Hand der Praxiseinrichtungen liegt, kann an die Schulen delegiert werden.

Für Pflegeschulen kann die Erstellung der Ausbildungspläne durch Praxiseinrichtungen allerdings eine große Erleichterung darstellen.

»Ich frage mich, wie die Auszubildenden in knapp zwei Wochen die im Ausbildungsprofil der Anlage 6 der Ausbildungs- und Prüfungsordnung beschriebenen Kompetenzen entwickeln sollen. Wie soll das funktionieren? Was hat man sich dabei gedacht?«

Margarete Speller, Ausbildungsverantwortliche eines ambulanten Pflegedienstes

9.1.3 Ausbildungskoordination

Die Koordination aller Auszubildenden (interne wie externe) über das Kalenderjahr wird häufig unterschätzt. Für diese Tätigkeit, die für einen störungsfreien Ablauf aller Pflege- und Ausbildungsprozesse unabdingbar ist, benötigen die verantwortlichen Personen – dies sind in aller Regel die koordinierenden Praxisanleitungen – Zeit und planerische Ressourcen.

Die Verteilung der internen (eigenen) und der externen Auszubildenden (die über Kooperationspartner ins Pflegeunternehmen kommen), darf innerhalb der praktischen Einsatzbereiche nicht unkontrolliert erfolgen. Ziel sollte es sein, dass auf der Grundlage einer abgestimmten Drei-Jahres-Planung, die auf Kooperationspartner und Anzahl von Auszubildenden abgestimmt sein muss, Auszubildende im Tandemverfahren den Einsatzort wechseln (Rotationsverfahren).

Tipp

Die Planung und Koordination der eigenen und externen Auszubildenden sollte mit Kalender, am besten in einer Übersicht wie in einem Gantt-Diagramm, über drei Jahre erfolgen.

Tipps für die Ausbildungskoordination

- Holen Sie sich Unterstützung durch ein Excel-Planungstool.
- Streben Sie einen Ringtausch mit Ihren kooperierenden Ausbildungseinrichtungen (rotierende Auszubildende) an.
- Besetzen Sie die »weißen Flecken« mit Praktikumszeiten für Interessierte.
- Planen Sie immer prospektiv für drei Jahre.

9.1.4 Vorteile digitaler Planung

Die Planung über eine Software oder ein Excel-Planungstool ist bei mehreren Auszubildenden unverzichtbar und bietet folgende Vorteile:

- Übersicht aller Theorie-Praxisphasen, Urlaubs- und Prüfungsphasen,
- Mindeststunden pro Pflichteinsatz werden durch Formeln überwacht,
- Kenntlichmachen der Nachtdienstvorgabe/-planung,
- Überblick, inwieweit abweichende Wünsche von Anbietern praktischer Einsatzstellen berücksichtigt werden können,
- Auslastung der Praxiseinsatzstellen wird pro Woche und Versorgungsbereich ausgewiesen,
- eine prospektive Planung von geplanten und situativen Anleitungen ist möglich,
- frühzeitige Planung von »weiteren Einsätzen« kann erfolgen,
- Projektzeiten oder Selbstlernphasen können in die Jahresplanungen integriert werden,
- Berechnung der geplanten und geleisteten Einsatzstunden pro Einsatzbereich,
- Berechnung und Dokumentation der refinanzierbaren Anleitungsstunden,
- Erfassung und Berechnung der benötigten und verfügbaren Praxiseinsatzstellen pro Versorgungsbereich.

Tipp

Erfragen Sie bei Ihrer kooperierenden Schule und Aufsichtsbehörde, ob digital unterstützende Planungstools für die Planung und Koordination der praktischen Einsätze in der Pflegeausbildung angeboten werden, die Sie nutzen können.

Die Einführung neuer Technologien kann Ihnen dabei helfen, verwaltungsbezogene Prozesse zu verschlanken und zu beschleunigen. Außerdem reduzieren sie das Papieraufkommen und die manuelle Datenerfassung zu reduzieren und ermöglichen beteiligten Personen einen Zugang.

9.1.5 Beispiel Anleitungstage

Hier das Beispiel einer Pflegeeinrichtung für die Planung der Ausbildungstage: Die Planung der Anleitungstage (mindestens zwei komplette Tage pro Monat pro Auszubildenden) erfolgt durch das Ausbildungsteam. Die Auszubildenden werden für die Anleitungstage, die im Dienstplan kenntlich gemacht werden, eingeplant. Diese richten sich nach dem Ausbildungsjahr und erfolgen an unterschiedlichen Tagen im Monat im jeweiligen Ausbildungsbetrieb.

»Unser Ausbildungsteam ist ausschließlich für unsere Auszubildenden und deren Belange zuständig, um eine bestmögliche Ausbildungsqualität und Betreuung zu ermöglichen.«

»Wir hatten zu Beginn der Pflegeausbildung ein Fertigkeiten Training, das war gut. Dort haben wir Lagerung und Mobilisation, Beine wickeln und so weiter gelernt. Dies sollte man immer im geschützten Raum üben.«

Hannah Bastek, Auszubildende, drittes Ausbildungsjahr

Anleitung muss geplant und dokumentiert werden. Nur so wird sie nachweisbar und refinanzierbar. Die praktische Pflegeausbildung wurde Jahrhunderte geleistet, nicht öffentlich gemacht und nicht vor- oder refinanziert. Dies wird nun anders.

9.1.6 Herausforderung: Ausbildung in Teilzeit

Durch verkürzte und/oder angepasste Schichtzeiten kann es zu verschiedenen Herausforderungen in den Praxiseinrichtungen kommen. Zum einen sind Teilzeitauszubildende bei Pflegeübergaben ggf. noch nicht anwesend, sodass sie bei ihrem Dienstbeginn ein erneutes Übergabegespräch benötigen bzw. einfordern. Zum anderen können sie durch die veränderten Dienstzeiten bei Stoßzeiten nicht immer anwesend sein. Darüber hinaus kann es in Einzelfällen problematisch sein, wenn die Praxisanleitenden auf den Stationen ausschließlich in entgegengesetzten Schichtdiensten zu den Teilzeitauszubildenden arbeiten. Die Ausbildung in Teilzeit erfordert eine besonders gute Planung und Koordination.

9.2 Weitere Einsätze sowie Stunden zur freien Verteilung, Hospitationen, Projekte

»Ich hätte mir einen Einsatz auf einer Intensivstation und in der Notaufnahme gewünscht. Dort kann man viel lernen.«

Hannah Bastek, Auszubildende, drittes Ausbildungsjahr

Vergessen Sie bei der Ausbildungsplanung nicht, nach den Wünschen Ihrer Auszubildenden zu fragen. Ermöglichen Sie auch alternative Einsatzorte.

Tipp

Bieten Sie Ihren Auszubildenden interessante sog. »weitere Einsätze« an. Erfragen Sie individuelle Wünsche Ihrer Auszubildenden. Planen Sie Exkursionen und Projekte, Hospitationen und Praktika. Machen Sie Ihre praktische Pflegeausbildung attraktiv.

Hospitationen oder Praktika sollen Eindrücke des Pflegealltags der Pflegebedürftigen, Angehörigen und weiteren Personen, der Pflegekräfte und der sonstigen an der Versorgung beteiligten Akteure, z. B. andere Kostenträger, vermitteln. Um eine Verbindung zwischen dem in den Modulen erlernten Wissen mit den praktischen Anforderungen von Pflegenden und anderen Berufsgruppen zu schaffen, sollten diese geplant und theoretisch begleitet werden.

Tab. 13: Einsatzorte

Hospitationsort	Erläuterungen
Spezialisierter Pflegedienst	Eine Hospitation in einem spezialisierten Pflegedienst (z. B. Beatmung oder ein pädiatrischer Schwerpunkt) und die damit verbundenen spezifischen Einsichten in häusliche Pflegearrangements vermitteln einen guten Einblick in die alltäglichen Anforderungen und Entscheidungssituationen, die pflegebedürftige Menschen und ihre Angehörigen und spezialisierte Pflegeteams zu bewältigen haben.
Teilstationäre Pflegeeinrichtung	Eine Hospitation in einer teilstationären Pflegeeinrichtung vermittelt einen guten Einblick in die Schnittstelle zwischen ambulanter und stationärer Versorgung und zeigt die Situation der pflegebedürftigen Menschen und ihrer Angehörigen zwischen der häuslichen Umgebung und der professionell gestalteten Umgebung der Einrichtung.
Spezialisierte vollstationäre Pflegeeinrichtung	Was es bedeutet, aufgrund einer bestehenden Pflegebedürftigkeit oder Behinderung dauerhaft rund um die Uhr in einer Pflegeeinrichtung oder Einrichtung der Behindertenhilfe versorgt zu werden, und welche Chancen und Probleme damit verbunden sind, lässt sich während einer Hospitation in einer vollstationären Pflegeeinrichtung erfahren.
Reha-Klinik	Eine Hospitation in einer Reha-Klinik vermittelt die typische rehabilitative Pflege, z. B. nach Operationen oder einem Schlaganfall.
Krankenhaus – Bereich »Entlassungsmanagement« – Sozialdienst	Die Entlassung aus dem Krankenhaus ist nach wie vor mit dem Risiko von Versorgungslücken angesichts eines bestehenden poststationären Versorgungsbedarfs verbunden. Eine Hospitation im Entlassungsmanagement vermittelt einen Einblick in die Vielfalt möglicher Bedarfslagen in diesem Zusammenhang.
Pflegestützpunkt	Je nach Ausgestaltung des Pflegestützpunktes im jeweiligen Bundesland, weist die Beratung im Pflegestützpunkt vielfältige Parallelen zur Beratung der Pflegekassen auf und bietet vor allem für die Auszubildenden ohne Beratungserfahrung einen geeigneten Ort für eine Hospitation.

Hospitationsort	Erläuterungen
Team der spezialisierten ambulanten Palliativversorgung (SAPV), Hospizdienste, Hospize	Viele Fragen, zu denen bei der Pflegeberatung um Rat gesucht wird, hängen mit dem Ende des Lebens zusammen. Darunter sind praktische Fragen des Umgangs mit einem konkreten Hilfebedarf, Aspekte des Abschiednehmens und der Rückschau auf das Leben sowie Fragen der Vorsorgevollmacht und Patientenverfügung. Eine Hospitation in diesem Bereich kann dazu beitragen, die Sensibilität für diese Fragen zu erhöhen.
Kommunale Beratungsstelle	Ähnlich wie bei den Pflegestützpunkten können der Aufgabenbereich und das Beratungsspektrum unterschiedlich sein. Unabhängig davon eignet sich eine Hospitation in einer kommunalen Beratungsstelle oder im Amt für Soziales für einen Einblick in den Beratungsalltag.

Die Erfahrungen aus den Hospitationen sollen mit den jeweiligen Praxisanleitungen reflektiert werden. Zur besseren Vereinbarkeit von Beruf und Familie kann das Praktikum auch tage- oder stundenweise absolviert werden. Angerechnet werden können nur Zeiten, die in einer der oben genannten Einrichtungen entweder als Arbeitszeit oder als Praktikum/Hospitation nachweisbar erbracht, beziehungsweise absolviert worden sind.

9.3 Inhaltliche Planung der Orientierungs-, Pflicht- und Vertiefungseinsätze

Die Rahmenpläne der Fachkommission (2020) bestehen aus dem Begründungsrahmen, dem Rahmenlehrplan für den theoretischen und praktischen Unterricht und den Rahmenausbildungsplan für die praktische Pflegeausbildung. Sie wurden von der Fachkommission nach § 53 PflBG entwickelt und haben empfehlende Wirkung. Zusammen mit der PflAPrV stellen sie eine bundesweit gültige Grundlage für die Entwicklung schulinterner Curricula und einrichtungsspezifischer Ausbildungspläne dar.

Die Rahmenpläne wurden vom Bundesministerium für Familie, Senioren, Frauen und Jugend sowie vom Bundesministerium für Gesundheit geprüft und stehen seit August 2019 frei zur Verfügung. Die vorliegende Veröffentlichung ist die zweite überarbeitete Auflage.

Tipp
Beachten und nutzen Sie die Aktualisierungen und Nacharbeiten zu den Rahmenplänen der Fachkommission nach § 53 PflBG – »Rahmenlehrpläne für den theoretischen und praktischen Unterricht – Rahmenausbildungspläne für die praktische Ausbildung«: https://www.bibb.de/dienst/publikationen/de/16560

Die inhaltliche und strukturelle Planung der Orientierungs-, Pflicht- und Vertiefungseinsätze kann nach den Vorgaben der Rahmenausbildungspläne für die praktische Ausbildung erfolgen. Beachten und nutzen Sie hierbei die Vorgaben der Länder und der Schulen.

Tipp
Erfragen Sie bei Ihrer kooperierenden Schule und landesspezifischen Aufsichtsbehörde, ob die inhaltliche Planung der verschiedenen Praxiseinsätze vorgegeben ist. Fragen Sie auch nach, ob digital unterstützende Planungstools für die inhaltliche Planung und Koordination der praktischen Einsätze in der Pflegeausbildung angeboten werden.

9.4 Prozessfolge und Planungsinstrumente

Die gesamte Prozessfolge und die Planungsinstrumente der praktischen Pflegeausbildung, vom Rahmenausbildungsplan bis zum Ausbildungsnachweis, werden hier (vgl. ▶ Abb. 21) zur besseren Übersicht dargestellt.

Prozessfolge und Planungsinstrumente praktische Pflegeausbildung

Rahmenausbildungsplan	Schulcurriculum	Ausbildungsplan	Arbeits- und Lernaufgaben	Ausbildungsnachweis
Auf Bundesebene vorgegebene gesetzliche Grundlage für die praktische Pflegeausbildung. Enthält nach Kompetenzbereichen geordnete grobe Aufgabenstellungen zum Erwerb der gesetzlich vorgeschriebenen Kompetenzen in den jeweiligen Praxiseinsatzphasen.	Von der Pflegeschule oder Hochschule erstelltes schuinternes Curriculum. Hier werden den schulspezifische theoretische und methodische Vorgaben zur Qualifizierung gelegt und verbindlich vorgegeben. Die Schule gibt den gererellen Ausbildungsverlaufsplan an den Ausbildungsbetrieb mit den Zeiten der Theorie-Praxisphasen.	Vom Ausbildungsträger erstellt und mit der Pflegeschule abgestimmter konkretisierter Ausbildungsplan. Der Ausbildungsplan ist zeitlich und inhaltlich strukturiert. Er enthält die Arbeits- und Lernaufgaben und zeigt die Möglichkeiten zum Kompetenzerwerb auf. Der Ausbildungsbetrieb erstellt auf Grundlage des generellen den individualisierten Ausbildungsverlaufsplan (alle Einsatzzeiten und -orte).	Konkret beschriebene und im Ausbildungsplan verortete Arbeits- und Lernaufgaben, die im jeweiligen Ausbildungsabschnitt und Einsatzort (Setting) von den Praxisanleitenden umgesetzt und dokumentiert werden. Entsprechend der Geschäftsprozesse variieren die Aufgaben.	Dokumentation des Ausbildungsverlaufs, der erreichten Kompetenzen, Ziele und Vereinbarungen zwischen Auszubildenden und den an der Ausbildung Beteiligten. Der Ausbildungsnachweis enthält u. a. Gesprächsnachweise, Arbeits- und Lernaufgaben und dokumentiert die Anleitungszeit. Überprüfung und Kontrolle erfolgt durch die Pflegeschule.
	Genereller Ausbildungsverlaufsplan	Individueller Ausbildungsverlaufsplan	Ausbildungsbetriebsspezifische Aufgaben	Rechtsverbindliche Dokumentationen

Abb. 21: Prozessfolge und Planungsinstrumente praktische Pflegeausbildung.

9

9.5 Vom Rahmenplan zur Lernsituation

Die Rahmenausbildungspläne[33] haben die beschriebenen Aufgabenstellungen bzw. Situationen nach Kompetenzbereichen geordnet. Im Mittelpunkt der Rahmenausbildungspläne steht das arbeitsgebundene Lernen in der Pflegepraxis, das im Rahmen der in § 6 PflBG geforderten Anleitungszeit durch die Praxisanleitenden umgesetzt werden soll.

Folgende Abbildung (vgl. ▸ Abb. 22) verdeutlicht und differenziert den Weg von den Rahmenausbildungsplänen zur individuellen Anleitsituation bzw. zum Lernen in Situationen. Sie zeigt auch die Notwendigkeit der Zusammenarbeit und Abstimmung der an der Ausbildung Beteiligten (Pflegeschule und Ausbildungsbetrieb).

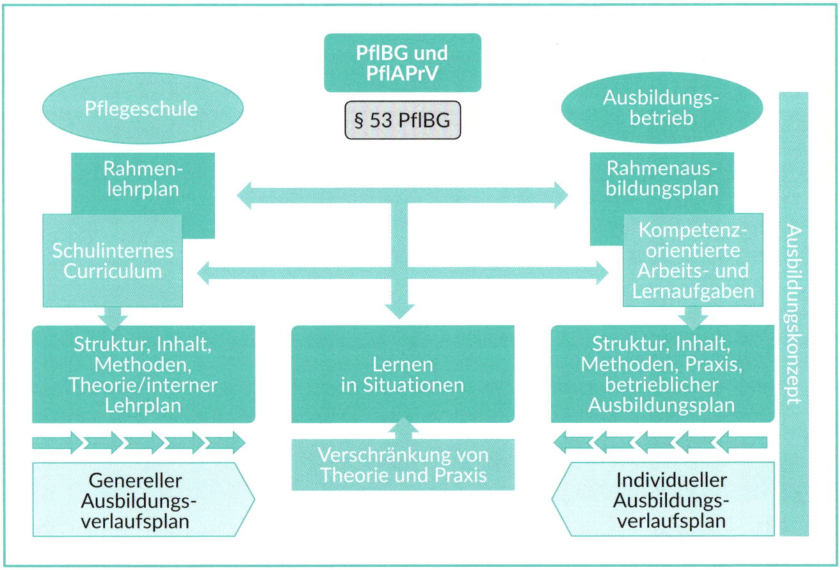

Abb. 22: Ausbildungsorte und Verschränkung der Ausbildungsinstrumente.

[33] Vgl. Rahmenlehrpläne (2019): Rahmenpläne der Fachkommission nach § 53 PFLBG, Rahmenlehrpläne für den theoretischen und praktischen Unterricht, Rahmenausbildungspläne für die praktische Ausbildung, 1. August 2019, Bonn.

Die Pflegeschulen geben durch die weitere Differenzierung des schulinternen Curriculums im internen Lehrplan die Abfolge und strukturelle Ordnung der theoretisch zu vermittelnden Inhalte vor. Zudem werden strukturelle und terminliche Vorgaben durch die generellen Ausbildungs(verlaufs)pläne durch die Pflegeschulen festgelegt.

Die inhaltlichen und strukturellen Vorgaben richten sich an die praktischen Ausbildungsträger, die aufgrund dieser Vorgaben wiederum den betrieblichen Ausbildungsplan und die individualisierten Ausbildungspläne erstellen.

9.6 Best Practice: Einsatzplanung und digitaler Classroom Manager

Die koordinierende Praxisanleiterin Marianne führt vierteljährlich Ausbildungsplanungsgespräche mit den kooperierenden Pflegeeinrichtungen. Mittels des Softwareprogramms »Digitales Classroom Management« verfügt sie über Features, die

- eine automatische Einsatzplanung erstellen,
- eine Dreijahresplanung am Kalender darstellt. Planungen können mit kooperierenden Partnern ausgetauscht werden,
- Projektaufgaben mit Auszubildenden standardisiert. Die Azubis senden Marianne fertige Projektaufgaben mit einem Klick zu. Diese können von ihr bewertet und mit Feedback an die Azubis zurückgesendet werden,
- eine zentrale Dokumentenverwaltung vorsehen. Lehrende und Lernende haben gleichermaßen (eingeschränkt) Zugriff,
- Online-Berichtshefte vorsehen. Ihre Auszubildenden führen das Berichtsheft digital und senden Marianne dieses mit nur einem Klick zur Überprüfung zu,
- eine Lernplattform vorsieht. Marianne stellt den Auszubildenen online Wissen zur Verfügung und verfolgt den Lernfortschritt,

- Beurteilungen und Jahreszeugnisse der Auszubildenden speichert. Marianne behält den Überblick über die Beurteilungen ihrer Auszubildenden,
- Umfragetools vorhalten. Die Auszubildenden können zu unterschiedlichen Themen und Entwicklungen während der Praxiseinsätze befragt werden,
- wichtige Dokumente, Dienstanweisungen und Verordnungen für Auszubildende bereithalten,
- standardisierte Anleitungen abrufbereit vorsehen und
- exemplarisches Wissen zu pflegerischen Interventionen bereithalten.

Zu Beginn der Ausbildung erhalten die Lernenden Anleitungen und den Zugang zum digitalen Classroom Management mit eingeschränkten Zugriffsrechten. Die beteiligten Personen sind von dem Angebot begeistert.

9.7 Check: Organisation: Anleitungsprozesse

Tab. 14: Wie gut ist die Organisation Ihrer Anleitungsprozesse?

Ich reflektiere und schätze ein:	Trifft gar nicht zu	Trifft teilweise zu	Trifft voll zu
1. Alle erforderlichen Einsätze, Einsatzzeiten und wesentlichen Informationen zu Kooperationspartnern sind vor Ausbildungsbeginn im Ausbildungsplan hinterlegt. Die kooperierenden Einrichtungen haben eingeschränkte Einsicht.			
2. Alle Prozesse, Zeiten und Informationen sind für Mitarbeitende und Auszubildende online abrufbar.			
3. Die internen und externen Auszubildenden sind in Dreijahresplanungen koordiniert und die Übersicht ist täglich online abrufbar.			
4. Die sogenannten »Weiteren Einsätze« werden bei Auszubildenden nach Vorlieben erfragt.			
5. Messebesuche, Exkursionen und Kongresse werden geplant und mit Auszubildenden wahrgenommen.			
6. Auszubildenden werden Projektaufgaben übertragen, die sie übernehmen müssen. Die Aufgaben werden evaluiert. Die Auszubildenden erhalten ein Feedback.			
7. Zunehmend wird die digitale Kompetenz der Auszubildenden unterstützt.			
8. Die Auszubildenden kennen den praktischen Rahmenplan und machen den Praxisanleitenden Vorschläge für geplante Anleitungen.			
9. Wir gestalten die Ausbildung zeitgemäß und attraktiv für Azubis.			
10. Während der externen Einsätze halten (koordinierende) Praxisanleitende Kontakt zu den eigenen Auszubildenden (über Onlineformate).			

10 Arbeits- und Lernaufgaben, geplante Anleitungen und Methoden (BAK 3)

Lernen in Situationen wirkt durch zwischenmenschliche Interaktionen.

Dieses Kapitel bietet Ihnen Informationen und Wissenswertes zu Arbeits- und Lernaufgaben sowie zu geplanten und strukturierten Anleitungen.

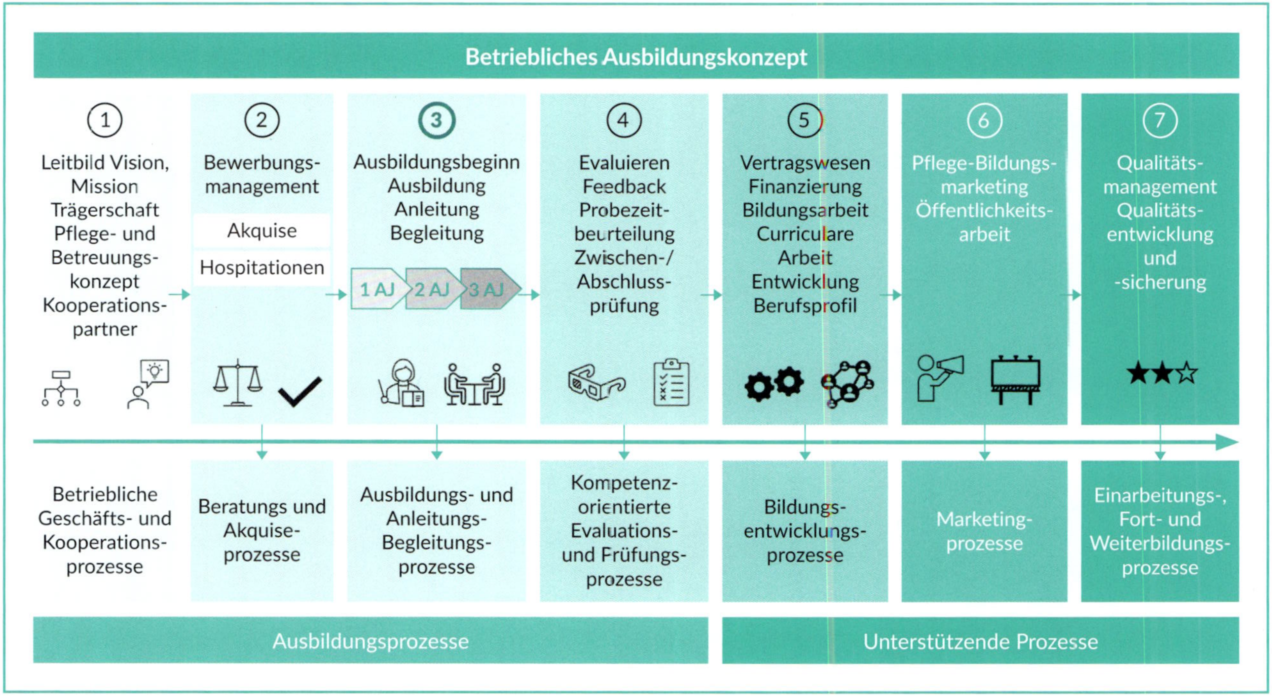

Abb. 23: Das betriebliche Ausbildungskonzept – Baustein 3.

»Die Auszubildenden sind froh, wenn es vorgegebene Arbeits- und Lernaufgaben gibt. Das machen die Schulen leider unterschiedlich. Bei uns müssen sie zum Beispiel lernen, Biografien vorzustellen, denn das müssen sie auch in der Prüfung können.«
Eva Mainka, koordinierende Praxisanleiterin, stationäre Altenpflegeeinrichtung

»Wenn ich entscheiden könnte, würde ich geplante Praxisanleitertage organisieren. Bei Multimorbidität kann man vieles an einem Patienten durchführen. Man könnte jede Menge Lernaufgaben an einem Patienten planen. Das könnte auch über einen ganzen Tag gehen.«
Hannah Bastek, Auszubildende, drittes Ausbildungsjahr

Auszubildende sind mit einer Vielzahl von Arbeitsaufgaben konfrontiert. Hinzu kommen formulierte und geplante Lernaufgaben. Die Arbeits- und Lernaufgaben, die im Rahmenausbildungsplan beschrieben sind, sind Empfehlungen für geplante und strukturierte Praxisanleitungen oder auch für Phasen des selbstständigen Lernens während der Praxiseinsätze.

Der Rahmenausbildungsplan enthält exemplarische Arbeits- und Lernaufgaben in verschiedenen Settings der Pflegeausbildung, die als Empfehlung zu verstehen sind. Da die Rahmenpläne bundesweit als Grundlage für die Entwicklung von Curricula und Ausbildungsplänen dienen, sind die darin enthaltenen Aufgaben so formuliert, dass sie unabhängig von den an der Ausbildung beteiligten Einrichtungen gelten.[34]

[34] Vgl. Fachkommission 2020a, S. 27

10.1 Arbeitsgebundenes, -verbundenes und -orientiertes Lernen

Unsere Angebote sind Ihre Herausforderungen und Chancen.

10.1.1 Arbeitsgebundenes Lernen

Für das arbeitsgebundene Lernen ist der reale Arbeitsprozess mit authentischen Patient*innen bzw. zu pflegenden Menschen und ihren Bezugspersonen im systemischen Kontext einer Versorgungseinrichtung kennzeichnend. Nach Dehnbostel (2007)[35] gehören Arbeits- und Lernaufgaben zum arbeitsgebundenen Lernen, bei welchem Lern- und Arbeitsort identisch sind. Es handelt sich dabei um eine Koppelung von Arbeiten und Lernen über die »didaktische Erweiterung realer Arbeitsaufgaben«. Die Aufgaben müssen ganzheitlich gestaltet sein, was im Sinne der Pflegeausbildung als pflegeprozessorientiert ausgelegt werden kann. Sie sollten in hoher Eigenverantwortung und Selbststeuerung der Auszubildenden übernommen werden, wobei Arbeits- und Erfahrungswissen mit theoretischem Wissen verknüpft wird.

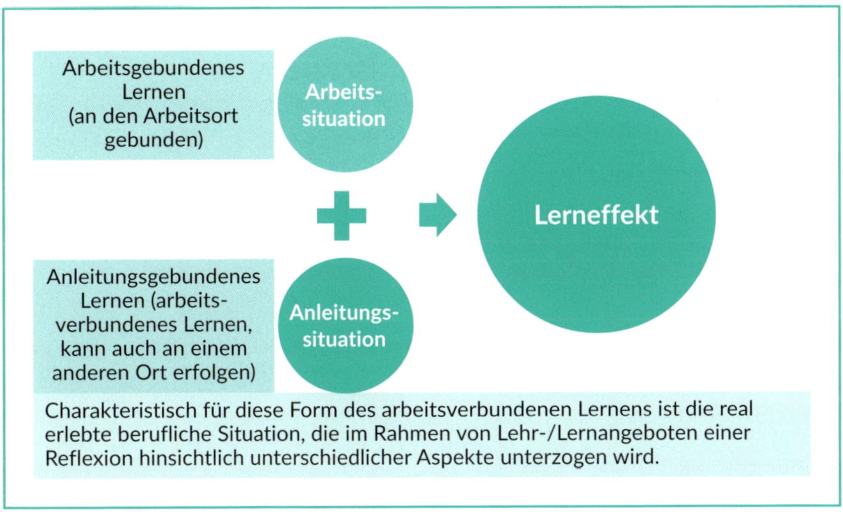

Abb. 24: Arbeits- und Lernsituationen.

[35] Vgl. Dehnbostel P (2007): Lernen im Prozess der Arbeit. Münster.

10

10.1.2 Arbeitsverbundenes Lernen

Das arbeitsverbundene Lernen kann im Unterschied zu Dehnbostels Konzeption sowohl in unmittelbarer räumlicher Nähe des Arbeitsortes als auch z. B. an der Schule stattfinden. Charakteristisch für diese Form des arbeitsverbundenen Lernens ist die real erlebte berufliche Situation, die im Rahmen von Lehr-/Lernangeboten einer Reflexion hinsichtlich unterschiedlicher Aspekte unterzogen wird.

10.1.3 Arbeitsorientiertes Lernen

Im Unterschied zu den beiden anderen Modellen arbeitsgebundenem Lernens bezieht sich das arbeitsorientierte Lernen nicht auf reale Arbeitsprozesse und reale zu pflegende Menschen, sondern auf Simulationen. Diese finden in der Regel in extra dafür eingerichteten Räumlichkeiten (z. B. im Skills-Lab) statt.

10.2 Aufgabentypen: Arbeits- und Lernaufgaben

»Zum Unterschied von Arbeits- und Lernaufgaben würde ich sagen: Arbeitsaufgaben umfassen 90 Prozent. Dabei lernt man so nebenbei. Ich hatte vier bis fünf geplante Anleitungen. Mehr Zeit ließ sich dazu nicht finden.«

Hannah Bastek, Auszubildende, drittes Ausbildungsjahr

Arbeits- und Lernaufgaben können in unterschiedliche Aufgabentypen eingeteilt werden:

- **Beobachtungsaufgaben** können eingesetzt werden, wenn bestimmte Kompetenzen in der Pflegeschule oder in anderen Einsätzen noch nicht oder kaum angebahnt wurden. Wichtig ist, dass diese Kompetenzen grundlegend zu den Kernaufgaben des jeweiligen Settings gehören. Beobachtungsaufgaben sollen einen ersten Zugang zum Handlungsfeld schaffen, um Fachkompetenzen, die im theoretischen Unterricht erworben wurden, auf die Praxis adaptieren zu können.

- **Anwendungsaufgaben** eignen sich zur praktischen Umsetzung der in der Schule erworbenen (Teil-) Kompetenzen. Dabei soll das Erlernte in die Praxis umgesetzt werden.
- **Vertiefungsaufgaben** erweitern vorhandene Kompetenzen, steigern die Verantwortungsübernahme sowie Selbstständigkeit und ermöglichen die Aneignung von Handlungsroutinen.
- **Reflexionsaufgaben** tragen zur Persönlichkeitsentwicklung der Lernenden bei. Sie reflektieren ihre Tätigkeit, nehmen Spannungsfelder und Widersprüche wahr und ziehen entsprechende Konsequenzen aus ihrem Handeln. Beispielsweise nehmen die Lernenden die Diskrepanz zwischen Theorie und Praxis wahr und lernen, warum Pflegehandlungen in der Praxis an die individuellen Gegebenheiten der zu Pflegenden angepasst werden müssen. Damit wird eine professionelle Pflege angebahnt.
- **Transferaufgaben** sind Lernaufgaben oder Arbeitsaufträge zur Bearbeitung der Theorie-Praxis-Verknüpfung. Der Theorie-Praxis-Transfer ist der wesentliche Prozess beim Lernen. Denn was nützt eine Theorie, die in der Praxis nie Anwendung findet? Leider findet dieser Lernprozess in Schulen zu selten statt. Eine gute Theorie-Praxis-Verzahnung kann nur gelingen, wenn die Theorie – also die Schule – direkt mit den Praxisanleitern in der beruflichen Praxis zusammenarbeitet und umgekehrt.

Tipp

Es ist möglich, dass das Bundesland, in dem Sie als Praxisanleitende tätig sind, Vorgaben zur Umsetzung und Systematik dieser Arbeits- und Lernaufgaben macht. Das bedeutet: Recherchieren Sie erst die entsprechenden verbindlichen Vorgaben, bevor Sie Arbeits- und Lernaufgaben festlegen.

10.3 Pflege im Arbeitsbündnis mit den zu Pflegenden

Pflegefachpersonen sind verantwortlich für den Pflegeprozess, für eine situationsgerechte Gestaltung von Kommunikation, für interprofessionelle Zusammenarbeit auf Basis von Gesetzen, Verordnungen und ethischen Leitlinien sowie wissenschaftlichen Erkenntnissen. Dabei werden im § 4 PflBG erstmals auch solche Aufgaben definiert, die nur Pflegefachpersonen übernehmen dürfen und die somit nicht delegiert werden können und dürfen (vorbehaltene Tätigkeiten). Diese stärken den Pflegeprozess als berufsspezifische Arbeitsmethode.

Von elementarer und grundlegender Bedeutung sind immer das zu schließende Arbeitsbündnis und die Auftragsklärung. Ein Arbeitsbündnis ist ein sozialer Vertrag über eine Zusammenarbeit, das immer von der Situation und den Personen beeinflusst ist. Ein Arbeitsbündnis ist immer einzigartig[36]. Der Planung zum Verstehen und Erlernen des wichtigen Arbeitsbündnisses mit dem zu Pflegenden sollte besondere Bedeutung beigemessen werden.

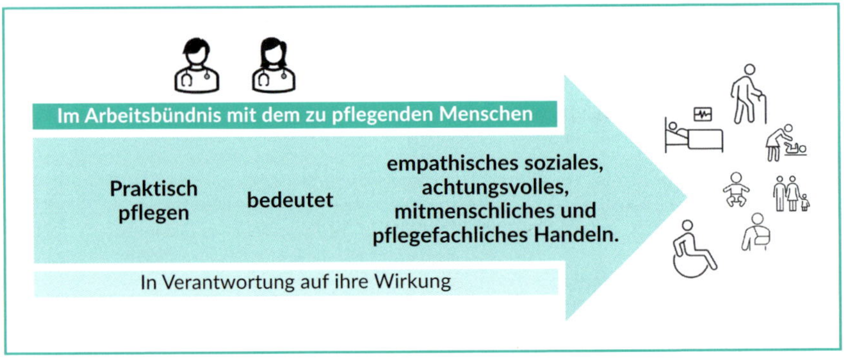

Abb. 25: Anforderungen an praktisch ausgeführte Pflege.

[36] Vgl. Behrens J, Langer G (2022), S. 34, 44.

Praktische Pflege hat immer in Verantwortung auf ihre Wirkung zu erfolgen. Praktische Pflege fokussiert immer empathisches, soziales, achtungsvolles, mitmenschliches und pflegefachliches Handeln. Das hier folgende Pflegemodell (vgl. ▸ Abb. 26) stellt die einzelnen Schritte des pflegerischen Handelns dar.

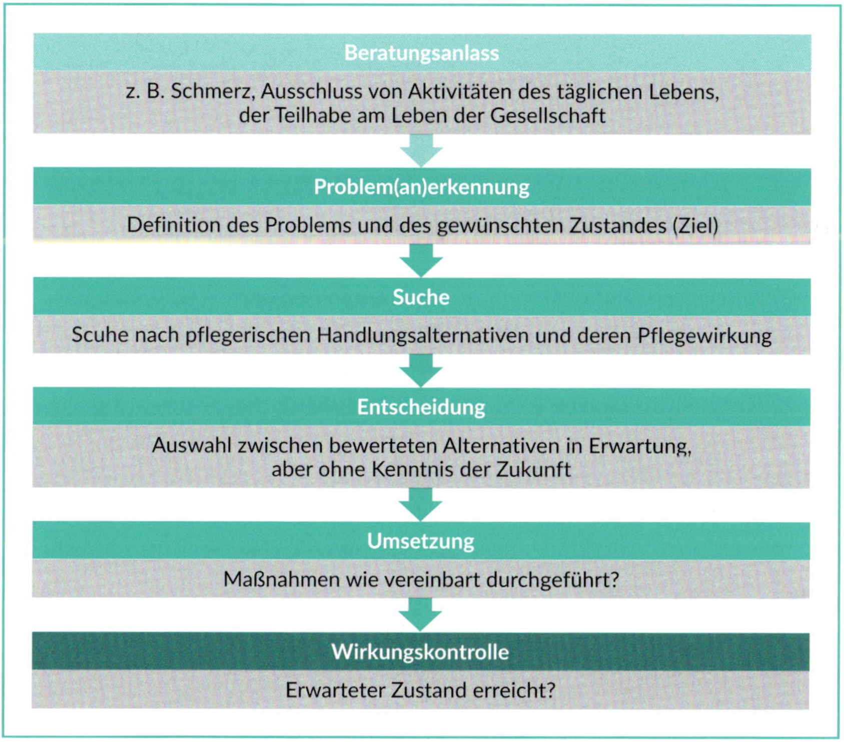

Abb. 26: Pflegemodell – pflegerische Entscheidung als Phase pflegerischer Problemlösung. In Anlehnung an Behrens & Langer 2022, S. 32.

Anhand dieser Schritte kann die Anleitung zur praktischen Pflege erfolgen. Das Vorgehen in diesen Schritten kann zu einem gelungenen Arbeitsbündnis und zu einer gut abgestimmten Auftragsklärung beitragen.

Tipp
Üben Sie mit Ihren Auszubildenden mit diesem Pflegemodell die geplanten und strukturierten Anleitungen. Lassen Sie die Auszubildenden sukzessive die Vorbereitungen zu den Anleitungen in allen Schritten des Modells übernehmen.

10.4 Kriterien gelungener Arbeitsbündnisse und Auftragsklärungen

»Pflege, die nicht auf interner und externer Evidence beruht, ist eine gefährdende Pflege – manchmal gut gemeint, aber immer gefährlich.«[37]

Der Auftrag ergibt sich in aller Regel durch die Art der Einrichtung, in der Pflege stattfindet (▸ Kap. 3). Gelungene Pflegeprozesse sind durch eine geschlossenes Arbeitsbündnis und eine klare Auftragsklärung vorbereitet.[38] Auszubildende sollen erlernen, wovon ein gelungenes Arbeitsbündnis und eine stimmige Auftragsklärung abhängig sind. Tabelle 15 nennt einige Kriterien.

Planen Sie gezielt Übungen zum Schließen des Arbeitsbündnisses. Erklären Sie Auszubildenden, dass Arbeitsbündnisse zwischen Pflegenden und zu Pflegenden immer situationsabhängig und einzigartig sind.

---

[37] Behrens J im Gespräch 2014

[38] Vgl. Behrens J, Langer G (2022), S.105ff.

Tab. 15: Kriterien für ein gelungenes Arbeitsbündnis und eine stimmige Auftragsklärung

Kriterium	Inhalte
Kommunikation	Gewaltfreie Kommunikation, Vertrauensaufbau als Grundlage, Verlässlichkeit von Abmachungen, Fokussieren auf Ressourcen und Erfolge, Motivation zum Mitwirken, klare thematische Fokussierung, Vorteile aufzeigen, Rahmenbedingungen verdeutlichen
Bedürfnis-erkennung	Bedürfnisse erkennen und ernstnehmen, wertfreies Entgegennehmen, fachliche Begründungen von Bedingungen/Ansichten, Bewusstsein über eigenen Auftrag und Erwartungen, Partnerschaftliches Vorgehen, Nutzen vorhandener Ressourcen, Einbeziehen von Lösungsansätzen, Offenheit für kritische Rückmeldungen
Beziehungs- und Vertrauens-aufbau	Offenheit gegenüber Themen und Sichtweisen (Diversität), Bieten eines geschützten Rahmens, ausreichend großes Zeitfenster, Anerkennung des entgegengebrachten Vertrauens, Echtheit, Ernstnehmen der Anliegen, Reaktion auf Anliegen in angemessenem Zeitrahmen, Anerkennung als Fachperson, Wertschätzung, aktives Zuhören und Interesse vermitteln, Ermutigung
Rahmen-bedingungen	Zuständigkeiten und Auftrag klären, gemeinsam Verantwortung tragen, Schweigepflicht, Haltung, Respekt, Vertrauensvoller und bewusster Umgang mit vorhandenen Informationen
Definition des Pflegeziels	Anliegen sichten und gliedern, weitere Involvierte einbeziehen (Angehörige, Eltern, Betreuer, ...), Festlegen eines Kernthemas, verschiedene Perspektiven einnehmen, Ernstnehmen aller Anliegen, Rahmenbedingungen aufzeigen, Hinführen zu realistischen Zielen, Konkrete Zielformulierung mithilfe der SMART-Kriterien (messbar, überprüfbar, positiv formuliert und attraktiv), Ziele an Rahmenbedingungen anpassen
Pflegemethoden	Teilhabe und Selbstbefähigung fördern, grundlegende Akzeptanz der Person, sinnvolle Reihenfolge des Vorgehens, Beratung auf Augenhöhe, Einbringen von Fachwissen bei komplexen Situationen
Planung	Zusammenfassen des Gesagten, nochmaliges Einholen einer Bestätigung, Rollen- und Aufgabeneinteilung, Vereinbarungen über nächste Schritte, Feedbackregeln vereinbaren, Wahrnehmen nonverbaler Signale, Einbinden verwendeter Sprache, Bewusstmachen von Zielabweichungen, Offenheit über nicht erfüllbare Erwartungen, Begründungen geben
Erfahrungen	Offenheit gegenüber negativen Erfahrungen
Pflegewirkungen evaluieren	Evaluationsergebnisse auswerten und neubewerten

10.5 Shared Decision-Making lernen – Aufbau interner Evidence

Shared Decision-Making (SDM) sieht für den Einzelnen eine aktivere Rolle in Entscheidungsprozessen und das Teilen einer Entscheidung vor.

Definition **Shared Decision-Making**

Shared Decision-Making ist eine Form der Kommunikation zwischen Pflegendem und zu Pflegendem. Der Ansatz sieht vor, Informationen auszutauschen und eine Entscheidung gemeinsam und gleichberechtigt zu finden – etwa mit Blick auf eine Pflegeintervention.

Die Kommunikation in diesem Konzept erfolgt also zweiseitig. Sowohl der Pflegende als auch der zu Pflegende stellen und beantworten Fragen. Hierfür bezieht der Pflegende seinen Gesprächspartner in alle wichtigen Aspekte mit ein. Der zu Pflegende wiederum bespricht seine Anliegen offen und erklärt seine Präferenzen. Ziel ist es, gemeinsam über eine angemessene Pflege zu entscheiden und diese zu verantworten. Das kann auch die Erfolgschancen einer Pflegeintervention erhöhen.
Shared Decision-Making (SDM) könnte somit der Schlüssel sein für eine gute Gesundheitsversorgung, für eine Orientierung an den Bedürfnissen des Einzelnen und damit eine verbesserte Zufriedenheit oder ggf. sogar Lebensqualität (trotz Erkrankung). Im Deutschen wird für SDM auch der Ausdruck Partizipative Entscheidungsfindung (PEF) verwendet.

Der Aufbau interner Evidence geht darüber hinaus. Interne Evidence ist von Pflegenden erarbeitet am Bedürfnis selbstbestimmter Teilhabe und an der Lebenssituation der zu Pflegenden. Der Aufbau interner Evidence ist der erste und wichtigste Schritt, weil man ohne interne Evidence gar nicht weiß, was man von den Erfahrungen anderer wissen will. Man kann offenbar nicht die Erfahrungen anderer an die Stelle der eigenen Empfindungen setzen.[39]

[39] Behrens J (2006): Evidence-based Nursing. »Das Wichtigste sind Verantwortungsübernahme und Respekt«. Die Schwester Der Pfleger, Ausgabe 3/2006

Beispiel **Schmerz – ganz individuell**

Wenn mir etwas weh tut, hilft es mir nichts, wenn einer auf der Basis von Hunderten von Studien behauptet: »Das kann doch gar nicht weh tun.« Es tut mir trotzdem weh. Mit dem dummen Spruch: »Das kann doch gar nicht weh tun« zeigt einer nur, dass er seinen Klienten und den Unterscheid von interner und externer Evidence nicht ernst nimmt.*

* Vgl. Behrens J (2006): Evidence-based Nursing. »Das Wichtigste sind Verantwortungsübernahme und Respekt.« Die Schwester Der Pfleger, Ausgabe 3/2006

Auszubildende müssen lernen, ihre eigene pflegerische Erfahrung einschätzen zu können, um sie adäquat in eine pflegerische Beziehung einbringen zu können. Dies erlernen sie an guten Vorbildern und entsprechend einer zunehmenden Handlungskompetenz.

10.6 Kriterien für gute Lernaufgaben

Unter guten Lernaufgaben versteht man daher Aufgaben, die

- die Auszubildenden zum selbstständigen Lernen aktivieren,
- eine hohe Eigentätigkeit ermöglichen,
- die Lernschrittfolge spiegeln,
- am Vorwissen und an der Wissensstruktur anknüpfen,
- das strukturierte Wissen kumulativ ausbauen,
- inhalts- und prozessbezogene Kompetenzen fordern und fördern,
- herausfordernd und auf passenden Lernniveaus sind,
- gestuft aufgebaut sind und die Lernenden durch Arbeitsaufträge anleiten,
- unterschiedliche Schwierigkeitsgrade anbieten,
- gerahmt und in einen sinnstiftenden Kontext eingebettet sind,
- die vielfältigen Aufgabentypen und Kompetenzen vernetzen,
- vielfältige Lösungsstrategien und Darstellungsformen ermöglichen,
- auf aufbereiteten Lernmaterialien basieren,
- eine Atmosphäre des Lernens schaffen,
- sich am Kompetenzmodell der Standards orientieren,
- differenzierende Lernhilfen beinhalten,

- den Lernzuwachs zeigen,
- das neu Gelernte im Wissensnetz verankern und
- ein Element der Aufgabenkultur sind.[40]

10.7 12 Elemente der kompetenzorientierten Anleitung

Die Formulierung einer kompetenzorientierten Anleitung oder Lernaufgabe verlangt eine konstruktive Leistung und didaktische Phantasie. Es muss gewährleistet werden, dass die Lernenden über alle notwendigen Grundlageninformationen und Hilfsmittel verfügen, die zur Umsetzung der Lernaufgabe oder zur Beantwortung der Frage notwendig sind.

Die folgenden Leitfragen sollen eine Hilfestellung zur Reflexion und Planung von kompetenzorientiertem Lernsituationen sein:

1. Orientierung am Auszubildenden: Ist die Thematik und Methodik am Auszubildenden orientiert? Wird das individuelle Vorwissen berücksichtigt?
2. Orientierung am Problem: Können die Auszubildenden die Problemstellung selbst finden? Dient die geplante Anleitung der Problemlösung?
3. Aktivierung: Hat die Anleitung eine aktivierende Form, die den Auszubildenden auffordert selbst zu handeln?
4. Selbstorganisation: Kann der Auszubildende die Anleitung auch selbst organisieren?
5. Kompetenzniveau: Wurde das zu erreichende Kompetenzniveau vorab geklärt? Sind unterschiedliche Niveaustufen vorgesehen? Wurden die sich anschließenden Arbeitsaufträge im Kompetenzniveau gestuft?
6. Methodenauswahl: Werden die richtigen Methoden ausgewählt und angewendet? Fördern die Methoden Handlungskompetenz und Performanz?
7. Evaluierung und Reflexion: Ist eine Reflexion und Evaluation der Anleitung geplant und wird sie durchgeführt? Werden die Wirkung und das Ergebnis der Anleitung eingeschätzt?

[40] Vgl. Studienseminar Koblenz (2018): Berufspraktisches Seminar Pflichtmodul 14. Aufgabenstellungen II: Aufgaben zum Lernen einsetzen und beurteilen.

8. Individueller Freiraum: Hat der Auszubildende ausreichend Freiraum, Selbstbestimmung und Anpassungsmöglichkeiten bei dem Lernprozess? Werden verschiedene Methoden und Lernwege angeboten und ausprobiert?
9. Prozess-/Zielorientierung: Werden die zu erreichenden Kompetenzen durch Wiederholung und kumulatives Lernen gefestigt? Wird vom formulierten Lernergebnis aus geplant?
10. Performanz-/Lernproduktorientierung: Kann der Auszubildende seine erworbenen Kompetenzen im Anschluss an die Anleitung zeigen?
11. Exemplarisches Lernen: Wurde mit dem Auszubildenden besprochen und geklärt, welches konkrete Beispiel sich exemplarisch zum Kompetenzerwerb eignet? Ist dem Auszubildenden klar, wie die didaktische Reduktion auf das exemplarische Beispiel erfolgt?
12. Feedback und Reflexionsorientierung: Wird der Lernprozess reflektiert und der Kompetenzerwerb kritisch überprüft? Kann der Auszubildende Rückmeldungen zum Anleitungs- und Lernprozess geben?[41]

10.8 Ablaufstruktur für Lernaufgaben

Beim Lernen durch Lernaufgaben werden Lehr- und Erklärensqualität gewissermaßen an die Lernenden »abgegeben«. Folglich ist die Ablaufstruktur der Lernaufgaben von besonderer Bedeutung. Die Ablaufstruktur folgt weitgehend der Lernschrittfolge des Lehr-Lern-Modells:

1. Die Aufgabe wird im Setting zunächst thematisch gerahmt, um die Lernenden das neue Problem bzw. die neue Fragestellung entdecken zu lassen.
2. Als nächstes entwickeln die Lernenden in einem ersten Zugriff auf die Problemstellung mögliche Vorstellungen zu Lösungsansätzen bzw. Hypothesen.
3. Nun werden durch eine Folge von Arbeitsaufträgen das notwendige Vorwissen reaktiviert, neue Informationen ausgewertet, das Neue Schritt für Schritt erarbeitet und das Lernprodukt erstellt.

[41] Vgl. Land Baden-Württemberg, Zentrum für Schulqualität und Lehrerbildung (ZSL) (2023): 12 Elemente des kompetenzorientierten Unterrichts. https://lehrerfortbildung-bw.de/u_gewi/gwg/gym/bp2004/fb1/modul1/geo/elemente/

4. Durch die Diskussion des Lernprodukts wird das neu Erlernte im Gegensatz zum Vorwissen ins Bewusstsein gerückt und durch die Begleit- und Anschlusskommunikation kognitiv verankert.
5. Die Quintessenz der neu Erlernten wird als Lernzugewinn erkannt, erfasst und definiert.
6. Mit ähnlichen und verwandten Aufgaben werden weitere, bereits bestehende Wissensnetze mit dem neuen Lerninhalt verknüpft. Das neu Erlernte wird auf andere Beispiele angewandt und eine Selbstüberprüfung ermöglicht.

Die Aufgaben der Lehrkraft bzw. Praxisanleitung bei Lernaufgaben beschränken sich damit neben der Konstruktion – soweit überhaupt notwendig – auf die

- Klärung der Ziele und Lösungsbedingungen der Aufgabenstellung,
- Hilfestellung bei der Vorbereitung der Aufgabenlösung,
- Rückmeldungen zum Lernerfolg,
- Unterstützung bei Reflexion, Vertiefung und Verallgemeinerung des neu Erlernten.

10.9 Taxonomiestufen – Klassifizieren von Erkenntnisstufen

Bei der Formulierung von Lernaufgaben, Kompetenzniveaus oder Lernzielen kann der Aufbau der Taxonomiestufen nach Bloom[42] sehr gut genutzt werden (vgl. ▸Abb. 27).

Taxonomien sind hilfreiche Instrumente in Form von Schemata, um Anforderungen zu klassifizieren.[43] Sie erlauben die Klassifizierung von Fähigkeiten nach Erkenntnisstufen, beginnend beim »Erinnern« bis hin zum »Entwickeln«, wobei jede Stufe die vorausgegangene voraussetzt.

---

[42] Vgl. Bloom B S (2001): Taxonomie von Lernzielen im kognitiven Bereich. Beltz, Weinheim. Und: Bloom B S, Englehart M, Furst E, Hill W & Krathwohl D R (Eds.). (1956): Taxonomy of Educational Objectives, Handbook I: Cognitive Domain. New York: David McKay.

[43] Eine der bekanntesten Taxonomien ist die Taxonomie nach Bloom, Englehart, Furst, Hill & Krathwohl (1956) bzw. – in erweiterter Fassung - von Anderson & Krathwohl (2001; siehe Abb. 1).

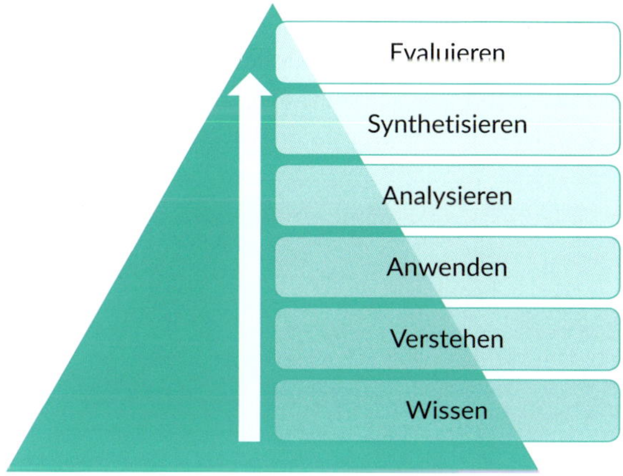

Abb. 27: Taxonomiestufen der praktischen Ausbildung in Anlehung an Bloom 2001.

Zu nutzende Verben: Zu den jeweiligen Erkenntnisstufen sind Verben angegeben, die sich eignen, um die jeweilige Erkenntnisstufe in den angestrebten Lernergebnissen möglichst »verhaltensnah« zu benennen.

- **erinnern:** abrufen, anführen, angeben, auflisten, aufsagen, aufzählen, ausführen, benennen, bezeichnen, darlegen, darstellen, definieren, erkennen, identifizieren, kennzeichnen, nennen, reproduzieren, sagen, skizzieren, wiederholen, wiedergeben, zeichnen, zitieren
- **verstehen:** anordnen, anpassen, argumentieren, beschreiben, darstellen, diskutieren, einordnen, erklären, erläutern, generalisieren, illustrieren, identifizieren, klären, klassifizieren, übersetzen, veranschaulichen, vergleichen, zuordnen
- **anwenden:** ausführen, benutzen, berechnen, bilden, demonstrieren, durchführen, erfassen, erstellen, handhaben, implementieren, lösen, modifizieren, umsetzen, umwandeln, verwenden, voraussagen, zusammenstellen
- **analysieren:** ableiten, auswerten, aufdecken, auswählen, Bedeutung ermitteln, Beziehungen darstellen, charakterisieren, differenzieren, entdecken, Fehler überprüfen, gliedern, kennzeichnen, organisieren, strukturieren, unterscheiden, zergliedern, verallgemeinern

- **bewerten:** abstimmen, abwägen, auswerten, beurteilen, diskutieren, einschätzen, entscheiden, ermitteln, evaluieren, gewichten, kommentieren, kritisieren, Stellung nehmen, testen, überprüfen, überwachen, werten
- **entwickeln:** entwerfen, entwickeln, erfinden, folgern, gestalten, konstruieren, konzipieren, kreieren, planen, produzieren

Geplantes Lernen soll sich an Erkenntnisstufen orientieren.
Aber: Beim Lernen geht es um Lernergebnisse statt nur um gestufte Erkenntnisse und Lehrinhalte.

10.10 Geplante und strukturierte Anleitungen

Geplante praktische Ausbildungen wirken effektiv, sind effizient und finden immer im Arbeitsbündnis mit dem einzigartigen Menschen statt.

»Damals gab es auch geplante Anleitungen.
Ich hatte Glück zu Beginn meiner Ausbildung.
Auf den ersten beiden Stationen wurde mir immer vorher gesagt,
was wir heute machen.«
Gisela Kleinbeck, Krankenschwester im Ruhestand

Geplante praktische Anleitungen sind das A und O bei der praktischen Pflegeausbildung: Die folgende Abbildung (vgl. ▶ Abb. 28) stellt von der Klärung bis zur Evaluation alle wesentlichen Schritte einer geplanten Anleitung dar. Anleitungen gibt es, damit Auszubildende Dinge, die sie vorher noch nie gemacht haben, wiederholen und nachmachen können. Anleitungen beschreiben Vorgänge so genau und eindeutig wie möglich. Sie zählen deshalb auch zu den Vorgangsbeschreibungen.

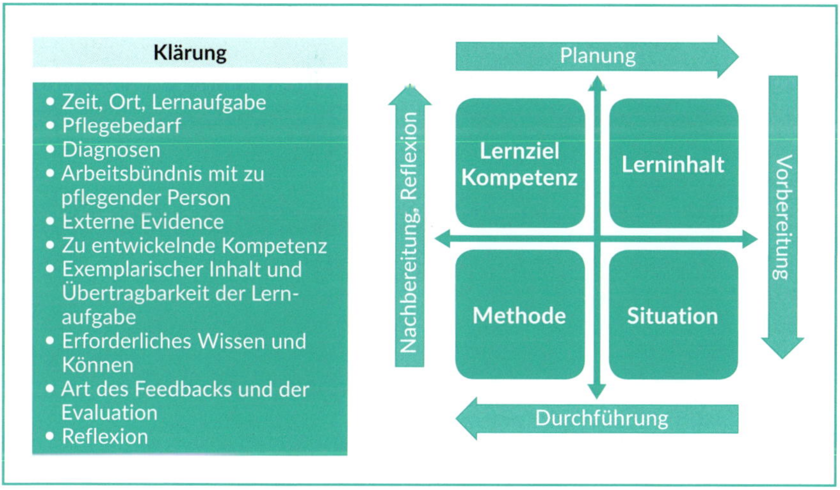

Abb. 28: Geplante Anleitung in der praktischen Pflege.

Wichtig, wenn die Anleitung einem zu pflegenden Menschen erfolgen soll: Die im Rahmen einer strukturierten und geplanten Anleitung zu versorgenden Menschen werden informiert, und es wird ihr Einverständnis eingeholt.

Von der Klärung vorab, über die Planung, Vorbereitung, Durchführung, Nachbereitung und Reflexion, sollten alle Prozessschritte in einer geplanten Anleitung strukturiert vorhanden sein. Abb. 29 stellt detailliert dar, welche Dinge geklärt werden sollen und was bei der Anleitung von Bedeutung ist. Durch eine geplante und strukturierte Anleitung haben Auszubildende die Möglichkeit, den Hintergrund und somit den Sinn und Zweck der Aktivität und Pflegeinterventionen zu erfahren und zu verstehen.

Wichtig **Anleitungsstunden im Dienstplan**

Es gibt mindestens 250 Stunden geplante Anleitungen während der gesamten Pflegeausbildung, abzüglich der Einsätze in der Akutpflege (400 Stunden), der ambulanten Pflege (400 Stunden) und der pädiatrischen Pflege (120 Stunden). Die hierfür veranschlagte Zeit soll im Dienstplan berücksichtigt werden, da weder Praxisanleitende noch Auszubildende während dieser Zeit für die Versorgung zur Verfügung stehen. Die strukturierte und geplante Anleitung wird im Ausbildungsnachweis dokumentiert.

Die Struktur ist die Anordnung und der gegliederte Aufbau der Teile. Nur Struktur ermöglicht ein Ganzes. Nur Planung ermöglicht gezieltes Vorgehen. Pflege muss geplant und gut strukturiert erfolgen.

10.11 In zehn Schritten zur erfolgreichen Anleitung

Hier ein Ablauf für geplante strukturierte Anleitungen in der pflegerischen Praxis:

1. **Terminierung:** Die Anleitungstermine werden ca. einen Monat im Voraus konform zu den Dienstplänen der Wohnbereiche geplant. Die Anleitung erfolgt zu unterschiedlichen Dienstzeiten (Früh- und Spätdienst) Der Auszubildende erhält diese Information direkt vom Praxisanleiter und/oder ausgehängten Dienstplan. Innerhalb des letzten halben Ausbildungsjahres erhält jeder Auszubildenden mindestens zwei prüfungsähnliche Anleitungen als direkte Vorbereitung auf das praktische Pflegeexamen durch freigestellte Praxisanleiter*innen.
2. **Auswahl der Situation, Person, inhaltliche und methodische Planung:** Nach Absprache mit der Auszubildenden werden Pflegesituation (Komplexitätsgrad, Person, Pflegeinhalte und anzuwendende Methoden) abgestimmt. Hinweis: Die Auszubildende soll Mitsprache bei der Auswahl der Methode haben.

3. **Einverständnis:** Die im Rahmen einer strukturierten und geplanten Anleitung zu versorgenden Menschen werden informiert, und es wird ihr Einverständnis eingeholt. Das Arbeitsbündnis wird besprochen und eine Auftragsklärung wird eingeholt.
4. **Vorgespräch:** Das Vorgespräch findet am Vortag der Anleitung statt (evtl. auch telefonisch). Es werden gemeinsam mit dem Auszubildenden Ziele und Schwerpunkte (Komplexitätsgrad) der Anleitung gesetzt. Dabei wird Bezug genommen auf bereits getroffene Zielvereinbarungen, Stärken und Schwächen des Auszubildenden, aktuelle Lerninhalte des vorangegangenen Theorieunterrichtes und den Ausbildungsstand. Schriftliche Vorbereitungsarbeiten wie Ausarbeitung einer Pflegeplanung, einer Anamnese, eines Ablaufplanes. Recherchieren von fachlichen Aspekten zu Krankheitsbildern und Pflegetechniken, mündliche Vorstellung des Pflegebedürftigen anhand der Dokumentation, Information des Auszubildenden über die geplante Anleitungsmethode und den zeitlichen und pflegerischen Umfang der Anleitung, Information über schriftliche Beurteilung und Bewertung der Anleitung durch den Praxisanleitenden.
5. **Vorbereitung des Auszubildenden:** Der Auszubildende bereitet sich inhaltlich anhand der Pflegedokumentation, Expertenstandards, Fachbüchern etc. vor.
6. **Vorbereitungen des Anleitenden:** Die anleitende Person bereitet sich und die Anleitungssituation vor. Sie nimmt Einsicht in die Vorbereitungen des Auszubildenden. 10
7. **Durchführung der Anleitung:** Die geplante Anleitung wird durchgeführt.
8. **Nachbereitung der Anleitung:** Konstruktive Reflexion des Anleitungsprozesses direkt im Anschluss an die Anleitung oder am Folgetag. Besprechung und Korrektur der vom Auszubildenden erstellten schriftlichen Ausarbeitungen (Pflegeplanung etc.). Protokollierung der Anleitung, Selbsteinschätzung und Fremdbewertung, Formulare sind angelehnt am Prüfungsprotokoll für die praktische Prüfung, Kompetenzen in den unterschiedlichen Bereichen benennen.
9. **Bewertung:** Die Anleitung wird auf der Grundlage des Anleitungsprotokolls besprochen, Stärken und Defizite bzw. Verbesserungsmöglichkeiten werden benannt.

10. **Administration:** Erfassen der Anleitungszeiten als Nachweis im Rahmen der praktischen Ausbildung (Dokumentation), Dokument bleibt beim Ausbildungsträger (Auszubildendenordner). Der Auszubildende erhält eine Kopie für seine Ausbildungsmappe. Die getroffene Zielvereinbarung wird übertragen (Formular Zielvereinbarungen) und verbleibt im Auszubildendenordner. Diese Prozesse sollten möglichst digital erfolgen, um Zeit und Verwaltungsaufgaben zu minimieren.

10.12 Methoden zur praktischen Ausbildung

Das »Wie« ermöglicht häufig das »Was«.

»Methoden sind wichtig für Praxisanleiter. Mit den Methoden lernt man, wie man anleiten kann. Wenn man keine unterschiedlichen Methoden kennt, denkt man, es sei ok, wie man es macht.«
Eva Mainka, koordinierende Praxisanleiterin, stationäre Altenpflegeeinrichtung

»Auch die praktische Ausbildung muss spannend für die Auszubildenden sein. Das Fach Hygiene zum Beispiel war in meiner Ausbildung so langweilig. Später in der Fachweiterbildung hatten wir einen Dozenten vom Hygieneinstitut und diese Ausbildung war spannender als ein Krimi. Der Dozent hat alles gut verständlich und praxisnah erklärt. Es war super.«
Rita Rickelhoff, Fachkrankenschwester für Intensivpflege und Anästhesie im Ruhestand

Praxisanleitende müssen über ein großes Methodenrepertoire verfügen, um die jeweilige Lernsituation mit der richtigen und ansprechenden Methode auch vermitteln zu können. Parallel müssen sie für den Lernenden Coach, Begleiter, Konfliktlöser und Netzwerkpartner zwischen allen Kooperationspartnern für die gesamte Ausbildung sein. Auch bei digitalisierten Prozessen sollten Anleitende gute Kenntnisse haben, die sie weitergeben.

»Bei der digitalisierten Ausbildung im Lockdown hätten wir mehr Unterstützung benötigt.«
Hannah Bastek, Auszubildende, drittes Ausbildungsjahr

Die Methode ist die Art der Durchführung. Der Weg, auf dem man zu einem angestrebten Ziel gelangen kann. Im Rahmen der Ausbildung und in der weiteren Berufspraxis empfiehlt sich eine gezielte Betreuung und Begleitung der Lernenden zur Reflexion und Festigung des erlernten Wissens und zur Kompetenzentwicklung. Zum Transfer des theoretischen Wissens in die pflegerische Praxis und zur Kompetenzentwicklung sollten verschiedene Methoden angewendet werden (▶ Tab. 16).

Tab. 16: Methoden zum Transfer und zur Kompetenzentwicklung

Methode	Erläuterung
Typische und hilfreiche Methoden sind z. B.: • Die 4-Stufen-Methode (klassisch und modifiziert) • Modell der vollständigen Handlung/Leittextmethode • Fragendentwickelnde Methode/Lehrgespräch • Präsentation/Vortrag/Demonstrationsmethode	Die sind Methoden, die Sie für die direkte Anleitung einsetzen können.
Fallkonferenz, Fallbesprechungen	Als pflegerische oder medizinische Fallkonferenz werden Sitzungen bezeichnet, in denen interdisziplinär die künftige Vorgehensweise betreffend einen Patienten oder Klienten besprochen und beschlossen werden soll.
Kollegiale (Fall-)Beratung	Kollegiale Beratung ist ein moderierter Austausch, in dem Kolleginnen und Kollegen sich nach einer vorgegebenen Gesprächsstruktur wechselseitig zu beruflichen Fragen und Schlüsselthemen, zum Beispiel auch Fallbesprechungen, beraten und gemeinsam Lösungen entwickeln
Supervision	Supervision ist eine Beratungsform, die Teams, Gruppen und Organisationen im beruflichen Kontext begleitet. Es ist eine regelmäßige berufsbegleitende Maßnahme und dient der Professionalisierung, Teamentwicklung, Qualitätssicherung und Psychohygiene im beruflichen Umfeld. Die Supervision wird durch einen neutralen Supervisor oder eine Supervisorin durchgeführt.

Methode	Erläuterung
Coaching	Coaching ist die professionelle Beratung, Begleitung und Unterstüt zung von Personen durch Expertinnen und Experten sowie Führungskräfte. Zielsetzung ist die Weiterentwicklung von individuellen oder kollektiven Lern- und Leistungsprozessen bezüglich primär beruflicher Anliegen. Es ist das Einzel- und das Gruppencoaching zu unterscheiden.
Moderierte Praxisbegleitung	Praxisbegleitung und Anleitung führen eine moderierte Anleitung mit dem Auszubildenden durch.
Mentoring	Eine erfahrene Person (Mentorin oder Mentor) gibt fachliches Wissen oder Erfahrungswissen an eine noch unerfahrenere Person weiter. Ziel ist es, die Auszubildenden bei persönlichen oder beruflichen Entwicklungen zu unterstützen.
Hospitation	Eine Hospitation ist der Besuch eines anderen Lernortes/Arbeitsplatzes, in der Regel eines fachfremden Arbeitsgebietes. Der Hospitant oder die Hospitantin soll das andere Arbeitsgebiet und Thema sowie die damit verbundenen Prozesse kennenlernen oder selbst probeweise mitarbeiten. Die Hospitation kann innerhalb des Ausbildungsträgers oder auch extern erfolgen.
Gezieltes Selbststudium	Lehr-/Lernformen können durch den Einsatz unterschiedlicher Lernmedien angereichert werden. Folgende Lernmedien können beispielsweise zum Einsatz kommen: Einrichtungsbezogene Unterlagen, (Fach-)Literatur (Fachbücher, Fachartikel), Weiterbildungsbriefe/Lernbriefe, Seminarunterlagen/Teilnehmerskripte, Internet und Intranet (E-Learning-Tools), Videos, Unterlagen aus der Praxis (zum Beispiel MDK-Gutachten, Einarbeitung in die Expertenstandards Pflege
Projektarbeiten	Auszubildende übernehmen Verantwortung. Projektbeispiele: Schülerstationen, Freizeiten planen, »Wir gehen ins Schwimmbad« (stationäre Altenhilfe), Quartiersprojekt oder Angehörigenpflege (ambulante Pflege)

Tipp
Die Ausführungen zu den Methoden finden Sie in Kapitel 8 im Buch Kriesten U (2021): Praxisanleitung –gesetzeskonform, methodenstark & innovativ. Schlütersche Fachmedien GmbH, Hannover.

Beachten Sie bei den Anleitungen, dass Auszubildende die Möglichkeit zur vollständigen Handlung haben, um in Zusammenhängen lernen zu können. Beim »Modell der vollständigen Handlung« handelt es sich um ein pädagogisches Prinzip zur Förderung von Schlüsselqualifikationen. Berufliche Handlungsfähigkeit bedeutet wie bereits erwähnt: Ein Lernender soll nach Abschluss seiner Ausbildung in der Lage sein, die typischen Arbeiten des betreffenden Berufs ausführen zu können. Er soll beruflich qualifiziert handeln können.

Das Modell der vollständigen Handlung ist ein Denkmodell: Es soll den Praxisanleitenden bewusst machen, nicht nur die aktuell erforderlichen berufsfachlichen Fertigkeiten, Kenntnisse und Fähigkeiten zu vermitteln. Das Modell besteht aus sechs Stufen und legt höchsten Wert auf die Reflexion der Prozesse:

1. Informieren
2. Planen
3. Entscheiden
4. Ausführen
5. Kontrollieren
6. Beurteilen

10.13 Lernen am Modell – von besonderer Bedeutung

Lernen am Modell ist von besonderer Bedeutung für Auszubildende, da es auch außerhalb von pädagogisch-geplanten Anleitungssituationen stattfindet. Anleitungen können geplant und ungeplant stattfinden. Die ungeplanten Praxisanleitungen, die jede in der Praxis tätige Pflegeperson entweder als Lernende oder aber auch als Anleitende schon selbst erlebt hat, geschehen spontan und eher zufällig. Sie ergeben sich aus Situationen im Pflegealltag, in denen gerade eine Zeitnische identifiziert wird und/oder besonders gute Gelegenheiten für bestimmte Aufgaben/Tätigkeiten erkannt werden.

Zu großen Teilen lernen die Auszubildenden, indem sie Pflegende und ihre Handlungen sehr genau beobachten und sich daran orientieren. Man spricht auch oft vom »heimlichen Lehrplan in der Praxis«. Auszubildende sehen dabei auch, dass Pflegende bei ihren Tätigkeiten von den theoretischen Vorgaben abweichen.

Wenn die Auszubildenden ihr theoretisch erlerntes Wissen als praxisfremd wahrnehmen oder Pflegende sich sogar entsprechend äußern, wenden sie es kaum noch an und rufen es nur dann ab, wenn die Lehrenden aus der Bildungseinrichtung zu Prüfungen in die Praxis kommen.

Dann spielt Kommunikation eine entscheidende Rolle. Denn wenn die Pflegenden nicht offenlegen, warum sie sich in der Praxis abweichend verhalten, entsteht der sog. Theorie-Praxis-Konflikt. Deshalb ist es entscheidend, die Auszubildenden einzubeziehen und der Anleitung Raum zu geben. Der Erwerb sog. atheoretischen Wissens geschieht von Lernenden im beruflichen Alltag ständig.

»Eine App mit Pflegetechniken wäre in der Pflegeausbildung hilfreich, damit man selbst nachschauen könnte.«

Hannah Bastek, Auszubildende drittes Ausbildungsjahr

10.14 Constructive Alignment

Das Modell des Constructive Alignment bedeutet zu Deutsch: Konstruktive Abstimmung. Es stammt vom australischen Psychologen John Biggs[44], einem Theoretiker zum Thema »Kompetenzorientierte Prüfungen«[45]. Bei der »Konstruktiven Abstimmung« werden Lernziele, Lehr-/Lernaktivitäten und die Prüfungsform aufeinander abgestimmt, damit die zu prüfenden Personen in einer praktischen Prüfung tatsächlich zeigen können, über welche Kompetenzen sie verfügen. Es geht nicht darum, nur Wissen zu prüfen, sondern Lernergebnisse (Learning Outcome) sollen vor einer Prüfung genau formuliert sein. Das didaktische Handeln soll geplant aufeinander abgestimmt sein.

Beispiel **Vorgehen nach Constructive Alignment**

- Es ist ratsam, stets mit der Formulierung der Lernergebnisse anzufangen und die anderen beiden Komponenten (Lernziele und Prüfungsform) daran auszurichten.
- Sollten (z. B. im Lehrplan, Modulhandbuch oder Ausbildungskonzept etc.) bereits Lernergebnisse formuliert sein, können Sie diese erweitern und konkretisieren.
- Lernergebnisse müssen realistisch und durch Lehr-Lernaktivitäten erreichbar sein.
- Ist die Prüfungsform (z. B. im Lehrplan, Modulhandbuch oder Ausbildungskonzept etc.) vorgegeben, müssen die Lernergebnisse so formuliert werden, dass diese entsprechend der Prüfungsform abgefragt werden können.
- Achten Sie bei der Planung mehrerer Prüfungen, dass die Lernergebnisse zusammenpassen.
- Machen Sie die Auszubildenden mit der Methode und den geplanten Teilprüfungen bekannt.

44 Vgl. Biggs J, Tang C (2011): Teaching for Quality Learning at University, Maidenhead.

45 Vgl. Gallagher G (2017): Aligning for Learning: Including Feedback in the ConstructiveAlignment Model. http://ojs.aishe.org/index.php/aishe-j/article/view/301/504.

Als ausbildende Person sind Sie Experte Ihres Wissensgebiets, filtern das Wissen für Ihre Auszubildenden und lehren sie, wie sie mit diesem Wissen umgehen müssen. Mit der »Konstruktiven Abstimmung« werden Lernziele, Lehr-/Lernaktivitäten und die Prüfungsform von Praxisanleitenden aufeinander abgestimmt, damit die zu prüfenden Personen in einer praktischen Prüfung tatsächlich zeigen können, über welche Kompetenzen sie verfügen. Lernaktivitäten können so gestaltet werden, dass die Lernenden Schritt für Schritt die nötigen Kompetenzen erwerben können. Praxisanleitende stehen den Lernenden dafür als Experte zur Seite und unterstützen sie in ihren Lernprozessen.

10.15 Reflexion und Evaluation der Anleitung

Auszubildende sollen Reflexionskompetenz entwickeln, durch den Erwerb von Techniken zur:

- systematischen Selbstreflexion,
- systematischen Reflexion beruflicher Situationen mit anderen,
- reflektierten Vernetzung von Theorie- und Praxiswissen.

Hier folgen drei Beispiele, mit denen Sie arbeiten können:

10.15.1 Struktur zur Reflexion der Praxisanleitung nach einer pflegerischen Intervention

Mit dieser Struktur können Sie Lernende die einzelnen Phasen reflektieren lassen, oder Sie tun dies gemeinsam mit Ihrem Lernenden.

Vor der Intervention:

- Wie war die individuelle Situation des Pflegenden und des zu Pflegenden?
- Waren die objektivierbare Informationslage und die subjektiven Einschätzungen gut und zutreffend oder waren wichtige Informationen nicht bekannt?
- Wurde das Arbeitsbündnis beiderseitig gewollt und gleichberechtigt eingegangen?

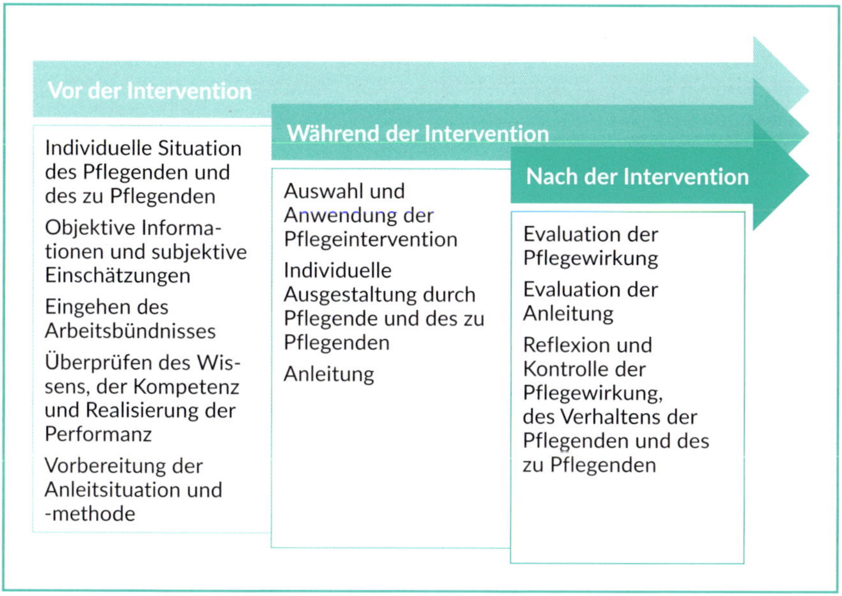

Abb. 29: Reflexion der Anleitung zur pflegerischen Intervention.

- War ausreichendes oder umfangreiches Wissen vorhanden und waren Handelnde kompetent und zeigten Performanz?
- Wie war die Vorbereitung der Anleitsituation und -methode zur geplanten pflegerischen Intervention?

Während der Intervention:
- Wie war die Auswahl und Anwendung der Pflegeintervention?
- Wie war die individuelle Ausgestaltung durch Pflegende und den zu Pflegenden während der pflegerischen Intervention?
- Wie wird die eigentliche Anleitung zur pflegerischen Intervention eingeschätzt?

Nach der Intervention:
- Wie ist die Evaluation der Pflegewirkung einzuschätzen?
- Wie ist die Evaluation der Anleitung einzuschätzen?
- Wurde die Pflegewirkung, das Verhalten der Pflegenden und des zu Pflegenden selbst und fremdeingeschätzt?

10.15.2 Reflexion mit Hilfe des Reflexionszyklus

Zudem kann die Reflexion mit Hilfe des Reflexionszyklus strukturiert werden (▶ Kap. 12.9).

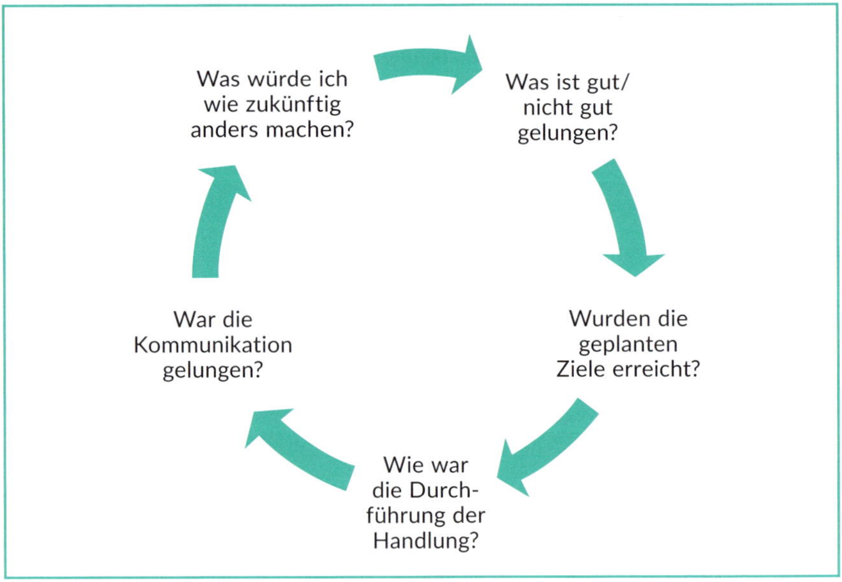

Abb. 30: Reflexionszyklus.

Reflexionsgegenstände können sein:

- Handlungen
- Reaktionen
- Emotionen
- Verhalten
- (Teil-)Prozesse
- Planungen
- Ergebnisse

10.15.3 Struktur nach Donabedian

Mit der Struktur nach Donabedian[46] (Struktur-, Prozess- und Ergebnisqualität) können Sie Auszubildende auch strukturiert zur Evaluation anleiten.

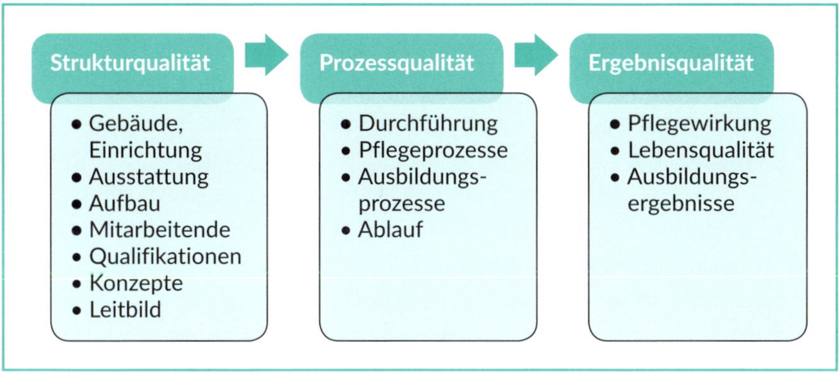

Abb. 31: Evaluation in Struktur-, Prozess- und Ergebnisqualität.

Donabedian geht davon aus, dass alle drei Qualitätsdimensionen in einem Zusammenhang stehen und sich gegenseitig beeinflussen. Die Strukturen wirken auf die Prozesse und diese bestimmen die Ergebnisqualität, welche wiederum das Planen von Veränderungen bei Prozessen und Strukturen hervorrufen wird.

[46] Donabedian A (1980): The Definition of Quality and Approaches to Its Assessment, Explorations in Quality Assessment and Monitoring. Band 1, Health Administration Press.

10.16 Der Mehrwert einer digital unterstützten praktischen Pflegeausbildung

Digital unterstützte Lernprozesse sind für Auszubildende der Pflege von hoher Bedeutung. Für die Pflegebranche werden Telemedizin und Telepflege zukünftig eine noch höhere Bedeutung haben als für die Berufsgruppe der Ärzt*innen.

Auch der Einsatz und die Anwendung von digitalen Gesundheitsanwendungen (DiGA) nehmen zu. Digitale Gesundheitsanwendungen sind Medizinprodukte mit gesundheitsbezogener Zweckbestimmung, deren Hauptfunktion wesentlich auf digitalen Technologien beruht. Sie sind dazu bestimmt, die Förderung der Gesundheit sowie die Erkennung, Überwachung, Behandlung von Krankheiten zu unterstützen. Das Bundesinstitut für Arzneimittel und Medizinprodukte (BfArM) wacht über die Arzneimittel- und damit die Patientensicherheit, z. B. bei der Anwendung von DiGas.

Auch der Datenschutz und die Sicherheit personenbezogener Daten spielen in der heutigen stark vernetzten Gesellschaft eine immer wichtigere Rolle. Wie muss der Datenschutz in Ihrer Pflegeeinrichtung gestaltet sein? Überprüfen Sie Ihren Standard und lassen Sie Ihre Lernenden daran teilhaben.

Tipp

Weitere Hinweise und Umsetzungsideen finden Sie in Kapitel 10 in Kriesten U (2022): Praxisanleitung – gesetzeskonform, methodenstark & innovativ. So setzen Sie das Pflegeberufegesetz praktisch um. Schlütersche Fachmedien GmbH, Hannover.

10.17 OSCE und Lernen im Skills Lab

*»Eine Schulstation wäre hilfreich. Dort müsste geplante Anleitung stattfinden, auch mit realen Patient*innen. Den Auszubildenden müsste dann genau erklärt werden, was operiert wurde, wie die Zusammenhänge sind und worauf sich die Pflegemaßnahmen beziehen.«*

Rita Rickelhoff, Fachkrankenschwester für Intensivpflege und Anästhesie im Ruhestand

*»Ich frage mich, wie wir in Zukunft Pflege praktisch beibringen werden. Gehörten nicht eigentlich die Praxisanleiter*innen in die Skills Labs? Was ist die »richtige« Praxis? Die Praxis oder das Labor? Darüber zu sinnieren ist nicht uninteressant.«*

Konrad Fahler, Ausbildungskoordinator, Krankenhaus

»Das Lernen in der direkten Praxis kann unter Umständen auch eine Katastrophe bedeuten, wenn die Lernsituation Falsches produziert. Das Lernen im Skills Lab kann eine sehr gute Orientierung für das Gehirn bewirken.«

Margarete Speller, Ausbildungsverantwortliche eines ambulanten Pflegedienstes

10.17.1 OSCE

Objective Structured Clinical Examination (OSCE) ist eigentlich eine Prüfungsform, bei der sich Lernende anhand von spezifischen Situationen mit dem Patienten und seiner Krankheitssituation auseinandersetzen. Der »standardisierte zu pflegende Mensch« wird durch einen Schauspieler dargestellt, der mittels eines Drehbuchs seine Rolle ausfüllt. Mit der OSCE-Methode können Praxisanleitende allerdings auch Anleiten und Prüfungen durchführen. Das heißt, mit dem standardisierten Prüfungsprogramm können Lernende in der Ausbildung und in der Prüfungsvorbereitung lernen.

Wichtige Elemente:

- Strukturiertes Vorgehen
- Prozessorientiertes Vorgehen (man kann die Rollen tauschen)
- Erlernen von Fertigkeiten
- Orientierung an allgemeinen Prinzipien

- Exemplarisches Vorgehen
- Unterstützung durch Begleitmaterial
- Auswahl von individuellen Trainingsformen
- OSCE-Integration von geschulten Simulationspatienten
- Konstruktive Reflexion an modulbezogenen Lern- und Arbeitsaufträgen
- Perspektivenvergleich

Ebenso wichtig sind die Vor- und Nachbereitung der Selbststudieneinheiten der Lernenden im Simulationslabor sowie die Begleitung und ggf. Anleitung der Lernenden beim Selbststudium. Außerdem die Mitwirkung bei der Evaluation des Simulationslernens und die Mitwirkung an und Durchführung von Angeboten der Fort- und Weiterbildung.

Mit der OSCE-Methode können Praxisanleitende anleiten und Prüfungen durchführen. Das Prinzip der Methode folgt dem Prinzip der Simulation. Die Simulation sollte ein fester Bestandteil in der Ausbildung und im Training von Pflegekräften sein. An Pflegepuppen und Simulatoren können Fertigkeiten in der Pflege erlernt werden, ohne dass ein Mensch durch einen Fehler oder eine Nachlässigkeit zu Schaden kommen kann. Die Simulation in der Pflegeausbildung ist inzwischen teils hochtechnisiert und erlaubt Übungs- und Analysemöglichkeiten. Gerade wegen der Technisierung des Trainings in der Pflegeausbildung ist es aber sehr wichtig, dass der Mensch mit seinen Eigenheiten und Bedürfnissen im Mittelpunkt steht. Empathie ist eine der wichtigsten Eigenschaften von Pflegekräften. Auch diese muss trainiert werden.

Grundvoraussetzung zum Lernen mit der OSCE-Methode ist, dass theoretisches Wissen bei den Lernenden bereits vorhanden ist. Dann durchlaufen die Lernenden mehrere strukturiert vorbereitete »Teststationen« in unterschiedlichen Räumen, die die Praxisanleitenden vorbereitet haben.

Die Durchführung eines OSCE im Rahmen der Praxisanleitung bietet unzählige Möglichkeiten für den Kompetenzerwerb der Lernenden und eignet sich für die praktische Examensvorbereitung. Dennoch sei auf den hohen

Vorbereitungs- und Durchführungsaufwand hingewiesen. Vor allem materielle, aber auch zeitliche und personelle Ressourcen müssen ausreichend vorhanden sein. Diese Methode eignet sich z. B. hervorragend bei Schul- oder Schülerstationen oder in Skills Labs.

10.17.2 Skills Lab

Unter dem Begriff Skills Lab wird eine Trainingseinrichtung verstanden, in der v. a. praktische Fertigkeiten und Fähigkeiten vermittelt, eingeübt und trainiert werden können. In diesem Trainingsraum können die Lernenden unter plan- und wiederholbaren Laborbedingungen ihre praktischen Fähigkeiten einüben, ohne dabei den Pflegebedürftigen zu schaden oder Störungen im Praxisalltag ausgesetzt zu sein.

Das Skills Lab ist neben der Schule und Praxisstätte als dritter Lernort innerhalb der Pflegeausbildung anzusehen und wird in spezifischen Phasen durchlaufen. Typischerweise stellt es ein Patientenzimmer im Krankenhaus oder ein Zimmer in einer stationären Pflegeeinrichtung dar.

Tipp
Schaffen Sie schöne »Denk- und Werk«-Räume für Lernende. Wechseln Sie zwischen Lernorten. Organisieren Sie Workshops an neuen, fremden Orten. Schaffen Sie Skills Labs in Ihrer (kooperierenden) Einrichtung. Bedenken Sie immer: Räume sind Ausdruck von Aspiration, Arbeitskultur und Gestaltungswillen. Sie fördern oder behindern Erfolg. Sie fördern oder hemmen Lernen.

Der Anteil der nachzuweisenden Praxisstunden bzw. die Praxisanleitungszeiten können auch in Skills Labs umgesetzt werden. Dies kann in den Bundesländern unterschiedlich geregelt sein.

10.18 Interner theoriegeleiteter Unterricht

Der Unterricht in fachpraktischen Fächern findet im Regelfall nicht im Klassenzimmer, sondern in Übungsräumen, Lehrstätten etc. statt. Überlegen Sie: Können Sie einen theoriegeleiteten fachpraktischen Unterricht in Ihrer Einrichtung realisieren? Das wäre sehr hilfreich. Sie können die Auszubildenden theoretische Inhalte vorbereiten lassen. Nutzen Sie zur Vorbereitung die Expertenstandards Pflege. Ein gutes Beispiel für einen theoriegeleiteten fachpraktischen Unterricht ist die Durchführung eines Kinästhetics-Grundkurses für Auszubildende durch eine zertifizierte Fachtrainerin in der Pflegepraxis.

10.19 Best Practice: Vorbereitung zur geplanten Anleitung

Die Praxisanleiterin Marianne leitet ihre Auszubildende Thea im Pflichteinsatz zum Thema Pflegeberatung an. Zur Vorbereitung nennt Marianne Thea folgende Rechercheaufgaben.

Tab. 17: Rechercheorte und -inhalte

Rechercheorte	Recherchethemen
DNQP www.dnqp.de	Expertenstandard Entlassungsmanagement in der Pflege, 2. Aktualisierung (Juni 2019)
ZQP www.zqp.de	Pflegende Angehörige in Deutschland
MD Bund www.md-bund.de	Das Begutachtungsinstrument
GKV Spitzenvenverband www.gkv-spitzenverband.de	Pflegeberatung nach § 7a SGB XI

Entsprechend der »Zehn Schritte zur erfolgreichen Anleitung« (▸ Kap. 10.7) führen Marianne und Thea die Anleitung durch.

10.20 Check: Geplante Anleitungen

Tab. 18: Wie erfolgreich ist Ihre Anleitung?

Ich reflektiere und schätze ein:	Trifft gar nicht zu	Trifft teilweise zu	Trifft voll zu
1. Ich plane alle geplanten und strukturierten Anleitungen für alle Auszubildenden, die ich in Verantwortung ausbilde am Kalender und im Dienstplan für die nächsten sechs Monate vor.			
2. Der Auftragsklärung zwischen Pflegenden und zu Pflegenden gebe ich bei geplanten Anleitungen eine hohe Bedeutung.			
3. Ich beachte die Kriterien für gute Lernaufgaben, wenn ich diese erstelle.			
4. Die 12 Elemente der kompetenzorientierten Anleitung sind mir bekannt, ich habe sie verinnerlicht und ich wende sie an.			
5. Ich bilde mich kontinuierlich auch in Methoden weiter, die ich zu Anleitungen nutzen kann.			
6. Mir ist bewusst, dass Auszubildende entsprechend des »Lernen am Modell« ständig Gesehenes und Erlebtes übernehmen.			
7. Ich lasse Anleitungen grundsätzlich von Auszubildenden strukturiert reflektieren. Hierzu nutze ich den Reflexionszyklus oder andre Instrumente, s. Kap. 10.15.			
8. Ich nutze bei der Planung von Lernaufgaben und der Evaluation die Taxonomie Stufen von Bloom.			
9. Ich bilde mich in digitalisierten Anwendungen weiter und unterstütze meine Auszubildenden bei digitalisierten Lernprozessen.			
10. Es gelingt mir gut, den Schwierigkeitsgrad von Arbeitsaufträgen richtig zu dosieren und dabei die Komplexität der Aufgaben zu steigern.			

10

11 Kompetenzorientierte Evaluations- und Prüfungsprozesse (BAK 4)

Kompetenz kann man nicht vermitteln, sondern nur entwickeln.

Dieses Kapitel enthält grundlegendes Wissen zu den Grundlagen der Kompetenzorientierung und zur Evaluations-, Beurteilungs- und Prüfungsprozessen aus.

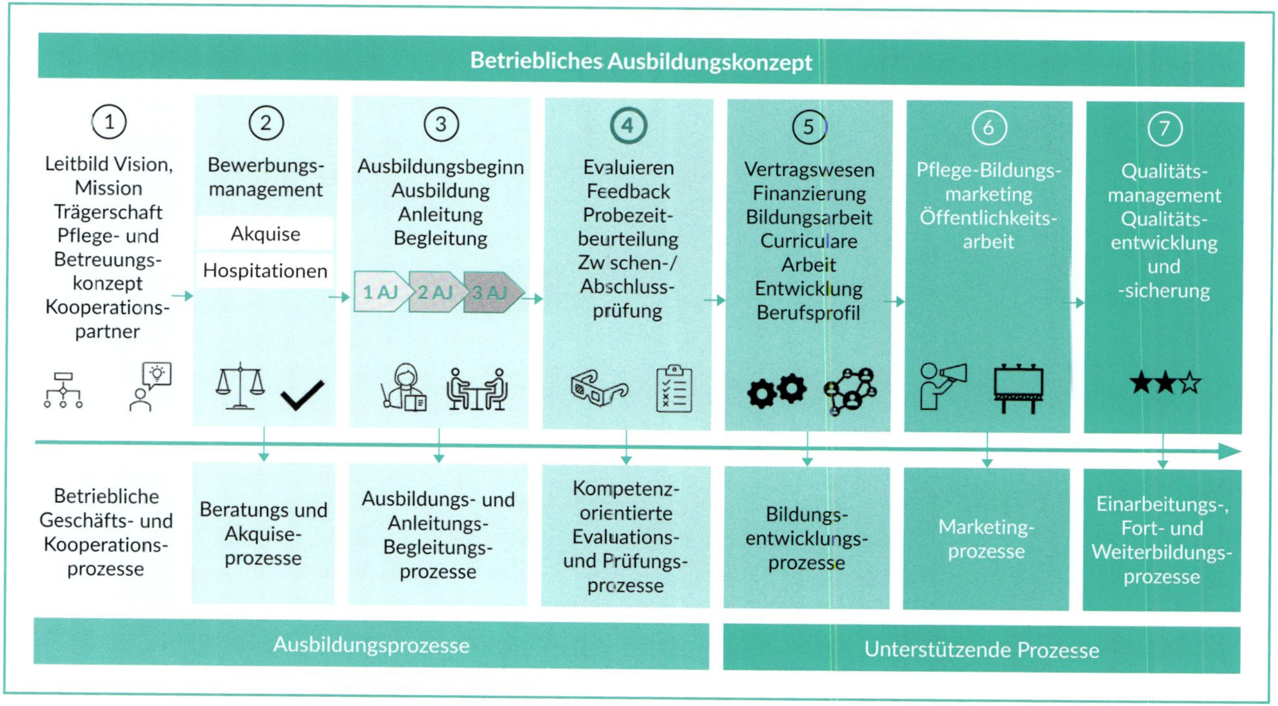

Abb. 32: Das betriebliche Ausbildungskonzept – Baustein 4.

11.1 Kompetenz, Handlungskompetenz, Performanz

Unsere Angebote – Ihre Kompetenzentwicklung. Von Kenntnissen, Fähigkeiten und Fertigkeiten zu Kompetenzen.

Der Begriff »Kompetenz« wurde und wird in der Literatur häufig und unterschiedlich definiert.

Definition **Kompetenz**

Es geht bei Kompetenz immer um Kennen und Können, das heißt um Wissen, Fähigkeiten, Fertigkeiten, Einstellungen und Werte. Um vom Kennen zum Können zu gelangen, bedarf es des Transfers. Dies bedeutet, Inhalte von der theoretisch abstrakten Ebene zu aktivieren, um sie in einem bestimmten Kontext unter Einsatz der verfügbaren Ressourcen verwenden und praktisch nutzen zu können.

Kompetenzen werden im Zusammenhang mit der (beruflichen) Bildung als individuelle Handlungsvoraussetzungen (»Dispositionen«) bezeichnet, die in Bildungsprozessen erworben werden. Kompetenzen umfassen Wissen, Fähigkeiten und Fertigkeiten und sind sowohl beeinflusst vom sozialen Umfeld, in dem sie erworben werden und zur Anwendung kommen, als auch von der Haltung und der Motivation der betreffenden Person.

Kompetenzen werden für die Bewältigung variierender und umfassender beruflicher Aufgaben angewendet. Man geht davon aus, dass sie vorhanden sind, wenn die mehr oder weniger komplexen beruflichen Herausforderungen gemeistert werden. Somit werden Kompetenzen nur indirekt, also über das Handeln (die sog. »Performanz«), erkennbar.

Kompetenzen sind nicht zu vermitteln. Kompetenz entwickelt ein Mensch nach individuellen Möglichkeiten und nach den Angeboten, die ihm zur Verfügung stehen bzw. gemacht werden.

Handlungs- und Transferkompetenz

Handlungskompetenz ist die Fähigkeit und Bereitschaft des Einzelnen, Wissen, Kenntnisse und Fertigkeiten sowie persönliche, soziale und methodische Fähigkeiten zu nutzen und sich durchdacht sowie individuell und sozial verantwortlich zu verhalten.

Transferkompetenz ist die Fähigkeit, Gelerntes in Anwendung zu bringen, wie z. B. Interventionen im Unternehmen systematisch vorzuschlagen, daran teilzunehmen, durchzuführen und zu evaluieren.

Die Ausbildung orientiert sich an Berufssituationen und Handlungskompetenzen, nicht an theoretischen Inhalten in einer Fächerorientierung. Die Auszubildenden sollen ihren Horizont erhöhen und ihren Erfahrungsraum erweitern, in dem sie mehr und unterschiedliche Praxisfelder und Menschen mit Pflegebedarf kennenlernen.

11.2 Kompetenzdimensionen

Vom Nürnberger Trichter zur begleiteten, reflektierten, handlungsorientierten Kompetenzentwicklung.

Info

Die Dimensionen der beruflichen Handlungskompetenz, die in der Ausbildung herausgebildet werden sollen und die notwendige Voraussetzung dafür sind, professionell pflegerisch arbeiten zu können, werden in § 5 Abs. 1 PflBG im Ausbildungsziel benannt.

Die übliche Einteilung in vier Kompetenzdimensionen (fachlich, methodisch, personal, sozial) wurde weiter ausdifferenziert in die *»erforderlichen fachlichen und personalen Kompetenzen einschließlich der zugrundeliegenden methodischen, sozialen, interkulturellen und kommunikativen Kompetenzen und der zugrundeliegenden Lernkompetenzen sowie die Fähigkeit zum Wissenstransfer und zur Selbstreflexion«.*[47]

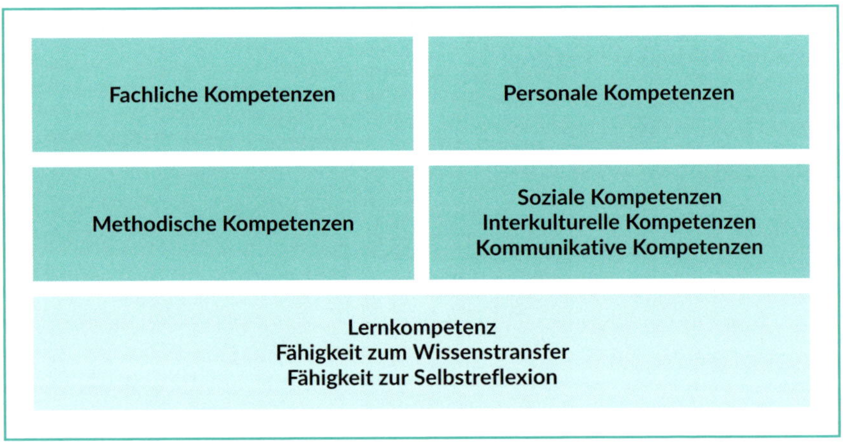

Abb. 33: Kompetenzdimensionen nach § 5 PflBG (vgl. Jürgensen & Dauer 2021, S. 11).

[47] Vgl. Jürgensen & Dauer 2021, S. 11

Die Ausbildung in der Pflege soll es den Auszubildenden ermöglichen, all die Kompetenzen zu erwerben, die für die prozessorientierte Pflege von Menschen aller Altersstufen in verschiedenen Pflegesettings erforderlich sind.

11.3 Kompetenzbereiche und -schwerpunkte

»In der Kompetenzorientierung nach Pflegeberufegesetz sehe ich keinen wesentlichen Unterschied zu der bisherigen Kompetenzorientierung. Die Kompetenzen wurden nur weiter differenziert.«
Eva Mainka, koordinierende Praxisanleiterin, stationäre Altenpflegeeinrichtung

»Mir ist das grundsätzliche Vorgehen in der praktischen Ausbildung wichtig: Man muss wissen wollen, wo der Auszubildende steht, bevor man etwas Neues zeigt. Auch der Azubi muss erklären und zeigen, ob er das verstanden hat. Ich sage immer: Wenn jemand die Anatomie und Physiologie nicht verstanden hat, kann er die Pathophysiologie nicht verstehen.«
Rita Rickelhoff, Fachkrankenschwester für Intensivpflege und Anästhesie im Ruhestand

Anhand einer Kompetenzmatrix hat die Fachkommission verdeutlicht, in welchen curricularen Einheiten die Kompetenzen der PflAPrV verortet sind bzw. (je nach Lesart) welche Kompetenzen in den jeweiligen curricularen Einheiten fokussiert werden.

Tipp
Die »Handreichung für die Pflegeausbildung am Lernort Praxis« von Jürgensen & Dauer (2021) erschienen im BIBB und liefert hierzu hilfreich Übersichten. Nutzen Sie die Kompetenzmatrix: https://www.bibb.de/dienst/publikationen/de/16560

Die Kompetenzbereiche und -schwerpunkte[48] sind vereinfacht in der folgenden Tabelle (▶ Tab. 19) dargestellt.

Tab. 19: Kompetenzbereiche und -schwerpunkte

Kompetenzbereich	Kompetenzschwerpunkt
KB I Pflegeprozess I Pflegeprozesse und Pflegediagnostik in akuten und dauerhaften Pflegesituationen verantwortlich planen, organisieren, gestalten, durchführen, steuern und evaluieren.	I.1 Die Pflege von Menschen aller Altersstufen verantwortlich planen, organisieren, gestalten, durchführen, steuern und evaluieren. I.2 Pflegeprozesse und Pflegediagnostik bei Menschen aller Altersstufen mit gesundheitlichen Problemlagen planen, organisieren, gestalten, durchführen, steuern und evaluieren unter dem besonderen Fokus von Gesundheitsförderung und Prävention. I.3 Pflegeprozesse und Pflegediagnostik von Menschen aller Altersstufen in hoch belasteten und kritischen Lebenssituationen verantwortlich planen, organisieren, gestalten, durchführen, steuern und evaluieren. I.4 In lebensbedrohlichen sowie in Krisen- oder Katastrophensituationen zielgerichtet handeln. I.5 Menschen aller Altersstufen bei der Lebensgestaltung unterstützen, begleiten und beraten. I.6 Entwicklung und Autonomie in der Lebensspanne fördern.
KB II Kommunikation	II.1 Kommunikation und Interaktion mit Menschen aller Altersstufen und ihren Bezugspersonen personen- und situationsbezogen gestalten und eine angemessene Information sicherstellen. II.2 Information, Schulung und Beratung bei Menschen aller Altersstufen/Kindern und Jugendlichen/alten Menschen verantwortlich organisieren, gestalten, steuern und evaluieren

[48] Vgl. die Anlangen 1–5 der PflAPrV

Kompetenzbereich	Kompetenzschwerpunkt
KB III Zusammenarbeit III Intra- und interprofessionelles Handeln in unterschiedlichen systemischen Kontexten verantwortlich gestalten und mitgestalten.	III.1 Verantwortung in der Organisation des qualifikationsheterogenen Pflegeteams übernehmen. III.2 Ärztliche Anordnungen im Pflegekontext eigenständig durchführen. III.3 In interdisziplinären Teams an der Versorgung und Behandlung von Menschen aller Altersstufen mitwirken und Kontinuität an Schnittstellen sichern.
KB IV Recht Das eigene Handeln auf der Grundlage von Gesetzen, Verordnungen und ethischen Leitlinien reflektieren und begründen.	IV.1 Die Qualität der pflegerischen Leistungen und der Versorgung in den verschiedenen Institutionen sicherstellen. IV.2 Versorgungskontexte und Systemzusammenhänge im Pflegehandeln berücksichtigen und dabei ökonomische und ökologische Prinzipien beachten.
KB V Wissenschaft Das eigene Handeln auf der Grundlage von wissenschaftlichen Erkenntnissen und berufsethischen Werthaltungen und Einstellungen reflektieren und begründen.	V.1 Pflegehandeln an aktuellen wissenschaftlichen Erkenntnissen, insbesondere an pflegewissenschaftlichen Forschungsergebnissen, Theorien und Modellen ausrichten. V.2 Verantwortung für die Entwicklung (lebenslanges Lernen) der eigenen Persönlichkeit sowie das berufliche Selbstverständnis übernehmen.

11.4 Kompetenzfacetten, Handlungsfaktoren und Leistungsniveaus

Die folgende Grafik (vgl. ▸ Abb. 35) zeigt die Kompetenzfacetten, gerahmt von den Handlungsfaktoren: Wissen, Nennen, Wollen und Tun und – rechts dargestellt – die Leistungsniveaus: Kennen, Verstehen, Anwenden, Evaluieren, Analysieren und Synthetisieren.

Diese Grafik kann Ihnen bei der Arbeit als Praxisanleitende oder Prüfende strukturgebend helfen, zwischen den einzelnen Kompetenzfacetten und dem Handeln wollen Ihrer Lernenden und dem Können zu differenzieren. Auch kann diese Grafik bei dem Bewerten des Lernfortschritts und der Kompetenzentwicklung nutzbringend herangezogen werden.

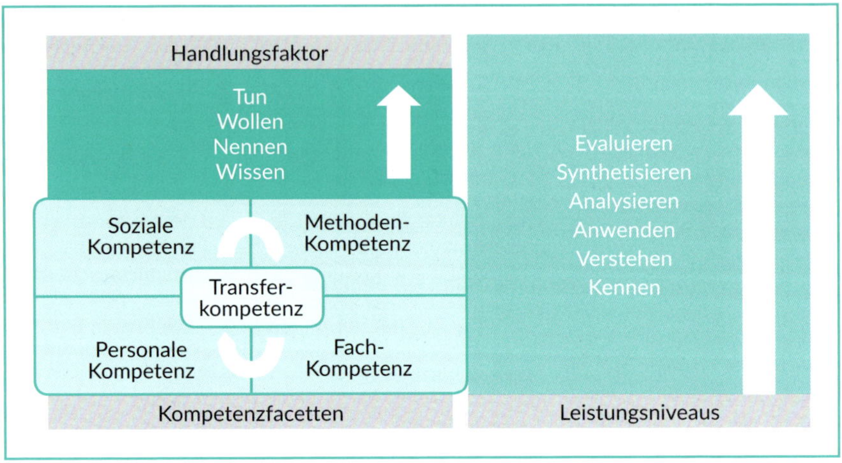

Abb. 34: Kompetenzfacetten, Handlungsfaktoren und Leistungsniveaus.

11.5 Kompetenzentwicklung und -kategorien

Wie erleben Lernende ihre Wirksamkeit?

Für den Erwerb beruflicher Handlungskompetenz in all ihren Dimensionen ist mehr notwendig als das, was für das bloße Mitarbeiten oder das Durchführen einzelner Verrichtungen erforderlich ist.[49] Beim sog. informellen Lernen in alltäglichen Arbeitsprozessen laufen zwar Lernprozesse ab, sie sind aber eher unbewusst und erzielen nicht immer das erwünschte Ergebnis.

»Ich hatte einen Praxisanleiter, der selbst in der Weiterbildung war.
Er konnte meinen aktuellen Ausbildungsstand gut einschätzen.
Die anderen Praxisanleitenden haben sich damit nicht befasst.«
Hannah Bastek, Auszubildende, drittes Ausbildungsjahr

---

[49] Dehnbostel P (2007): Lernen im Prozess der Arbeit. Münster.

Der Rahmenausbildungsplan ist in die gesetzlich vorgesehenen Einsätze nach Anlage 7 der PflAPrV gegliedert. Für die ersten beiden Ausbildungsdrittel werden der Orientierungseinsatz sowie die Pflichteinsätze in der stationären Akutpflege, in der stationären Langzeitpflege und ambulanten Akut- und Langzeitpflege sowie der pädiatrischen Versorgung inhaltlich dargestellt. Im letzten Ausbildungsdrittel sind das der Pflichteinsatz im psychiatrischen Bereich, der Vertiefungseinsatz sowie die weiteren Einsätze und Stunden zur freien Verteilung, wobei die Rahmenpläne entsprechend der drei möglichen Abschlüsse weiter aufgeteilt sind.

Letzteres bedeutet, die Perspektive ist auf die dem jeweiligen Berufsabschluss zugehörige Zielgruppe der Pflege gerichtet, also Menschen aller Altersgruppen oder Kinder und Jugendliche oder alte Menschen. Für jeden Einsatz sind im Rahmenausbildungsplan entsprechend dem Ausbildungsstand allgemeine Bildungsziele für die Weiterentwicklung der Auszubildenden angegeben, vor allem im Sinne von zunehmender Verantwortungsübernahme und Selbstständigkeit. Beides setzt gleichermaßen die Entwicklung von persönlicher und fachlicher Kompetenz voraus. Als Konstruktionsprinzipien gilt in den Rahmenplänen die Orientierung an exemplarischen beruflichen Situationen und am Pflegeprozess. »Exemplarische Situationen« bedeutet für die praktische Ausbildung, dass weniger um eine Fülle oder sich wiederholende Pflegesituationen geht als vielmehr um die Identifizierung gehaltvoller und beispielhafter beruflicher Situationen, die für die Ausbildung genutzt werden sollen.

Die folgenden, eher abstrakten Kompetenzkategorien können individuell an die Aufgaben und Anforderungen angepasst und konkretisiert werden, sodass auf dieser Grundlage eine Reflexion und Bewertung der Leistung erfolgen kann.

Zehn Kategorien von Kompetenzen[50]

1. **Fachsystematische Kenntnisse:** Vom elementaren Wissen bis hin zu vertieftem und vernetztem fachtheoretischem Wissen.
2. **Beobachtung und Urteilsbildung:** Vom Erkennen von pflegerelevanten Phänomenen und Handlungsanlässen bis hin zu ihrer theoretischen Einordnung und Ableitung von fachlich gesicherten Interventionen.
3. **Selbstständigkeit und Eigenaktivität:** Von der Umsetzung standardisierter grundlegender (Pflege-)Maßnahmen bis hin zur Fähigkeit, selbst an der Entwicklung von Konzepten für die Versorgung mitzuwirken.
4. **Situationsspezifisches Handeln:** Vom Handeln in überschaubaren Situationen bis hin zum Handeln in komplexen Situationen.
5. **Organisation von Prozessen:** Vom Erkennen von Handlungsabläufen bis hin zur Steuerung von Prozessen in größeren Zusammenhängen.
6. **Übernahme von Verantwortung:** Von der Beteiligung, Mitwirkung und Assistenz bis hin zum eigenverantwortlichen Entscheiden und Handeln.
7. **Selbstreflexion und eigene Weiterentwicklung:** Von der Wahrnehmung der eigenen Grenzen bis hin zur eigenverantwortlichen Weiterentwicklung und aktiven Wissensaneignung.
8. **Berufliche Identität und Ethik:** Von Kenntnissen zum Beruf und seinen ethischen Grundsätzen bis hin zur Identifikation und dem selbstständigen Agieren mit anderen an der Versorgung Beteiligten auf Augenhöhe.
9. **Interaktion und Perspektivenübernahme:** Vom Erkennen und Respektieren divergierender Meinungen bis hin zur Fähigkeit, Konsens herstellen zu können.
10. **Konfliktlöseverhalten:** Vom Erkennen konfliktbehafteter Situationen bis hin zu aktiven Strategien zur Problemlösung.

[50] Jürgensen A, Dauer B (2021): Handreichung für die Pflegeausbildung am Lernort Praxis. Bonn, S.55.

11.6 Kompetenzstufen Pflege-Lernender

Die Stufen der Pflege-Lernkompetenz in der Pflegebildung beginnen beim »Nicht Wissenden und Nicht Könnenden«. Dann folgt die Stufe des »Unerfahrenen Lernenden«, des »Erfahrenen Lernenden«, des »Prüflings«, bevor er als examinierter »Ausgebildeter und Neuling« beschreiten kann (vgl. ▸ Abb. 36).

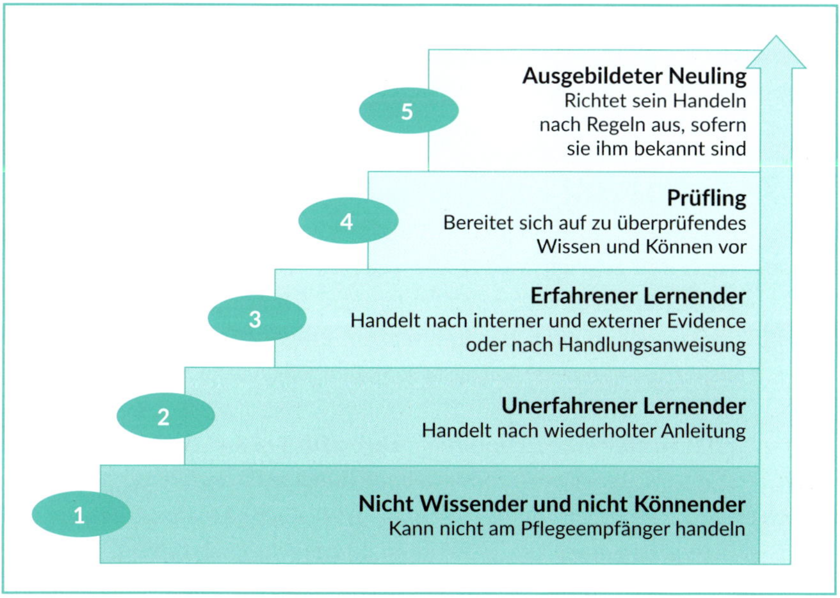

Abb. 35: Kompetenzstufen Pflege-Lernender.

Als »Nicht Wissender und nicht Könnender« kann/darf es keine direkten professionellen Handlungen am zu pflegenden Menschen geben. In dieser Stufe steuert die Praxisanleitende oder die verantwortlichen Pflegekräfte die Lernenden und leitet sie zur Beobachtung an.
Als »Unerfahrener Lernender« kann der Lernende nach wiederholter Anleitung unter Aufsicht handeln. Hat ein Lernender die Kompetenzstufe drei erreicht und ist ein »Erfahrener Lernender«, so handelt er schon je nach Aufgabe bedingt selbstständig und ist befähigt, externe Evidence gezielt zu nutzen und zunehmend interne Evidence aufzubauen.

11

Während der Phase als »Prüfling« bereitet sich der Lernende umfassend auf die Anforderungen der staatlichen praktischen, schriftlichen und mündlichen Abschlussprüfung vor. Dies ist häufig die Phase des höchsten Wissens, da sich die Lernenden theoretisch intensiv vorbereiten.

Als »Ausgebildeter und Neuling« werden die frisch examinierten Pflegenden in die Welt der Pflegebedarfe entlassen. Die Berufs- und Beschäftigungsfähigkeit hängt davon ab, welche Erfahrungen und Vertiefungen oder welche Wahlmöglichkeit die Lernenden während der Pflegeausbildung genießen konnten. Die »Neulinge« schließen sich an die unterste Stufe der Kompetenzentwicklung nach Benner an (vgl. ▸ Abb. 36).

11.7 Probezeit

»Die Probezeit ist eine wichtige Zeit, um zu prüfen, ob es mit der Ausbildung passt. Nur bei gravierenden Fehlern würden wir uns von den Auszubildenden trennen. Wir stimmen uns immer mit der Schule ab.«
Eva Mainka, koordinierende Praxisanleiterin, stationäre Altenpflegeeinrichtung

»Wir hatten eine Probezeitprüfung. Theoretisch und praktisch wurde eine Lernstandserhebung durchgeführt.
Ich finde die Probezeitprüfung wichtig – schließlich ist Pflege Arbeit am Menschen. Auch eine Waschprüfung ist nicht so verkehrt.«
Hannah Bastek, Auszubildende, drittes Ausbildungsjahr

Info
PflBG § 20 Probezeit: Das Ausbildungsverhältnis beginnt mit der Probezeit. Die Probezeit beträgt sechs Monate, sofern sich aus tarifvertraglichen Regelungen keine andere Dauer ergibt.

Eine Probezeitprüfung gibt es nach PflBG nicht. Überlegen Sie gut, wie stringent Sie die Probezeit nutzen.

11.8 Feedback

*»Die Praxisanleiter sollten den Auszubildenden zum Zwischengespräch und nach Anlass immer Feedback geben Auch wenn sie etwas besonders gut machen. Auszubildende sollten auch Feedback einfordern. Sie sollten die Praxisanleiter*innen zum Melden von Problemen auffordern, aber häufig trauen sie sich nicht.«*
Eva Mainka, koordinierende Praxisanleiterin, stationäre Altenpflegeeinrichtung

»Es müsste einem während der Ausbildung viel mehr auf die Finger geguckt werden. Feedback ist wichtig.«
Hannah Bastek, Auszubildende drittes Ausbildungsjahr

»Damals erfolgten die Beurteilungen nur mündlich, die Unterrichtsschwester rief auf der Station an und fragte, ob es läuft. Ab 1964 gab es einen Fragebogen.«
Gisela Kleinbeck, Krankenschwester im Ruhestand

Pflegende, die über eine ausgeprägte Transferkompetenz verfügen, realisieren gute Praxisanwendungen auf der Grundlage evidenten Wissens und systematischer Realisierung von Feedbackprozessen zwischen theoretischem Wissen und praktischem Können, auch während der Prüfungen. Fragen Sie immer nach, ob ein Feedback erwünscht ist, anstatt Ihre Rückmeldung jemandem aufzuzwängen. 11

Tipp

Viele methodische Tipp, auch zum Thema Feedback, finden Sie in Kriesten U (2023) Praxiseinsätze in der Pflegeausbildung. Das Begleitbuch für Auszubildende. Schlütersche Fachmedien GmbH, Hannover.

11.9 Zwischenprüfung

Nach zwei Dritteln der Ausbildung wird eine sog. »Zwischenprüfung« als Kenntnisprüfung durchgeführt. Bei Defiziten sind zusätzliche Maßnahmen zur Sicherung des Ausbildungserfolgs zu ergreifen. Die Ausbildung kann davon unabhängig fortgesetzt werden.

Info

Gegenstand der Zwischenprüfung nach § 6 Absatz 5 des Pflegeberufegesetzes ist die Ermittlung des Ausbildungsstandes zum Ende des zweiten Ausbildungsdrittels. Die Zwischenprüfung erstreckt sich auf die in Anlage 1 zur Vermittlung im ersten und zweiten Ausbildungsdrittel aufgeführten Kompetenzen.

Die Ausbildung kann unabhängig vom Ergebnis der Zwischenprüfung fortgesetzt werden. Soweit nach dem Ergebnis der Zwischenprüfung die Erreichung des Ausbildungsziels gefährdet ist, prüfen der Träger der praktischen Ausbildung und die Pflegeschule gemeinsam mit der oder dem Auszubildenden, welche Maßnahmen im Rahmen der Ausbildung zur Sicherung des Ausbildungserfolgs erforderlich sind, und ergreifen diese. Das Nähere zur Zwischenprüfung regeln die Länder.

Bis zur Hälfte der Ausbildung sollte mindestens Niveaustufe 2 erreicht sein. Zu diesem Zeitpunkt haben die Auszubildenden zwei weitere Einsätze absolviert, allerdings in für sie zum Teil neuen Versorgungsbereichen. Vor dem Hintergrund ihrer individuellen Erfahrungen sollte die Planung von Anleitungssituationen und Leistungsbewertungen auf dieser Niveaustufe erfolgen.

Am Ende des zweiten Ausbildungsjahres haben die Auszubildenden alle Arten von stationären und ambulanten Versorgungsbereichen, außer der psychiatrischen Versorgung, durchlaufen. Die Indikatoren auf dieser Niveaustufe können nicht nur für Anleitungssituationen, sondern auch für die Vorbereitung und die Durchführung der Zwischenprüfung herangezogen werden.

Info
Die Kompetenzen für die Zwischenprüfung finden Sie in der Anlage 1 der PflAPrV (zu § 7 Satz 2 PflAPrV).

Bei der Zwischenprüfung geht es weniger um Benotung. Vielmehr geht es darum, den Ausbildungs- und Leistungsstand der Auszubildenden zu überprüfen. Die Zwischenprüfung ist nicht staatlich. Die Fortsetzung der Ausbildung ist unabhängig von einem Bestehen der Prüfung.

Tipp
Wenn Sie weitere hilfreiche Informationen und Ausführungen zum Thema Probezeit und Zwischenprüfung wünschen, lesen Sie hierzu die Kommentare von Dielmann G (2020): Pflegeberufegesetz und Ausbildungs- und Prüfungsverordnung. Kommentar für die Praxis. Mabuse, Frankfurt, S. 91–93 und 191–195.

11.10 Beurteilung

Lehr-/Lernsituationen sollten nicht allein auf Prüfungssituationen vorbereiten, in denen die Performanz geprüft werden kann. Sie sollten den Lernenden vielmehr ermöglichen, unterschiedliche Situation erkennen und einordnen zu können. Auszubildende müssen lernen, wie sich die diversen Situationen verändern können und wie das pflegerische Handeln jeweils an die Situation angepasst werden muss.

Dies erfordert von Pflegefachpersonen, dass sie Handlungen nicht nur ausführen können, sondern im Sinne einer vollständigen Handlung auch im Hinblick auf ihre Sinnhaftigkeit hinterfragen und das eigene Tun reflektieren. Somit sind sie auf ungewisse, neue, sich ändernde Situationen, die vorher noch nicht modelliert werden konnten, vorbereitet.

»Gute Auszubildende wurden häufig zu Unrecht kritisiert. Ich habe es oft erlebt: Auszubildende, die richtig und koordiniert arbeiten und etwas länger Zeit dazu benötigen, wurden häufig von den ausgebildeten und erfahrenen Krankenschwestern beschuldigt, dass sie zu langsam seien. Es war dann aber so, dass die, die kritisierten, letztendlich mehr Zeit benötigten, weil sie ihre Arbeit nicht koordinierten. Zum Beispiel hatten sie den Verbandswagen nicht mit ins Zimmer genommen, mussten unnötige Wege laufen und hatten eine höhere Fehlerquote als die angeblich »langsamen« Auszubildenden.«

Gisela Kleinbeck, Krankenschwester im Ruhestand

Am Ende eines praktischen Einsatzes gilt es, für das Zeugnis eine qualifizierte Beurteilung zu erstellen. Alle an der Ausbildung beteiligten Partner sollten sich mit dem Ausbildungsziel vertraut machen und über das generalistische, wie auch die Wahl- und Vertiefungsmöglichkeiten gleichermaßen Bescheid wissen. Pflege generalistisch zu denken und zu praktizieren, erfordert ein Umdenken, auch bei der Beurteilung der Auszubildenden.

Bedenken Sie: Bei der generalistischen Pflegeausbildung können Lernende auf weniger Routinen zurückgreifen. Das spezialisierte Wissen und das routinierte Handeln müssen die Pflegenden nach der dreijährigen Qualifizierung erwerben.

11.11 Jahreszeugnisse

»Die Noten, die die Auszubildenden aus den praktischen Einsätzen mitbringen, sind in aller Regel viel zu gut. Ich frage mich oft, wie es zu diesen Noten kam. Wenn ich das Können der Auszubildenden überprüfe, zeigt sich mir meistens ein ganz anderes Bild. Es kann doch nicht sein, dass es in der Pflege so viele Gefälligkeitsnoten gibt.«

Konrad Fahler, Ausbildungskoordinator, Krankenhaus

Anders als bei der Pflegeausbildung in den 1960er Jahren erhalten die Auszubildenden heute für jedes Ausbildungsjahr ein Jahreszeugnis von der Pflegeschule. Darin finden sich die im Unterricht und in der praktischen Ausbildung erbrachten Leistungen. Für jeden dieser beiden Bereiche wird eine Note gebildet. Bei der Notenfindung für die praktische Ausbildung wirkt der Träger der praktischen Ausbildung mit.

§ 6 Jahreszeugnisse und Leistungseinschätzungen

(1) Für jedes Ausbildungsjahr erteilt die Pflegeschule den Auszubildenden ein Zeugnis über die im Unterricht und in der praktischen Ausbildung erbrachten Leistungen. Für jeden der beiden Bereiche ist eine Note zu bilden. Das Nähere zur Bildung der Noten regeln die Länder. Im Zeugnis sind etwaige Fehlzeiten differenziert nach Unterricht und praktischer Ausbildung auszuweisen.

(2) Jede an der Ausbildung beteiligte Einrichtung erstellt eine qualifizierte Leistungseinschätzung über den bei ihr durchgeführten praktischen Einsatz unter Ausweisung von Fehlzeiten nach § 1 Absatz 4. Ist ein Praxiseinsatz am Ende eines Ausbildungsjahres nicht beendet, erfolgt die Berücksichtigung im nächsten Ausbildungsjahr. Die Leistungseinschätzung ist der Auszubildenden oder dem Auszubildenden bei Beendigung des Einsatzes bekannt zu machen und zu erläutern.

(3) Die Note für die praktische Ausbildung wird im Benehmen mit dem Träger der praktischen Ausbildung unter besonderer Berücksichtigung der für das Ausbildungsjahr erstellten qualifizierten Leistungseinschätzungen nach Absatz 2 festgelegt.

In die Note für die praktische Ausbildung fließen auch die qualifizierten Leistungseinschätzungen ein, die jede Einrichtung, die an der Ausbildung beteiligt ist, über den bei ihr durchgeführten praktischen Einsatz erstellt. Diese Leistungseinschätzung wird den Auszubildenden bekannt gemacht und erläutert, wenn sie ihren Einsatz beenden.

11.12 Best Practice: Evaluation der Ausbildungsleistung der Pflegeeinrichtung durch Auszubildende

Ein Blick zurück, der wichtig ist. Evaluation ist dadurch gekennzeichnet, dass sie sporadisch auftritt und manchmal überraschend wirkt.

Lernprozesse sollten kontinuierlich evaluiert werden. Hierzu ist es wichtig, dass Sie nicht immer aus Ihrer Perspektive, also der Perspektive der Lehrenden evaluieren, sondern dass auch die Auszubildenden die erlebten Lernprozesse beurteilen. Beispielhaft können Sie die Ausbildungs- und Beratungsstruktur Ihres praktischen Einsatzortes einschätzen.

Tab. 20: Auszubildende bewerten die Bildungsleistung der Pflegeeinrichtung

Ich reflektiere:	Trifft gar nicht zu	Trifft teilweise zu	Trifft voll zu
1. Die Einrichtung, in der ich meinen praktischen Einsatz absolviere, verfügt über langjährige Ausbildungserfahrung.			
2. Das Qualitätsmanagement der Einrichtung hat die Verfügbarkeit der Ausbildungsplätze und ausbildungsverantwortlichen Personen kontinuierlich im Blick.			
3. Qualitätsmanagement, Qualitätsentwicklung und Qualitätssicherung werden in der Pflegeeinrichtung aktiv gelebt.			
4. Zu den kooperierenden Einrichtungen, in denen ich meine externen Praxiseinsätze ableiste, pflegt mein Ausbildungsträger einen regelmäßigen und guten Austausch.			
5. Ich werde von fachlich sehr gut ausgebildeten Pflegekräften, Praxisanleitenden und weiteren Mitarbeitenden praktisch ausgebildet.			
6. Die Pflege- und Ausbildungsqualität in der Pflegeeinrichtung ist sehr gut.			

Ich reflektiere:	Trifft gar nicht zu	Trifft teilweise zu	Trifft voll zu
7. Alle ausbildungsbeteiligten Personen verfolgen eine gute Kompetenzorientierung und -entwicklung bei den Auszubildenden.			
8. Ich evaluiere: Der Grad der Selbständigkeit und Selbstbestimmung von zu pflegenden Personen und uns Auszubildenden hat in der Pflegeeinrichtung eine hohe Bedeutung.			
9. Der Ausbildungsbetrieb und die weiteren ausbildenden Einrichtungen verfügen über eine gute Ausstattung, die der Pflegeausbildung nutzt und über eine gute Ausbildungsstruktur.			
10. Ausbildungsprozesse sind gut organisiert und die Vernetzung zu externen Praxiseinsatzorten wird im kontinuierlichen Verbesserungsprozess evaluiert.			
11. Die Ausbildungsergebnisse der Einrichtung sind durchgehend gut. Auszubildende bewerten den Betrieb gut und Auszubildende absolvieren in der Einrichtung gute praktische Prüfungen.			

Die Ergebnisse dieser Evaluation sollten Sie mit Ihren Auszubildenden besprechen und die zu optimierenden Punkte sollten in den kontinuierlichen Verbesserungsprozess einfließen.

11.13 Best Practice: Übersicht curriculare Einheiten

Die Praxisanleitenden der kooperierenden Pflegeeinrichtungen erarbeiten die Lernsituationen für die Ausbildungspläne und gehen wie folgt vor:

- Recherchieren Sie: Die Rahmenpläne der Fachkommission nach § 53 PflBG für den theoretischen und praktischen Unterricht und die Rahmenausbildungspläne für die praktische Ausbildung können Sie auf der Homepage des BiBB herunterladen: https://www.bibb.de/dienst/publikationen/de/16560

- Machen Sie sich mit den CE (curricularen Einheiten) vertraut.
- Suchen Sie im zweiten Teil die Rahmenausbildungspläne für die praktische Ausbildung.
- Lesen Sie die Hinweise für die einzelnen Pflegeeinsätze.
- Machen Sie sich mit den Titeln der einzelnen CE vertraut.
- In der Anlage der Rahmenausbildungspläne finden Sie auch die Stundenverteilung auf die einzelnen Ausbildungsdrittel.

11.14 Check: Kompetenzorientierte Evaluations- und Prüfungsprozesse

Tab. 21: Wie gut sind Ihre kompetenzorientierte Evaluations- und Prüfungsprozesse?

Ich reflektiere und schätze ein:	Trifft gar nicht zu	Trifft teilweise zu	Trifft voll zu
1. Es werden Probezeitgespräche geführt und diese werden schriftlich dokumentiert. Die Auszubildenden sind darüber im Vorfeld informiert.			
2. Auszubildende werden frühzeitig informiert und bei Bedarf unterstützt, wenn die Leistungen nicht den gewünschten Anforderungen entsprechen.			
3. Gespräche zur Entwicklung von Auszubildenden werden mit Kooperationspartner und mit der Pflegeschule regelmäßig geführt.			
4. Die Pflegeschule ist in die Ausbildungsplanung eingebunden und unterstützt und berät sie in Teilen.			
5. Auszubildende werden sehr gut auf die Praxiseinsätze in anderen Einrichtungen vorbereitet.			
6. Beim Erst-, Zwischen- und Abschlussgespräch werden die einzelnen Kompetenzfacetten und die Entwicklungspotenziale thematisiert.			
7. Besuche der Praxisanleitenden finden auch bei den externen Einsätzen statt. Diese Besuche werden auch ausgewertet.			

Ich reflektiere und schätze ein:	Trifft gar nicht zu	Trifft teil-weise zu	Trifft voll zu
8. Unsere Auszubildenden sind sehr gut auf die Zwischenprüfung vorbereitet.			
9. Die kompetenzorientierte Selbsteinschätzung der Auszubildenden hat einen hohen Stellenwert, bei allen geplanten Anleitungen.			
10. Auszubildende können bei Anleitungen sich spezielle kompetenzfördernde Methoden wünschen und diese werden angewendet.			

12 Praktisch rechtssicher prüfen (BAK 4)

Nun geht es ums Ganze – Handlungskompetenz erworben und Ziel erreicht?

Dieses Kapitel widmet sich einem ganz besonders wichtigen Thema, dem nach dem Pflegeberufegesetz besondere Beachtung zu schenken ist.

»Zur praktischen Pflegeausbildung möchte ich sagen: Wenn ich erst zum Ende feststelle, ob der Azubi es kann oder nicht, ist es zu spät. Es muss vorher deutlich werden, ob ein Azubi über die erforderliche Kompetenz verfügt, um dann in das Examen zu gehen.«

Rita Rickelhoff, Fachkrankenschwester für Intensivpflege und Anästhesie im Ruhestand

»Der Einsatzort während des praktischen Examens ist in unserer Einrichtung der gleiche, in dem die Ausbildung auch begonnen hat. Wichtig ist, dass Auszubildende den gleichen Praxisanleiter in der praktischen Prüfung haben, den sie auch zuvor in der Ausbildungszeit hatten.«

Eva Mainka, koordinierende Praxisanleiterin, stationäre Altenpflegeeinrichtung

»Man müsste im dritten Ausbildungsjahr Schwerpunkte setzen können und wissen, was im Examen geprüft wird, das wäre wichtig. Man kann nicht alles können, dazu ist die Pflege zu komplex.«

Gisela Kleinbeck, Krankenschwester im Ruhestand

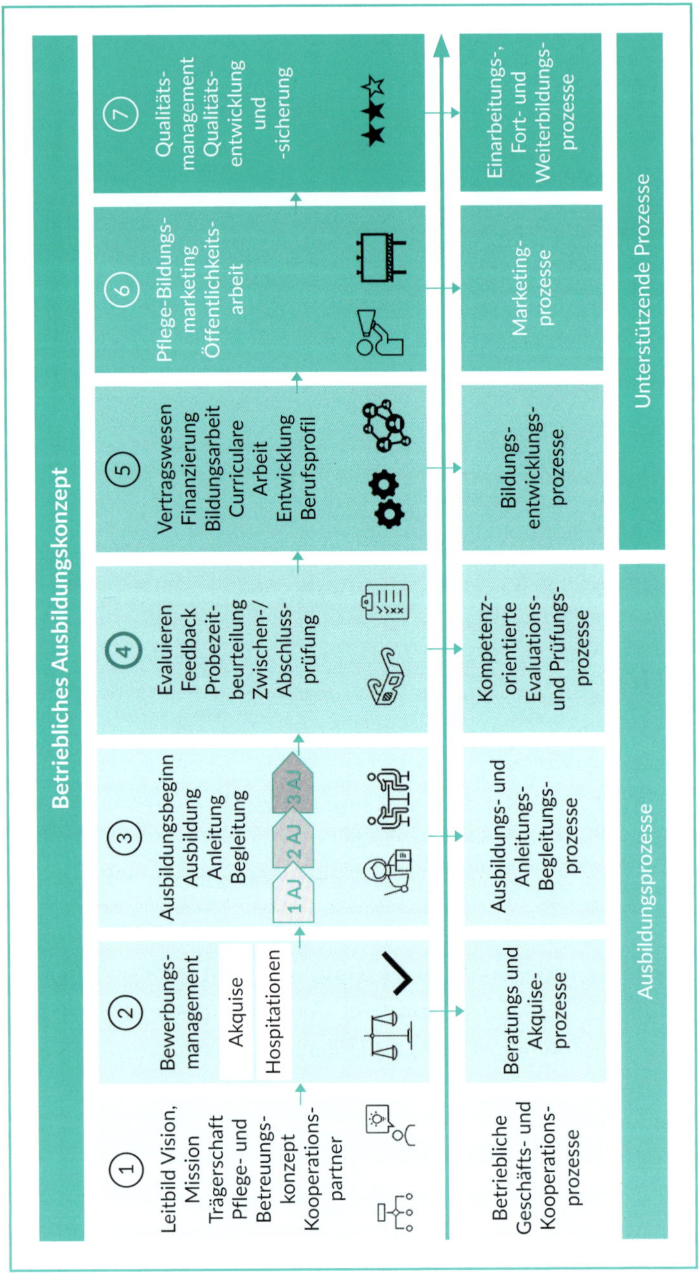

Abb. 36: Das betriebliche Ausbildungskonzept – Baustein 4.

12.1 Rechtsgrundlage und Gegenstand der praktischen Prüfung

Die praktische Prüfung ist ein wichtiger Teil der Pflegeausbildung. Sie fordert Praxisanleitende bei der Vorbereitung und Durchführung heraus. Sie handeln in der praktischen Prüfung als juristisch verantwortliche Fachprüfende. Die praktische Prüfung wird in der Regel in der Einrichtung abgelegt, in der der Vertiefungseinsatz durchgeführt wurde.

Info

Die Praxisanleitenden sind für die Organisation der praktischen Prüfung verantwortlich. Sie sind Mitglied im staatlich berufenen Prüfungsausschuss und müssen die kompetenzorientierte Prüfung als Prüfende gemeinsam mit Prüfer*innen aus den Pflegeschulen abnehmen und reflektieren.

12.1.1 § 9 PflAPrV Staatliche Prüfung

(1) Die staatliche Prüfung für die Ausbildung umfasst jeweils einen schriftlichen, einen mündlichen und einen praktischen Teil. Gegenstand sind die auf Grundlage von § 5 des Pflegeberufegesetzes in der Anlage 2 aufgeführten Kompetenzen.

(2) Im schriftlichen und mündlichen Teil der Prüfung hat die zu prüfende Person ihre Fachkompetenz und die zur Ausübung des Berufs erforderliche personale Kompetenz einschließlich der Sozialkompetenz und der Selbständigkeit nachzuweisen. Im praktischen Teil der Prüfung hat die zu prüfende Person nachzuweisen, dass sie über die zur Pflege von Menschen in komplexen Pflegesituationen erforderlichen Kompetenzen verfügt und befähigt ist, die Aufgaben in der Pflege gemäß dem Ausbildungsziel des Pflegeberufegesetzes auszuführen.

(4) Der praktische Teil der Prüfung wird in der Regel in der Einrichtung abgelegt, in der der Vertiefungseinsatz durchgeführt wurde.

12.1.2 § 16 PflAPrV Praktischer Teil der Prüfung

(1) Der praktische Teil der Prüfung erstreckt sich auf die Kompetenzbereiche I bis V der Anlage 2.

(2) Der praktische Teil der Prüfung besteht aus einer Aufgabe der selbständigen, umfassenden und prozessorientierten Pflege. Die zu prüfende Person zeigt die erworbenen Kompetenzen im Bereich einer umfassenden personenbezogenen Erhebung des Pflegebedarfs, der Planung der Pflege, der Durchführung der erforderlichen Pflege und der Evaluation des Pflegeprozesses sowie im kommunikativen Handeln und in der Qualitätssicherung und übernimmt in diesem Rahmen alle anfallenden Aufgaben einer prozessorientierten Pflege. Wesentliches Prüfungselement sind die vorbehaltenen Tätigkeiten nach § 4 des Pflegeberufegesetzes.

(3) Die Prüfungsaufgabe soll insbesondere den Versorgungsbereich berücksichtigen, in dem die zu prüfende Person im Rahmen der praktischen Ausbildung den Vertiefungseinsatz nach § 6 Absatz 3 Satz 2 des Pflegeberufegesetzes absolviert hat. Sie wird auf Vorschlag der Pflegeschule unter Einwilligung des zu pflegenden Menschen und des für den zu pflegenden Menschen verantwortlichen Fachpersonals durch die Fachprüferinnen und Fachprüfer nach Absatz 6 bestimmt.

(4) Die Prüfung findet in realen und komplexen Pflegesituationen statt. Sie erstreckt sich auf die Pflege von mindestens zwei Menschen, von denen einer einen erhöhten Pflegebedarf aufweist. Die zu prüfenden Personen werden einzeln geprüft.

(5) Die Prüfung besteht aus der vorab zu erstellenden schriftlichen oder elektronischen Ausarbeitung des Pflegeplans (Vorbereitungsteil), einer Fallvorstellungmit einer Dauer von maximal 20 Minuten, der Durchführung der geplanten und situativ erforderlichen Pflegemaßnahmen und

einem Reflexionsgespräch mit einer Dauer von maximal 20 Minuten. Die Prüfung ohne Vorbereitungsteil soll einschließlich des Reflexionsgesprächs die Dauer von 240 Minuten nicht überschreiten und kann durch eine organisatorische Pause von maximal einem Werktag unterbrochen werden. Für den Vorbereitungsteil ist eine angemessene Vorbereitungszeit unter Aufsicht zu gewähren.

(6) Die Prüfung wird von mindestens zwei Fachprüferinnen oder Fachprüfern, von denen eine oder einer Fachprüferin oder Fachprüfer nach § 10 Absatz 1 Satz 2 Nummer 4 ist, abgenommen und benotet.

12.2 Aufgaben und Verantwortung der praktisch Prüfenden

Es gilt, rechtssicher und fair zu prüfen – Prüfung bedeutet für uns: Kompetenzen feststellen.

Die Verantwortung für die Durchführung der praktischen Ausbildung ist per Pflegeberufegesetz auf den Ausbildungsträger übertragen. § 8 Absatz 3 PflBG sieht die Verpflichtung des Trägers für den Ausbildungsplan vor. Dies bedeutet in der Konsequenz, dass der Träger der Ausbildung auch maßgeblich an der inhaltlichen Gestaltung, Vorbereitung, Durchführung und Evaluation der praktischen Prüfung verantwortend beteiligt ist.

Finden in Ihrer Pflegeeinrichtung praktische Prüfungen zur hochschulischen Pflegeausbildung statt, so ist es nicht zwingend vorgegeben, dass Sie Fachprüfer*in sind, es ist aber möglich. Sie finden die wesentlichen Hinweise zur hochschulischen Pflegeausbildung und -prüfung in Teil 3 der PflAPrV, siehe § 39 der PlfAPrV – Abschluss des Studiums, staatliche Prüfung zur Erlangung der Berufszulassung.

12.3 Prüfungsausschuss

Pflegeschulen müssen den Aufsichtbehörden die Namen der Praxisanleitenden, die als Fachprüfende in der praktischen Prüfung tätig sein werden, melden. Dann werden sie als Mitglied im Prüfungsausschuss bestellt. Das gilt auch für die stellvertretenden Personen.

Erst dann sind sie als Mitglied im Prüfungsausschuss bestellt. Das gilt auch für die stellvertretenden Personen.

Denn es heißt in § 10 PflAPrV

(1) An jeder Pflegeschule wird ein Prüfungsausschuss gebildet, der für die ordnungsgemäße Durchführung der Prüfung zuständig ist.

Er besteht mindestens aus folgenden Mitgliedern:

1. einer Vertreterin oder einem Vertreter der zuständigen Behörde oder einer von der zuständigen Behörde mit der Wahrnehmung dieser Aufgabe betrauten geeigneten Person,
2. der Schulleiterin, dem Schulleiter oder einem für die Pflegeausbildung zuständigen Mitglied der Schulleitung,
3. mindestens zwei Fachprüferinnen oder Fachprüfern, die an der Pflegeschule unterrichten, und
4. einer oder mehreren Fachprüferinnen oder Fachprüfern, die zum Zeitpunkt der Prüfung als praxisanleitende Personen nach § 4 Absatz 1 tätig sind und die Voraussetzungen nach § 4 Absatz 2 Satz 1 erfüllen und von denen mindestens eine Person in der Einrichtung tätig ist, in der der Vertiefungseinsatz durchgeführt wurde.

(2) Die zuständige Behörde bestellt auf Vorschlag der Pflegeschule die Mitglieder des Prüfungsausschusses sowie deren Stellvertreterinnen oder Stellvertreter. Für jedes Mitglied ist mindestens eine Stellvertreterin oder ein Stellvertreter zu bestimmen. Als Fachprüferinnen oder Fachprüfer sollen die Lehrkräfte bestellt werden, die die zu prüfende Person überwiegend ausgebildet haben.

(3) Das Mitglied nach Absatz 1 Satz 2 Nummer 1 ist Vorsitzende oder Vorsitzender des Prüfungsausschusses. Es wird bei der Durchführung seiner Aufgaben von der zuständigen Behörde unterstützt. Es bestimmt auf Vorschlag der Schulleiterin oder des Schulleiters die Fachprüferinnen oder Fachprüfer und deren Stellvertreterinnen oder Stellvertreter für die einzelnen Prüfungsbereiche des schriftlichen Teils der Prüfung und für den mündlichen und praktischen Teil der Prüfung.

(4) Die oder der Vorsitzende des Prüfungsausschusses ist verpflichtet, an den jeweiligen Teilen der Prüfung in dem Umfang teilzunehmen, der zur Erfüllung der in dieser Verordnung geregelten Aufgaben erforderlich ist; eine Verpflichtung zur Anwesenheit während der gesamten Dauer der Prüfung besteht nicht.

(5) Die zuständige Behörde kann Sachverständige sowie Beobachterinnen und Beobachter zur Teilnahme an allen Prüfungsvorgängen entsenden. Die Teilnahme an einer realen Pflegesituation ist nur mit Einwilligung des zu pflegenden Menschen zulässig.

Info

Vergessen Sie nicht: Für jedes Mitglied ist mindestens eine Stellvertreterin oder ein Stellvertreter zu bestimmen.

12.4 Prüfungsbeteiligte

An der praktischen Prüfung sind zum einen die Prüflinge selbst, die zuständige Prüfungsbehörde und die Prüfer*innen beteiligt. Die folgende Abbildung (vgl. ▶ Abb. 37) stellt die Aufgaben und Hinweise zu den beteiligten Personen dar.

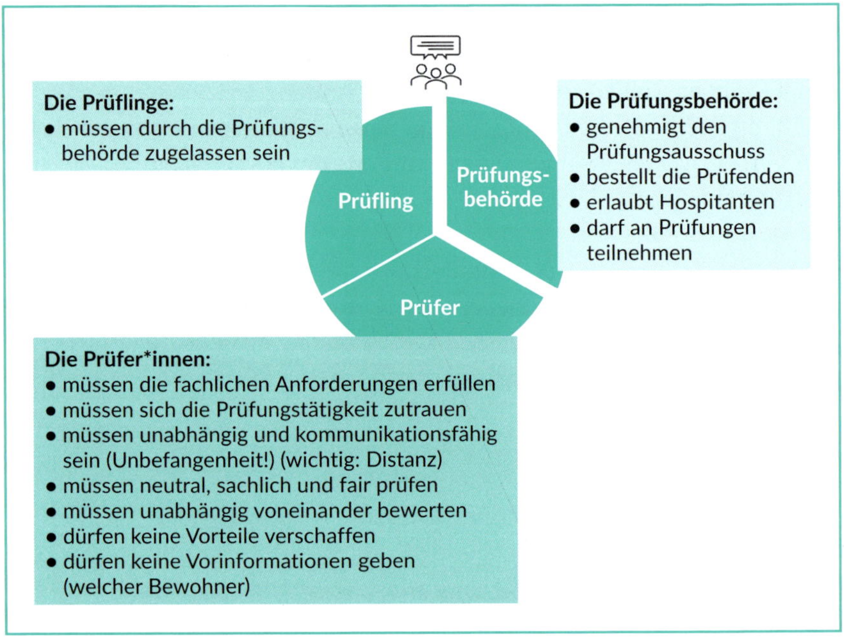

Abb. 37: Prüfungsbeteiligte der praktischen Prüfung.

12.5 Bedeutung der Praxisanleitung als Fachprüfende

Den Praxisanleitenden, die in der praktischen Prüfung als Fachprüfer*in tätig werden, kommt eine besondere Bedeutung zu. Fachprüfer*innen der Schule oder Dritte können die Rolle der prüfenden Praxisanleitenden in keinem Fall übernehmen.

Träger der praktischen Ausbildung haben die gesetzliche Pflicht, die Praxisanleitung sicherzustellen. »Sicherstellen« heißt, dass selbst kleinste Träger mit wenigen Auszubildenden mindestens zwei Praxisanleitungen vorhalten müssen, um die Praxisanleitung sowohl während der Ausbildung als auch während der Abschlussprüfung selbst im Falle eines spontanen Personalausfalls gewährleisten zu können.

Können Sie das nicht, bestehen Zweifel an ihrer Eignung als Ausbilder. Auch sollte aufgrund zweifelhafter Ausbildereignung keine Kooperation mit derartigen Einrichtungen erfolgen. Bei einem unvorhergesehenen Praxisanleitungsausfall ist zum einen die Qualität der Ausbildung gefährdet, zum anderen kann der Prüfungsausschuss nicht mehr rechtmäßig besetzt werden. Denn auch hier muss für die praxisanleitende Person eine Stellvertretung bestellt werden, die dieselben Voraussetzungen wie der Vertretene erfüllt, d. h. neben der erforderlichen Qualifikation in der Einrichtung tätig ist, in der der Vertiefungseinsatz durchgeführt wurde.

12.6 Zulassung, Vorbereitung und Ablauf

»Die Vorbereitung der praktischen Prüfung erfordert sehr viel Vorbereitung und Zeit von uns.«

Eva Mainka, koordinierende Praxisanleiterin, stationäre Altenpflegeeinrichtung

Auszubildende, die die stattliche Prüfung nach PflBG antreten möchten, müssen von der zuständigen Behörde offiziell zur Prüfung zugelassen sein. Hierzu müssen die Auszubildenden einen personenbezogenen Antrag stellen. In der Regel bereiten die Pflegeschulen diesen Antrag vor und steuern das Antragsverfahren. Wichtig ist, dass die Fehlzeiten von den Auszubildenden zum Zeitpunkt der Antragsstellung nicht überschritten wurden und die Vornoten besser als mangelhaft sind.

Tipp
Wenn Sie weitere Informationen und Ausführungen über die Auslegung von Fehlzeiten, Urlaub, Bildungsurlaub, Härtefallregelungen und weitere Freistellungsansprüche erhalten möchten, lesen Sie hierzu den Kommentar von Dielmann 2020, S. 126 ff.

Ebenso muss in ausreichendem Zeitraum vor der praktischen Prüfung der Prüfungsausschuss von der Behörde (incl. der prüfenden Praxisanleiter*innen) bestellt sein.

Die Praxisanleitenden bereiten die Prüfung in Absprache mit der Schule vor. Häufig übernimmt die koordinierende Praxisanleitung der Pflegeeinrichtung diese Arbeit. Die Auszubildenden müssen ebenso ihre praktische Pflegeausbildung vorbereiten und alle erforderlichen Ausbildungsnachweise ihrer Pflegeausbildung vorlegen können.

»Ich kann allen Auszubildenden den Praxistipp geben, bis zur Prüfungsvorbereitung alle Unterlagen zusammenzuhalten. Ich muss sagen: Die meisten Auszubildenden haben ordentlich geführte Ordner.«
Eva Mainka, koordinierende Praxisanleiterin, stationäre Altenpflegeeinrichtung

»Mir war gar nicht bewusst, dass ich die staatliche Abschlussprüfung selbst beantragen muss. Ich dachte, das übernimmt automatisch die Schule. Auch war mir nicht bewusst, dass ich das Portfolio zu allen Praxiseinsätzen dazu vorlegen muss. Das hätten die mir in der Schule auch vorher sagen können. Ich hatte echt Stress und dann noch der Ärger mit dem Härtefallantrag wegen meiner Fehlzeitenüberschreitung. Das würde ich rückblickend anders machen.«
Lena Nölle, Auszubildende nach Ihrer Prüfung,
Ausbildungsträger stationäre Altenpflegeeinrichtung

Vor der praktischen Prüfung muss die verantwortliche Praxisanleitung der Pflegeschule sechs zu pflegende Personen in einer komplexen Pflegesituation, mit allen erforderlichen Unterlagen, vorschlagen. Dies ist eine zeitraubende und verantwortliche Tätigkeit. Sie erfordert umfassende und fachliche Absprachen mit den verantwortlichen Personen der Schule und den eigenen Mitarbeitenden, den zu pflegenden Personen und ggf. den Angehörigen oder Betreuer*innen.

Prüfungsvorbereitung

Es ist sinnvoll, zur Prüfungsvorbereitung die Pflegeberufe-Ausbildungs- und Prüfungsordnung zu lesen. Beachten Sie die länderspezifischen und aktualisierten Vorgaben, wenn Sie sich auf die praktische Prüfung vorbereiten. Stimmen Sie sich gut mit der Schule ab.

Tipp

Hilfreiche Kommentare zur praktischen Prüfung finden Sie bei Dielmann 2020, S. 402–439.

Komplexe Pflegesituation

Eine komplexe Pflegesituation bezieht sich v. a. auf die erhöhte Pflegebedürftigkeit. Eine komplexe Pflegesituation in der praktischen Prüfung ist eine Prüfungsaufgabe, die von den Prüflingen verlangt, dass sie eine reale oder simulierte Pflegesituation mit einem hohen oder besonderen Pflegebedarf selbstständig und fachgerecht bewältigen.

Pflegeplanung

Zur Erstellung der Pflegeplanung kann jenes Dokumentationssystem verwendet werden, das der Ausbildungsträger nutzt. Voraussetzung ist jedoch, dass die Auszubildenden mit dem Dokumentationssystem vertraut sind, da sie in diesem Fall im Laufe der Ausbildung die entsprechende Methodenkompetenz erworben haben.

Lernende und Prüfende sollten immer über das angestrebte Lernergebnis informiert sein, bevor es in den Lernprozess geht. Das bedeutet, Auszubildende müssen über das anzustrebende Prüfungsergebnis bestens informiert sein.

12.7 Ablauf der praktischen Prüfung

Der Ablauf der praktischen Prüfung gestaltet sich wie folgt (§ 16 Abs. 4 PflAPrV):

- Ca. 120 Minuten für das Schreiben der Pflegeplanung für die beiden zu pflegenden Personen (»Vorbereitungsteil« unter Aufsicht; vor dem Schreiben der Pflegeplanung muss eine angemessene Zeit für das Sammeln von Informationen eingeplant werden).
- Fallvorstellung der zu pflegenden Personen mit einer Dauer von insgesamt maximal 20 Minuten (»Übergabe«).
- »Durchführung« der geplanten und situativ erforderlichen Pflegemaßnahmen an beiden zu pflegenden Personen (maximal 200 Minuten).
- »Reflexionsgespräch« mit einer Dauer von maximal 20 Minuten.

Die Prüfung ohne Vorbereitungsteil soll einschließlich des Reflexionsgesprächs die Dauer von 240 Minuten nicht überschreiten. Sie kann durch eine organisatorische Pause von maximal einem Werktag (i. d. R. nach dem Vorbereitungsteil) unterbrochen werden.

Aus Gleichbehandlungsgründen ist die Minimaldauer an der Maximaldauer (240 Minuten ohne Vorbereitungsteil) ausgerichtet, aber praktisch nicht vorgegeben, da die Prüfung eine realitätsnahe Situation wiedergeben soll. Alle Prüflinge sollen gleich lang geprüft werden.

12.8 Unterstützung durch Fachprüfende

Die Fachprüfer dürfen unterstützend tätig sein, um beispielsweise ein rückenschonendes Arbeiten zu ermöglichen oder um die Sicherheit des zu Pflegenden zu garantieren. Der Prüfling muss jedoch klar delegieren und instruieren. Der unterstützende Fachprüfer versetzt sich in die Rolle einer ungelernten Hilfskraft und führt nur aus, was der Prüfling anweist.

12.9 Reflexion der praktischen Prüfung

Das Reflexionsgespräch ist Bestandteil der praktischen Prüfung. Es soll nicht zu einer weiteren mündlichen Prüfung führen, sondern lediglich der Reflexion der Prüfungsleistung dienen und dem Prüfling die Möglichkeit geben, sein Handeln wissenschaftlich zu begründen. Die entsprechende rechtliche Vorgabe findet sich in § 16 Abs. 4 PflAPrV. Der hier dargestellte Reflexionszyklus (vgl. ▸Abb. 38) kann zur Vorbereitung und während des Reflexionsgespräches hilfreich sein.

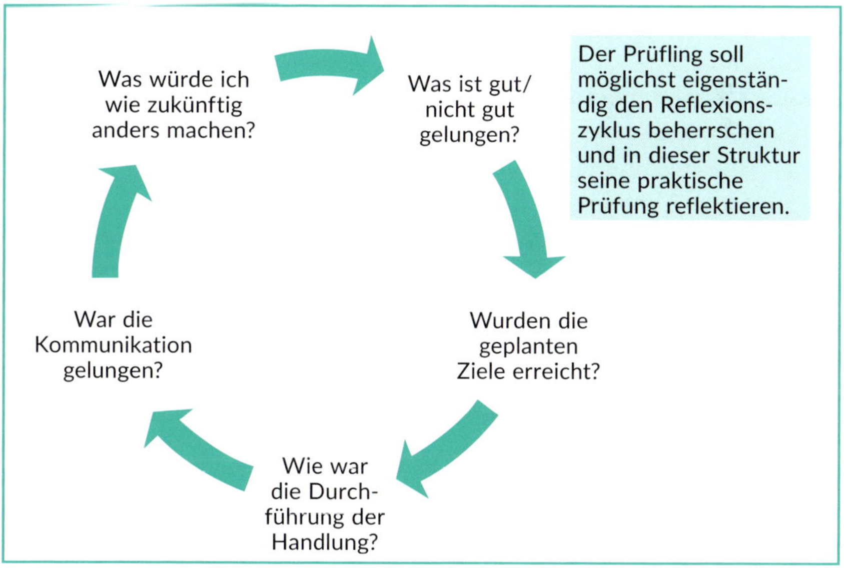

Abb. 38: Reflexionszyklus.

12

Unterstützend beim Reflexionsgespräch können zudem die Kriterien dienen, die auf der folgenden Abbildung (vgl. ▶ Abb. 39) stehen.

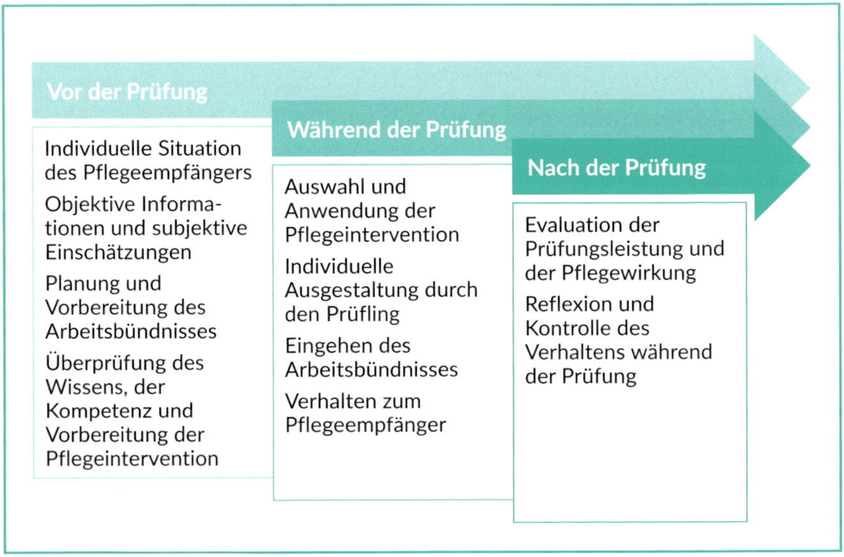

Abb. 39: Reflexion der praktischen Prüfung.

Kriterien vor der praktischen Prüfung

- Individuelle Situation des Pflegeempfängers
- Objektive Informationen und subjektive Einschätzungen
- Planung und Vorbereitung des Arbeitsbündnisses
- Überprüfen des Wissens, der Kompetenz und Vorbereitung der Pflegeintervention

Kriterien während der praktischen Prüfung

- Auswahl und Anwendung der Pflegeintervention
- Individuelle Ausgestaltung durch den Prüfling
- Eingehen des Arbeitsbündnisses
- Verhalten zum Pflegeempfänger

Kriterien nach der praktischen Prüfung

- Evaluation der Prüfungsleistung und der Pflegewirkung
- Reflexion und Kontrolle des Verhaltens während der Prüfung

Reflexionsgespräch

Der Reflexionszyklus und die Kriterien zur Reflexion vor, während und nach der praktischen Prüfung können bei der Vorbereitung auf die Prüfung herangezogen werden oder die Nachbereitung und den Reflexionsanteil der praktischen Pflegeprüfung leiten.

12.10 Angestrebtes Lernergebnis und Evaluationsindikatoren

»Ich wünsche mir eine gute Vorbereitung für meine praktische Prüfung. Zum Glück habe ich während des FSJ schon eine praktische Prüfung erlebt.«

Hannah Bastek, Auszubildende, drittes Ausbildungsjahr

Unter einem angestrebten Lernergebnis oder angestrebten Lernergebnis (intended learning outcome) wird im Allgemeinen eine Aussage darüber verstanden, was die Lernenden nach dem Absolvieren eines Ausbildungs-/Studiengangs, einer praktischen Anleitung oder einer Veranstaltung können sollen. Themen und Inhalte werden dabei ausschließlich in ihrem Anwendungszusammenhang benannt, sodass direkt ersichtlich wird, für welche Kompetenzen und Fähigkeiten die vermittelten Inhalte relevant sind. 12

Auf der Basis angestrebter Lernergebnisse können klare Bewertungskriterien für Aufgaben festgelegt werden. Prüfungsergebnisse werden damit zuverlässiger.

Info

§ 9 PflAPrV: Im praktischen Teil der Prüfung hat die zu prüfende Person nachzuweisen, dass sie über die zur Pflege von Menschen in komplexen Pflegesituationen erforderlichen Kompetenzen verfügt und befähigt ist, die Aufgaben in der Pflege gemäß dem Ausbildungsziel des Pflegeberufegesetzes auszuführen.

Den Auszubildenden sollten während der Prüfungsvorbereitungszeit der Ablauf und die Bewertungskriterien der praktischen Prüfung bekannt sein. Die angestrebten Lernergebnisse sollten verschriftlicht sein.

Hilfreich ist bei der Formulierung des angestrebten Lernziels § 5 PflBG:

- Ausbildungsziel
  - Absatz 1 Hier sind die Kompetenzdimensionen benannt
  - Absatz 2 Gibt den Umfang und Grundlagen professioneller Pflege an
  - Absatz 3 Listet die Befähigungen auf, die in der Ausbildung zu erwerben sind:
    - Selbstständig wahrzunehmende Aufgaben
    - Eigenständig wahrzunehmende Aufgaben
    - Interdisziplinäre Zusammenarbeit
  - Absatz 4 benennt das professionelle, ethisch fundierte Pflegeverständnis und das berufliche Selbstverständnis

12.11 Leitfragen zu angestrebten Lernergebnissen

Die Prüflinge müssen zeigen, dass sie über die erforderlichen Kompetenzen verfügen, um Menschen in komplexen Pflegesituationen zu versorgen.

> *»In der praktischen Prüfung wurde früher Waschen geprüft oder Katheter- und Magensonde legen und großer Verbandwechsel, damals gab es riesige Verbände. So etwas wurde geprüft.«*
>
> *Gisela Kleinbeck, Krankenschwester im Ruhestand*

Bei der konkreten Formulierung von angestrebten Lernergebnissen kann es hilfreich sein, sich immer wieder an Leitfragen zu orientieren. Diese helfen dabei, Lernergebnisse einerseits inhaltlich zu differenzieren und sich andererseits Gedanken über verschiedene Niveaus innerhalb der einzelnen Dimensionen zu machen.

1. Was können die Auszubildenden nach Durchlaufen aller Praxiseinsätze wirklich tun? Mit dieser Frage soll sichergestellt werden, dass die Lernergebnisse auch tatsächlich das unmittelbare »Können« der Auszubildenden abbilden.
2. Können mit den angestrebten Lernergebnissen verschiedene Anforderungsdimensionen (z. B. verschiedene Kompetenzen) eindeutig unterschieden werden? Durch die Benennung von Anforderungsdimensionen können angestrebte Lernergebnisse weiter konkretisiert werden.
3. Sind die einzelnen angestrebten Lernergebnisse konkret genug formuliert, um überprüfbar zu sein?

Tipp
Implementieren Sie im dritten Ausbildungsjahr Termine, an denen die Struktur und der Ablauf einer praktischen Prüfung geprobt werden. Erarbeiten Sie das sog. angestrebte Lernergebnis, z. B. »Die umfassende Planung, Durchführung und Evaluation der Pflege von Frau Magarete Schneider, 84 Jahre, Zustand nach ischämischem Insult, Stroke Unit.«
Lassen Sie die Auszubildenden nach der Durchführung das Reflexionsgespräch selbststeuernd durchführen und die Benotung in Selbsteinschätzung vornehmen.
Reflektieren Sie den Probedurchlauf und geben Sie Ihrem Auszubildenden ein konstruktives Feedback, wenn er es wünscht.

12.12 Handlungskompetenz prüfen

Auch in der praktischen Prüfung wird nicht Wissen geprüft, sondern Handlungskompetenz. Berufliche Handlungskompetenz ist komplex. Erst in der Verbindung von Wissen und Können und in der Bewältigung von Handlungsanforderungen und konkreten Situationen zeigt sich, ob ein Prüfling in der Lage ist, das angestrebte Lernziel zu erreichen. Somit spielen die verschiedenen Kompetenzfacetten auch in der praktischen Prüfung eine Rolle (vgl. ▶ Abb. 40).

Die Kompetenzfacetten Fachkompetenz, Methodenkompetenz, Persönliche- und Sozialkompetenz sollen in der praktischen Prüfung sichtbar werden. Über die Transferkompetenz sollen Prüflinge zeigen, ob sie ihr Wissen in eine adäquate Handlung übertragen können. Sie sollen ihre Handlungskompetenz sichtbar machen, also Performanz zeigen.

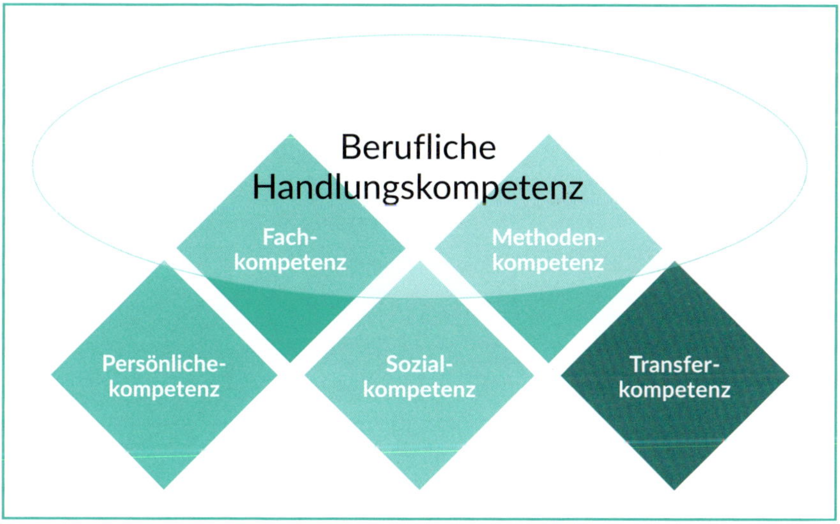

Abb. 40: Kompetenzenzfacetten – berufliche Handlungskompetenz.

Kompetent sind die Personen, die auf der Grundlage von Wissen, Fähigkeiten und Fertigkeiten aktuell gefordertes Handeln neu generieren können.

12.13 Bewertung in Kompetenzbereichen

Die Strukturierung und Bewertung der Prüfungsleistung erfolgt in den Kompetenzbereichen (siehe Anlage 6 zu § 1 Absatz 2 Nummer 1, § 25) Stundenverteilung im Rahmen des theoretischen und praktischen Unterrichts der beruflichen Pflegeausbildung und die Anlagen 2–5 der PflAPrV.

Tab. 22: Kompetenzbereiche lt. Pflegeberufegesetz

Kompetenzbereich	Inhalte
I	Pflegeprozesse und Pflegediagnostik in akuten und dauerhaften Pflegesituationen verantwortlich planen, organisieren, gestalten, durchführen, steuern und evaluieren (1000 Std.)
II	Kommunikation und Beratung personen- und situationsorientiert gestalten (280 Std.)
III	Intra- und interprofessionelles Handeln in unterschiedlichen systemischen Kontexten verantwortlich gestalten und mitgestalten (300 Std.)
IV	Das eigene Handeln auf der Grundlage von Gesetzen, Verordnungen und ethischen Leitlinien reflektieren und begründen (160 Std.)
V	Das eigene Handeln auf der Grundlage von wissenschaftlichen Erkenntnissen und berufsethischen Werthaltungen und Einstellungen reflektieren und begründen (160 Std.)

Die Gewichtung der Kompetenzbereiche zur Benotung der praktischen Prüfung ist je nach Pflegeschule oder Landesvorgabe unterschiedlich.

Beispiel **Kompetenzgewichtung**

Hohe Gewichtung: KB 1 (Planung, Übergabe) und KB 3 (Prophylaxen, Pflege)
Mittlere Gewichtung KB 2 (Mit Pflege-Empfänger kommunizieren)
Niedrige Gewichtung: KB 4 und KB 5 (Pflegewissenschaft, Ethische Haltung, Recht und Verordnungen, Leitlinien)

12.14 Bedeutung des Protokolls

Die Protokollierung einer praktischen Prüfung stellt für Praxisanleitende eine zumeist ungeübte Herausforderung dar. Von daher sollten Praxisanleitende, die als Fachprüfer*in agieren, das Protokollieren üben.

In der generalistischen Ausbildung nehmen die Fachprüfer (als Teil der sog. Prüfungskommission) die mündliche und praktische Prüfung ab und bewerten diese, vgl. § 10 Abs. 1 S. 2 Nr. 3, Abs. 3, §§ 15 Abs. 4, 16 Abs. 6 PflAPrV. Das Protokoll dient in erster Linie der nachträglichen (gerichtlichen) Überprüfbarkeit des Gangs und des Ergebnisses der jeweiligen Prüfung. Da das Ergebnis der Prüfung von der Bewertung der Prüfer abhängt, haben auch diese ihren unmittelbaren Eindruck von Prüfling und Prüfgeschehen in dem Ergebnisprotokoll festzuhalten. Die Eindrücke einer Person, die nicht an der Abnahme oder Bewertung beteiligt ist (Hospitanten), haben i. R. e. späteren Überprüfbarkeit daher im Zweifel kein Gewicht.

Das heißt: Über die Prüfung ist eine Niederschrift (Protokoll) anzufertigen, aus der Gegenstand, Ablauf und Ergebnisse der Prüfung und etwa vorkommende Unregelmäßigkeiten hervorgehen. Wird ein Bewertungsschema angewandt, so gehört dieses zur Niederschrift. Die Notengenerierung muss objektiv und für am konkreten Prüfungsgeschehen Unbeteiligte nachvollziehbar sein.

Die Prüfer*innen müssen selbstständig ein Protokoll führen, sowohl hinsichtlich des Ergebnisses als auch hinsichtlich eines korrekten äußeren Ablaufs des Prüfgeschehens (bspw. Prüfzeit, Unterbrechungen, Täuschungsversuche). Für Dritte muss die Entstehung der Note nachvollziehbar sein. Die Leistung des Prüflings und die Bewertung müssen für Außenstehende nachvollziehbar aus dem Protokoll und der Begründung hervorgehen. Sollte ein Erwartungshorizont genutzt werden, muss der Prüfer sich diesen mittels Unterschrift ausdrücklich zu eigen machen. Daneben sind Stichworte zur Nachvollziehbarkeit des Gesagten und des Gesamteindrucks stets hilfreich und in der Regel notwendig.

Die einzelnen Abschnitte der Prüfung müssen protokolliert und bewertet sein. Die Bewertung muss begründet sein (die Begründung muss inhaltlich beschrieben sein). Wichtig sind auch Rechtschreibung, Orthografie und Fachbegriffe (es handelt sich bei dem Prüfungsprotokoll um ein Fachgutachten!). Wichtig ist auch ein angemessenes Wording – bleiben Sie auch bei schwierigen und schlechten Prüfungsergebnissen fachlich und freundlich im Ausdruck.

Wichtig

Bitte das Protokoll sorgfältig ausfüllen!
Füllen Sie alle Felder des Protokolls aus (Namen, Uhrzeit, Unterschrift etc.).
Gehen Sie bei der Beschreibung der Leistung des Prüflings auch auf die Kompetenzfacetten ein.
Stimmen Sie sich mit der zu protokollierenden Start- und Endzeit der Prüfung mit Ihrem Mitprüfer ab (Schreiben Sie die gleiche Uhrzeit ins Protokoll).
Notieren Sie Fragen und Antworten.

Ein Gutachten (Protokoll) muss grundsätzlich gerichtlich prüfbar sein, somit sollte es gut lesbar sein. Die Protokolle liegen u.U. bei Widersprüchen bei Gericht zur Prüfung vor.

12.15 Benotung

Die Benotung der praktischen Prüfung regelt § 16 PfAPrV.

Info

§ 16 PfAPrV:

(7) Aus den Noten der Fachprüferinnen oder Fachprüfer bildet die oder der Vorsitzende des Prüfungsausschusses im Benehmen mit den Fachprüferinnen oder Fachprüfern die Prüfungsnote.

(8) Der praktische Teil der Prüfung ist bestanden, wenn die Prüfung mindestens mit »ausreichend« benotet wird.

(9) Die Gesamtnote für den praktischen Teil der Prüfung bildet die oder der Vorsitzende des Prüfungsausschusses aus der Prüfungsnote und der Vornote für den praktischen Teil der Prüfung nach § 13 Absatz 1 und 2.

Hinzu sind die Vorgaben zu den Vornoten lt. § 13 PflAPrV zu beachten.

Info

(2) Die Vornoten werden bei der Bildung der Noten des schriftlichen, mündlichen und praktischen Teils der Prüfung jeweils mit einem Anteil von 25 von Hundert berücksichtigt. Jedoch jede Prüfung muss als solche mit mindestens ausreichend bestanden sein. 12

(3) Die Vornote für den schriftlichen Teil der Prüfung und die Vornote für den mündlichen Teil der Prüfung werden jeweils aus dem arithmetischen Mittel der Note für die im Unterricht erbrachten Leistungen in den Jahreszeugnissen gemäß § 6 Absatz 1 Satz 2 gebildet. Die Vornote für den praktischen Teil der Prüfung wird gebildet aus dem arithmetischen Mittel der in den Jahreszeugnissen gemäß § 6 Absatz 1 Satz 2 enthaltenen Note der praktischen Ausbildung.

§ 17 der PflAPrV gibt Vorgaben zur Benotung der Vornoten und Prüfung (▶ Tab. 23).

Tab. 23: Benotung nach § 17 PflAPrV

Erreichter Wert	Note	Notendefinition
Bis unter 1,50	Sehr gut (1)	Eine Leistung, die den Anforderungen in besonderem Maß entspricht
1,50 bis unter 2,50	Gut (2)	Eine Leistung, die den Anforderungen voll entspricht
2,50 bis unter 3,50	Befriedigend (3)	Eine Leistung, die im Allgemeinen den Anforderungen entspricht
3,50 bis unter 4,50	Ausreichend (4)	Eine Leistung, die zwar Mängel aufweist, aber im Ganzen den Anforderungen noch entspricht
4,50 bis unter 5,50	Mangelhaft (5)	Eine Leistung, die den Anforderungen nicht entspricht, jedoch erkennen lässt, dass die notwendigen Grundkenntnisse vorhanden sind und die Mängel in absehbarer Zeit behoben werden können
Ab 5,50	Ungenügend (6)	Eine Leistung, die den Anforderungen nicht entspricht, und selbst die Grundkenntnisse so lückenhaft sind, dass die Mängel in absehbarer Zeit nicht behoben werden können

Die Fachprüfer*innen benoten die praktische Prüfung voneinander unabhängig. Die Note der Praxisanleitung hat das gleiche Gewicht, wie die des Pflegelehrers.

Tipps

Neben der durchgeführten Pflege werden auch die Pflegeplanung und das Reflexionsgespräch bewertet!

Nehmen Sie zur Einschätzung des Prüfungsergebnisses immer § 17 PflAPrV zur Hand. Begründen Sie Ihre gewählte Note immer mit den Formulierungen, die in der Tabelle unter »Notendefinition« aufgeführt sind. Beispiel: Note: 2,0 – eine Leistung, die den Anforderungen voll entspricht.

Literaturempfehlung: Lesen Sie zum Thema Notenfindung die Ausführungen von Dielmann 2020 S. 386–409.

12.16 Zuhörer, Hospitanten

Als nicht der Prüfungskommission angehörige Person können Dritte jedoch als »Zuhörer« an der Abnahme der Prüfung teilnehmen, sofern der Prüfling mit ihrer Anwesenheit einverstanden ist und an der Teilnahme ein berechtigtes Interesse besteht (§ 15 Abs. 8 PflAPrV). Die Teilnahme von Zuhörer*innen ist durch die Prüfungsbehörde zu gestatten.

Dritte können als Zuhörer*innen durch das vorsitzende Mitglied des Prüfungsausschusses gestattet werden. Es ist unschädlich, wenn sie eigene Notizen machen, die wiederum als (zusätzliches) Beweismittel zu den Akten genommen werden können. Die Personen können auch (mit) auf die Einhaltung des äußeren Prüfgeschehens achten, dürfen sich aber inhaltlich nicht weiter beteiligen und insbesondere nicht an der Beratung teilnehmen. 12

Die Teilnahme von Dritten ist der Prüfungsbehörde mit den Unterlagen auf Prüfungszulassung formlos anzuzeigen. Dabei sind die Zustimmung der Prüflinge sowie das berechtigte Interesse an der Teilnahme nachzuweisen. Ein solches ist i. d. R. anzunehmen, wenn die Person zur zusätzlichen Kontrolle der Einhaltung der äußeren Rahmenbedingungen, zur weiteren

Protokollführung oder zu Lehrzwecken teilnimmt (bspw. Teilnahme von Lehrkräften, die künftig Prüfungen abnehmen möchten; Teilnahme von Auszubildenden, die einen Eindruck vom Ablauf einer Prüfung bekommen möchten; Teilnahme von Schulleitungen zur Qualitätsüberwachung der Prüfung). Auch Schulleitungen gelten als Dritte.

Im Rahmen der Beratung über das Prüfergebnis sind andere Personen nicht zugelassen, selbst wenn sie sich an der Beratung (scheinbar) nicht aktiv beteiligen. Die Anwesenheit Dritter (wie z. B. eines Protokollanten, der Schulleitung, anderen Lehrkräften oder Auszubildenden) kann dazu führen, dass die Prüfungskommission in Form der Fachprüfer nicht mehr unbefangen über das Prüfungsergebnis diskutieren kann. Auch kann nicht ausgeschlossen werden, dass Mimik und Gestik eines Dritten Einfluss auf die Entscheidung der Kommission haben.

12.17 Rücktritt von der Prüfung

§ 20 PflAPrV: Tritt eine zu prüfende Person nach ihrer Zulassung von der Prüfung oder einem Teil der Prüfung zurück, so hat sie dem vorsitzenden Mitglied des Prüfungsausschusses den Grund für ihren Rücktritt unverzüglich schriftlich oder elektronisch mitzuteilen. Genehmigt das vorsitzende Mitglied des Prüfungsausschusses den Rücktritt, so gilt die Prüfung als nicht begonnen. Die Genehmigung ist nur zu erteilen, wenn ein wichtiger Grund vorliegt. Bei Krankheit ist die Vorlage eines amtsärztlichen Attests zu verlangen.

Genehmigt die Vorsitzende des Prüfungsausschusses den Rücktritt nicht oder teilt die zu prüfende Person den Grund für den Rücktritt nicht unverzüglich mit, so gilt die Prüfung oder der betreffende Teil der Prüfung als nicht bestanden.

Das Attest ist laut den gesetzlichen Vorgaben »unverzüglich«, d. h. ohne schuldhaftes Zögern, einzureichen. Grundsätzlich ist es daher am selben Tag einzureichen. In Einzelfällen, die eine sofortige Einreichung unmöglich machen, hat sie unmittelbar zum Zeitpunkt des Wegfalls des Verhinderungsgrunds zu erfolgen (bspw. Tag der Entlassung aus dem Krankenhaus). Genaues hierzu regeln die zuständigen Behörden der Länder.

12.18 Fehlverhalten und Befangenheit von Prüfenden

Während der praktischen Prüfung können auch von Prüfenden Fehler gemacht werden: Abfällige Äußerungen, unangemessene Gestik und Mimik, Äußerungen zwischen den Prüfenden (negativ oder positiv), Diskussionen über das Äußere des Prüflings, vorgefertigte Meinungen, Befangenheit des Prüfenden (Verwandtschaft, Liebesbeziehung), Vorbehalt gegen Männer/Frauen oder üble Nachrede. Unangemessen sind Bemerkungen wie: »Na, das fängt ja schon mal gut an«, oder: »Das hab ich schon vorausgesehen.«

Fühlen Sie sich selbst befangen? Befangenheit ist ein Vorverständnis. Wie zum Beispiel »Männer können nicht gut pflegen«. Befangenheit ist vom Kontext abhängig. Befangenheit kann sich aber auch durch Verwandtschaft, aus einem ehemaligen Rechtsstreit oder aus einem betrieblichen Grund (ehemalige Mitarbeiterin) o.a. begründen.

Prüfen Sie, bevor Sie sich als Fachprüfer*in bestellen lassen: Sind Sie tatsächlich befangen? Prüflinge können/müssen einen Antrag auf Befangenheit stellen, wenn sie der Meinung sind, dass die geplanten Fachprüfer*innen befangen sind. Dann sollte eine unbefangene Person als Fachprüfer*in geplant werden.

Wichtig

Was Sie unbedingt in der Funktion als Fachprüfender bedenken sollten

- Bleiben Sie als Fachprüferin fair, sachlich, unbefangen. Üben Sie keine Rache oder Macht aus und diskriminieren Sie nicht. Vermeiden Sie Willkür, bevorzugen und benachteiligen Sie nicht. Seien Sie nicht zu locker. Auch Lockerheit hat ihre Grenzen.
- Wichtig: Die Prüfung ist zu bewerten – nicht das Verhalten während der Ausbildung.
- Vor der praktischen Prüfung sollten Sie sich nicht angreifbar machen: Bereiten Sie Ihre Auszubildenden gut vor, aber grenzen Sie die Prüfungsinhalte oder auszuwählenden Personen nicht ein.
- Nach der Prüfung: Machen Sie sich und dem Prüfling bereits vor der Prüfung klar, dass die (Einzel-) Ergebnisse aller Prüfungen (schriftlich, mündlich und auch praktisch!) nicht bekannt gegeben werden.
- Erst wenn der Prüfungsausschuss zum Ende der Ausbildung getagt hat und die vorsitzende Person die Noten festgelegt hat, werden die Noten frühestens bekannt gegeben.

12.19 Prüfung nicht bestanden – was jetzt?

Bei Nichtbestehen können einzelne Prüfungsteile einmalig wiederholt werden. Das Antragsverfahren auf Zulassung zur Wiederholungsprüfung sollte je nach Vorgaben der Prüfungsbehörde erfragt werden. Der Zeitraum bis zur Wiederholungsprüfung hängt von den Defiziten ab, welche aus einem oder aus mehreren Teilen der Prüfung hervorgegangen sind (möglichst zeitnah). Die Länge der Verlängerung wegen Nichtbestehens von Teilen der Prüfung oder der gesamten Prüfung wird im Einzelfall entschieden.

12.20 Wiederholungsprüfung

§ 21 PflBG (2): Besteht die oder der Auszubildende die staatliche Prüfung nicht oder kann sie oder er ohne eigenes Verschulden die staatliche Prüfung nicht vor Ablauf der Ausbildung ablegen, so verlängert sich das Ausbildungsverhältnis auf schriftliches Verlangen gegenüber dem Träger der praktischen Ausbildung bis zur nächstmöglichen Wiederholungsprüfung, höchstens jedoch um ein Jahr.

Entsprechend wird von der Aufsichtsbehörde hierüber ein individueller Bescheid mit Rechtsbehelfsbelehrung dem Auszubildenden erstellt und zugeleitet.

12.21 Einsicht, Widerspruch, Klage

Vor Gericht bekommt man keine Gerechtigkeit, sondern eine Entscheidung.

Auszubildende haben einen rechtlichen Anspruch auf Widerspruch. Bei einem Widerspruch wird von Aufsichtsbehörden oder Juristen in den Prüfungsprotokollen nach formalen oder inhaltlichen Gründen gesucht, die eine Überprüfung rechtfertigen.

Beispiele für formale Gründe sind z. B.:
- Fehlende Unterschriften oder Uhrzeiten,
- falscher Raum/Ort, falsche Namen,
- mangelhafte Rahmenbedingungen,
- falsche Angabe von Hilfsmitteln,
- Dauer der Prüfung (wurde zu kurz oder zu lang geprüft?), Chancenverlängerung etc.,
- Fehler in der Bewertung,
- Noten wurden nicht richtig begründet oder es gibt Widersprüche.

Bei Widerspruch muss ggf. von den Fachprüfenden detailliert schriftlich Stellung bezogen werden. Häufig wird den Auszubildenden, die Widerspruch einlegen, Recht gegeben.

Die folgende Abbildung (vgl. ▸Abb. 41) stellt den Prozess vom Antrag auf Einsicht in Prüfungsunterlagen über einen Widerspruch bis hin zur Klage dar.

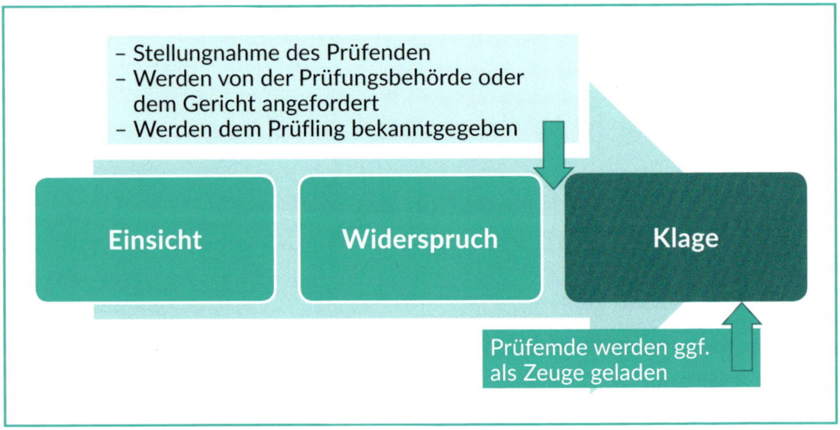

Abb. 41: Juristische Rahmen: Einsicht, Widerspruch, Klage.

Nach Widersprüchen müssen Bewertungssystem und Gewichtungen die gleichen sein wie zur Zeit der Prüfung. Es dürfen keine anderen Maßstäbe angelegt werden. Auch darf keine »Verschlechterung« stattfinden. Die Note wird ggf. besser, aber nicht schlechter!

Tipp

Ziehen Sie immer den Prüfungsausschuss zu Rate.

12.22 Beendigung der Ausbildung

Nach § 21 PflBG (1) endet das Ausbildungsverhältnis – unabhängig vom Zeitpunkt der staatlichen Abschlussprüfung – mit Ablauf der Ausbildungszeit. Das kann zur Folge haben, dass Auszubildende nach bestandener Prüfung noch mehrere Wochen für Ausbildungsvergütung arbeiten müssen.

12.23 Prüfungszeugnis und Erlaubnis zur Führung der Berufsbezeichnung

Es gilt, zwischen dem »Zeugnis über die staatliche Prüfung der beruflichen Pflegeausbildung« und der »Urkunde über die Erlaubnis zum Führen der Berufsbezeichnung« zu unterscheiden. Im Prüfungszeugnis sind die Noten wie folgt aufgeführt (PflAPrV, Anlage 8 (zu § 19 Absatz 2 Satz 1)):

Sie/Er hat folgende Prüfungsnoten (Gesamtnoten der einzelnen Prüfungsteile) erhalten:

1. im schriftlichen Teil der Prüfung »______«
2. im mündlichen Teil der Prüfung »______«
3. im praktischen Teil der Prüfung »______«

   Gesamtnote der staatlichen Prüfung »______«

Nach dem Erhalt des Zeugnisses über die bestandene Prüfung ist bei der zuständigen Behörde die Erlaubnis zum Führen der Berufsbezeichnung »Pflegefachfrau« bzw. »Pflegefachmann« oder »Altenpflegerin« bzw. »Altenpfleger« oder »Gesundheits- und Kinderkrankenpflegerin« bzw. »Gesundheits- und Kinderkrankenpfleger« zu beantragen. 12

Die Erlaubnis zum Führen der Berufsbezeichnung »Pflegefachfrau« oder »Pflegefachmann« ist eine Voraussetzung, um in Deutschland als Pflegefachkraft arbeiten zu können. Die Erlaubnis wird von den zuständigen Behörden der Bundesländer erteilt, wenn die Antragsteller*innen eine entsprechende Ausbildung oder Qualifikation nachweist.

Wichtig **Prüfungszeugnis**

Das Prüfungszeugnis behält man ein Leben lang. Niemand kann es einem wegnehmen. Wohingegen die Urkunde über die Erlaubnis zum Führen der Berufsbezeichnung einer Person bei schwerwiegenden juristischen Verstößen wieder entzogen werden kann.

An den Besitz der Urkunde ist die Erlaubnis zur Berufsausübung gekoppelt. Erklären Sie Auszubildenden und den frisch examinierten Kolleg*innen die Bedeutung der Urkunde und des Prüfungszeugnisses. Bei einer Bewerbung müssen immer Prüfungszeugnis und Urkunde vorgelegt werden.

12.24 Das Ausbildungsende planen: Die Übernahme

Wir möchten, dass Sie sich gut entwickeln, damit Sie bei uns bleiben und gut über uns reden.

»Damals war es schon vor dem Examen klar, ob man in dem Krankenhaus bleibt, in dem man seine Ausbildung gemacht hat. Man hat uns halt gefragt, ob wir bleiben wollen. Wir kamen alle von weit her. Es gab wenig Krankenpflegeschulen.«
Gisela Kleinbeck, Krankenschwester im Ruhestand

»Wir würden Sie gerne übernehmen, hat man uns gesagt. Sie haben gesagt, sie brauchen Leute. Ich möchte aber auch andere Krankenhäuser kennenlernen.«
Hannah Bastek, Auszubildende, drittes Ausbildungsjahr

Die Bindung der Auszubildenden an das Unternehmen kann während der Ausbildung gelingen, muss aber nicht. Tatsächlich ist es häufig so, dass Auszubildende kurz vor oder sogar nach dem Examen von ihren Ausbildungsträgern noch keine Information erhalten haben, ob eine Anschlussbeschäftigung möglich ist. Auszubildende sind deswegen nicht selten verärgert oder verunsichert. Auch zeigt die Praxis, dass im Gegenzug Ausbildungsträger überrascht oder erzürnt sind, wenn sie erfahren, dass ihre Auszubildenden nach dem Examen zu einem anderen Träger wechseln wollen. Hier fehlt eindeutig eine klare, zeitnahe und verlässliche Kommunikation. Beide Seiten sollten sich so bald als möglich über die jeweiligen Absichten informieren.

Tipp

Denken Sie bereits an die Zeit nach der Ausbildung – schließlich wollen Sie Ihren Nachwuchs nach erfolgreichem Abschluss sicher gern im Unternehmen behalten. Tragen Sie also dafür Sorge, dass die Übernahme in ein Arbeitsverhältnis rechtzeitig – sprich mindestens drei Monate vor Ablauf des Ausbildungsvertrags – mit der Personalplanung, den betroffenen Abteilungen und den Auszubildenden abgestimmt werden.

Ziele und Wünsche an das Arbeitsfeld der frisch examinierten Pflegefachpersonen sind der wesentliche Faktor, wenn es um die Wahl des Arbeitsortes geht. Der Kampf um Pflegefachkräfte ist groß und Vorabüberlegungen und Vorbereitungen für eine gelungene Übernahme misslingen nicht selten.

Schaffen Sie klare Regelungen zur Übernahme: Am besten schriftlich, in dem die Absicht der Anstellung, der Beschäftigungsbereich, das Gehalt, Fort- und Weiterbildungsmöglichkeiten usw. umrissen wurden. 12

»Ich habe schon im dritten Ausbildungsjahr hospitiert, um einen neuen Arbeitgeber zu finden. Längerfristig möchte ich unterrichten.«

Hannah Bastek, Auszubildende, drittes Ausbildungsjahr

Der Weg ins Berufsleben bedeutet, dass die berufliche Entwicklung beginnt und die berufliche Transferkompetenz sich weiter ausbildet. Nach dem Examen sind die Pflegekräfte Berufsanfänger.

12.25 Nach der Übernahme

»Auch nach dem Examen muss Aufsicht und Kontrolle sein. Die frisch Examinierten dürfen nicht frustriert werden. Häufig werden sie überfordert und es wird zu früh Zuviel von ihnen verlangt.«
Rita Rickelhoff, Fachkrankenschwester für Intensivpflege und Anästhesie im Ruhestand

Wenn die Anforderungen der Arbeitswelt mit den persönlichen, fachlichen, sozialen und methodischen Kompetenzen übereinstimmen, ist eine individuelle Beschäftigungsfähigkeit das Ergebnis. Zu der Frage, wie es inhaltlich nach der generalistischen Pflegeausbildung weitergeht, ist zu sagen: Es bedarf einer Spezialisierung und einer fachlichen und settingspezifischen Vertiefung. Pflegeeinrichtungen benötigen Spezialisierungskonzepte.

Frisch examinierte Pflegekräfte fühlen sich nach dem Examen in den neuen Beschäftigungsfeldern häufig überfordert und alleingelassen. Patricia Benner beschreibt, wie die frisch Examinierten vom »Neuling«, über den »Fortgeschrittenen Anfänger«, der Pflegende zum »Kompetent Pflegenden«, zum »Erfahren Pflegenden« und letztendlich in der höchsten Kompetenzstufe zum »Pflegeexperten« wird.[51]

Als »Ausgebildeter und Neuling« werden die frisch examinierten Pflegenden in die Welt der Pflegebedarfe entlassen. Die Berufs- und Beschäftigungsfähigkeit ist je nach dem gegeben, welche Erfahrungen und Vertiefungen oder welche Wahlmöglichkeit die Lernenden während der Pflegeausbildung genießen konnten. Die »Neulinge« schließen sich an die unterste Stufe der Kompetenzentwicklung nach Benner an (vgl. ▶ Abb. 42).

[51] Vgl. Benner 1984

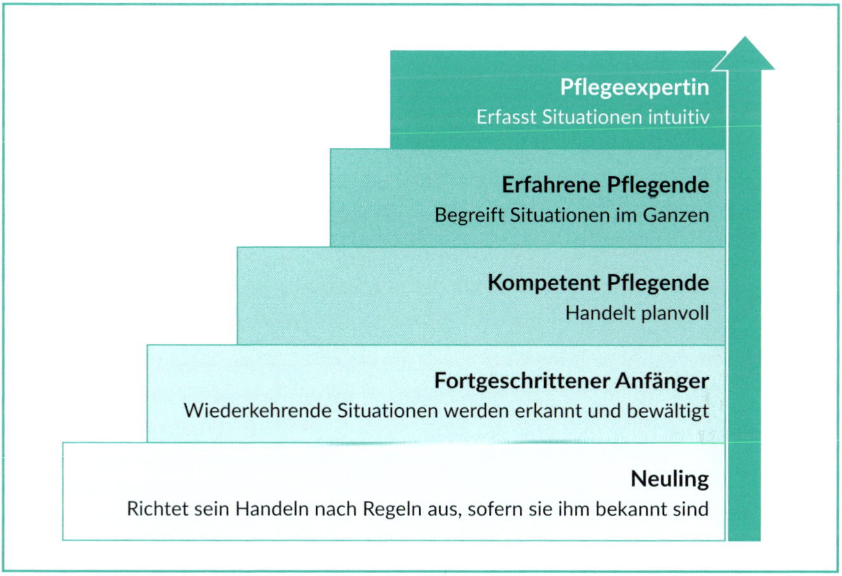

Abb. 42: Kompetenzstufen nach Patricia Benner.

Mit dem Pflegeexamen besitzen Pflegekräfte oder auch Neulinge genannt, theoretisches Wissen und handwerkliche Fähigkeiten. Damit ist eine wichtige Voraussetzung für professionelles Handeln gegeben, aber auch nicht mehr. Damit professionelles Handeln stattfinden kann, muss folgendes Bewusstsein hinzukommen: Automatisiertes Handeln und starre Schemata widersprechen professionellem pflegerischen Handeln.[52]

*»Während der ersten Zeit nach dem Examen ist es wichtig, dass die frisch examinierten Kolleg*innen nicht allein gelassen werden. Sie benötigen Anleitung, wie sie die Station führen müssen und wie sie die wesentlichen Arbeiten koordinieren müssen in dem Wohnbereich.«*

Eva Mainka, koordinierende Praxisanleiterin, stationäre Altenpflegeeinrichtung

[52] Vgl. Kapitel 7 in: Kriesten U (2021): Praxisanleitung – gesetzeskonform, methodenstark & innovativ. So setzen Sie das Pflegeberufegesetz praktisch um. Schlütersche Fachmedien GmbH, Hannover.

Tipps

Lassen Sie sich neben dem Prüfungszeugnis immer auch die Urkunde (Erlaubnis zur Führung der Berufsbezeichnung) vorlegen.
Ihnen sollte klar sein, dass die Arbeits- und Entwicklungsmöglichkeiten von professionell Pflegenden vielfältig sind. Nicht selten werden Auszubildende bereits während der Ausbildung oder für die Zeit danach von anderen Pflegeunternehmen abgeworben.
Wenn Sie Ihre Auszubildenden weiter beschäftigen möchten, dann sprechen Sie zeitnah und inhaltsreich mit ihnen.
Verdeutlichen Sie den zukünftigen Mitarbeitenden Ihre Erwartungen und erklären Sie ihnen, welches Einarbeitungskonzept Sie verfolgen.
Suchen Sie früh und regelmäßig das Gespräch mit Ihren Auszubildenden, um die Wünsche und Pläne für die Zeit nach dem Examen erörtern zu können.

Spätestens nach dem Examen müssen Auszubildende zeigen, dass sie über Performanz verfügen. Kompetent zu sein reicht nicht, um berufsfähig zu sein. Sie müssen zeigen, dass sie motiviert sind, ihre Kompetenzen umsetzen. Sie müssen ihre Kompetenzen, ihr Wissen und Können sichtbar machen und im praktischen Tun anwenden. Ermuntern Sie ihre Auszubildenden, dass sie Kompetenz frühzeitig sichtbar machen.

12.26 Best Practice: Vorbereitung praktische Prüfung

Praxisanleiterin Meike gibt ihrer Auszubildenden im Vertiefungseinsatz den folgenden Plan zur Vorbereitung der praktischen Prüfung:

»Die praktische Prüfung besteht aus einer schriftlichen Planung, einer Durchführung und einer Reflexion einer pflegerischen Versorgungssituation. Die Prüfung dauert insgesamt 90 Minuten und wird von einem Prüfungsausschuss beobachtet und bewertet. Die Prüfung findet in einem realen oder simulierten pflegerischen Setting statt, das deinem Ausbildungsschwerpunkt entspricht.

Die schriftliche Planung umfasst die Ziele, die Maßnahmen und die Evaluation der pflegerischen Versorgung. Du solltest dabei auf die Bedürfnisse, die Ressourcen und die Präferenzen der zu pflegenden Person eingehen. Die schriftliche Planung solltest du vor der Durchführung abgeben und sie wird mit 20 Prozent in die Gesamtnote einfließen.

Die Durchführung ist der Hauptteil der praktischen Prüfung. Hier solltest du die geplanten Maßnahmen fachgerecht, sicher und empathisch umsetzen. Du solltest dabei auch auf mögliche Veränderungen oder Komplikationen reagieren können. Die Durchführung wird mit 60 Prozent in die Gesamtnote einfließen.

Die Reflexion ist der Abschluss der praktischen Prüfung. Hier solltest du deine pflegerische Versorgung kritisch analysieren und begründen können. Du solltest dabei auch auf deine eigenen Stärken und Schwächen eingehen und mögliche Verbesserungen oder Lernbedarfe benennen. Die Reflexion wird mit 20 Prozent in die Gesamtnote einfließen.

Um dich optimal auf die praktische Prüfung vorzubereiten, solltest du dich mit den gesetzlichen Vorgaben, den Kompetenzmodellen, dem Reflexionszyklus und den Beurteilungsinstrumenten vertraut machen. Außerdem solltest du regelmäßig deine praktischen Fähigkeiten trainieren und Feedback von deinen Praxisanleitern oder Mitschülern einholen.«

12.27 Check: Praktische Prüfung

Tab. 24: Wie gut sind Sie auf die praktische Prüfung vorbereitet?

Ich reflektiere als Auszubildende/r	Trifft gar nicht zu	Trifft teilweise zu	Trifft voll zu
1. Ich fühle mich zum Thema: Praktische Prüfung umfassend vorbereitet.			
2. Ich fühle mich in der Lage, die Funktion als Fachprüfer*in in der praktischen Prüfung zu übernehmen.			
3. Ich stehe in regelmäßigem Austausch mit der Schule, um die Themen der praktischen Prüfung gut vorbereiten zu können.			
4. Ich berichte über die Aufgabenpakete und Belastungen der Praxisanleitenden regelmäßig an die Führungspersonen.			
5. Alle Praxisanleitenden unserer Einrichtung sind über die Aufgaben im Kontext praktische Prüfung informiert.			
6. Alle Praxisanleitenden unserer Einrichtung beherrschen ihre Aufgaben bei der Erstellung von Leistungseinschätzungen und ihre Funktion als Fachprüfende in der praktischen Prüfung			
7. Die Vorbereitung, Durchführung und Reflexion der praktischen Prüfung üben wir regelmäßig mit unseren Auszubildenden im Vertiefungseinsatz.			

13 Bildungsentwicklungs-prozesse (BAK 5)

Erwachsene lernen anders als Kinder. Pflegebildung ist Erwachsenenbildung.

Dieses Kapitel fasst beispielhaft wesentliche Aspekte zusammen, die in ein betriebliches Ausbildungskonzept münden können und sollten.

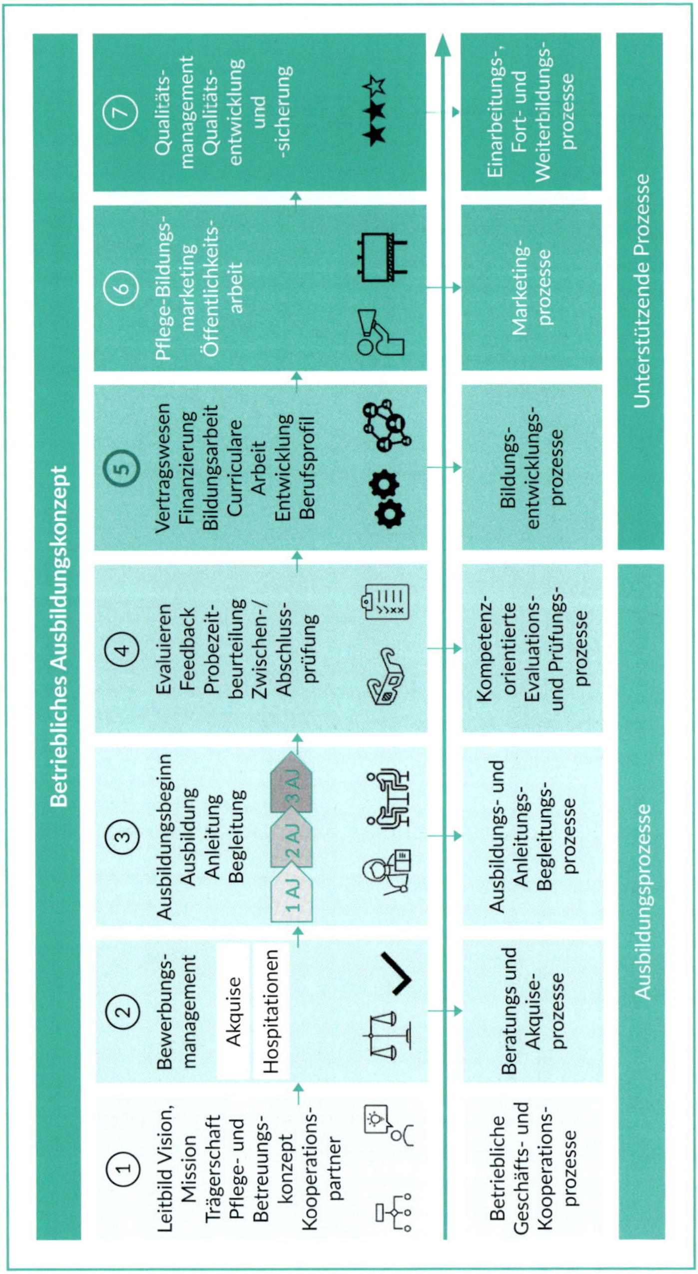

Abb. 43: Das betriebliche Ausbildungskonzept – Baustein 5.

Aus-, Fort- und Weiterbildung ist der Schlüssel zur erfolgreichen persönlichen Weiterentwicklung und im Pflegeberuf existentiell für die ausgeführten Pflegeleistungen, Pflegewirkungen und die Gesundheit und Lebensqualität der Menschen mit Pflegebedarf. Bildungsprozesse können individuell auf einen Menschen, aber auch betrieblich betrachtet werden. Eine individuelle Bildungsentwicklung fokussiert die kontinuierliche Kompetenzentwicklung und die Erweiterung des Wissens einer Person im Laufe ihres Lebens. Sie realisieren sich an verschiedenen Bildungsorten und in vielfältigen Lernwelten.

Unter der betrieblichen Bildungsplanung und -entwicklung werden alle zielgerichteten, bewussten und planmäßigen Strategien, Maßnahmen und Tätigkeiten zu Lernprozessen verstanden, die durch Betriebe geplant, angeboten oder durchgeführt werden.

Wesentlich und grundlegend bei Lernprozessen ist die pädagogische bzw. andragogische Haltung, die die Basis zum Lehren, Aus- und Weiterbilden bildet. Die Mitarbeitenden einer ausbildenden Pflegeeinrichtung sollten überlegen, welchen pädagogischen bzw. andragogischen Grundsätzen sie folgen möchten. Die Ergebnisse sollten sie in ihrem Ausbildungskonzept niederlegen und kontinuierlich inhaltlich und strukturell anpassen.

13.1 Andragogische Grundhaltung – Bildungsverständnis

Der Begriff Andragogik bezieht sich auf das Unterrichten von Erwachsenen. Gemäß Duden heißt Andragogik »Wissenschaft von der Erwachsenenbildung«. Somit spricht man im Ausbildungskonzept zur praktischen Pflegeausbildung nicht von der pädagogischen Grundhaltung, wie sie bei der Didaktik und Erziehung von Kindern angewandt wird, sondern von andragogischer Grundhaltung – denn Pflegebildung ist Erwachsenenbildung.

»Uns wurden in der Pflegeschule unerreichbare Ideale zur Ganzheitlichkeit und zum pflegeethischen Verständnis vermittelt. Das hat bei mir in der Pflegepraxis zunehmend das Gefühl bewirkt, dass ich nie eine gute Pflegende werde.«
Inga Sprenger, Auszubildende, drittes Ausbildungsjahr, Ausbildungsträger Krankenhaus

»Ich bin mir nicht sicher, ob in den Betrieben ein pädagogisches Grundverständnis herrscht. Man hat dort zwar Praxisanleiter, die sich bemühen, aber das Vorgehen hängt sehr von der einzelnen Person ab.«
Hannah Bastek, Auszubildende, drittes Ausbildungsjahr

Erwachsene lernen anders als Kinder und bedürfen somit anderer didaktischer Ideen und Anwendungen. Manchmal müssen alte Konditionierungen aufgebrochen werden, damit Lernende sich aus der Rolle »Ich werde erzogen« herausentwickeln können. Was man weiß und wie die Handlungsmaximen aus der Erwachsenenbildung lauten:

- Erwachsene eignen sich ihr Wissen aktiv und selektiv an. Das heißt, wenn sie lernen möchten, werden sie proaktiv und suchen nach dem, was sie interessiert.
- Sie prüfen die Angebote auf ihren »Gebrauchswert« und auf ihre Verträglichkeit mit vorhandenen Erfahrungen.
- Erwachsene sollten selbstgesteuert lernen können. Selbstgesteuertes Lernen befähigt Menschen, eigene Lernaktivitäten zu entwickeln und die Lernprozesse selbständig zu starten.
- Informationen werden individuell ausgewählt und in ein bereits bestehendes Wissensnetz eingebaut.
- Erwachsene wählen die Lerngegenstände aus einem individuellen Bezugssystem. Das Bezugssystem hat sich entsprechend der Lernbiografie und der Stationen im Leben entwickelt.
- Erwachsene möchten das lernen, was sie als relevant für die eigene Lebens- und Arbeitssituation erachten, und selten das, was die Lehrenden meinen.

Das bedeutet für die praktische Pflegeausbildung:
Die Auszubildenden möchten:

- die eigenen Erfahrungen und Problemstellungen einbringen,
- an der konkreten Alltagsrealität anknüpfen können,
- handelnd und reflektierend lernen,
- an das bereits Gelernte anknüpfen können,
- auf die eigene Art lernen,
- selbst Verantwortung und Steuerung übernehmen,
- die eigenen Ziele verfolgen in einem eigenen Lerntempo und
- Leistung und Lernen in einem guten Team verbinden.

Das Wissen über Andragogik und die Lernstrategien von Erwachsenen fordert Lernanbieter didaktisch heraus. Die Lernangebote sollen den Lernstrategien von Erwachsenen entsprechen. Folgende Satzbausteine zeigen beispielhaft, wie Pflegeeinrichtungen ihr Bildungsverständnis und ihre Bildungsentwicklungsstrategie im Ausbildungskonzept beschreiben:

Beispiel: Andragogische Grundhaltung Bildungsverständnis

Hier folgen Beispielsätze, die in ein/Ihr Ausbildungskonzept eingefügt werden könnten:

- *Ein fundiertes pädagogisches sowie ein fachspezifisches Wissen und Können ist Voraussetzung für unsere Lehrtätigkeit. In einer Atmosphäre gegenseitiger Akzeptanz wird das Lernen positiv beeinflusst. Wir streben darum zwischen den Lernenden und Lehrenden einen partnerschaftlichen Umgang an.*
- *Wir verstehen Lernen als gegenseitigen Prozess, der auf eine zunehmende Übernahme von Verantwortung und Selbsttätigkeit ausgerichtet ist.*
- *Jeder Mensch hat Fähigkeiten, die erkannt, genutzt und weiterentwickelt werden sollen und die seinem Leben Sinn geben.*
- *Ein besonderer Schwerpunkt ist die Förderung von vernetztem Denken. Dies bildet die Grundlage zum Erfassen von komplexen Situationen.*
- *Lernen verstehen wir als einen lebenslangen Prozess, der jeden Menschen in seiner beruflichen wie auch persönlichen Entwicklung unterstützt.*
- *Dem Lernenden etwas zutrauen ist eine Grundhaltung unseres pädagogischen Verständnisses.*

- *Wir verstehen den Ausbildungsprozess als Führen zur Selbstständigkeit und Selbstverantwortung. Je besser sich der Auszubildende in seinem Lernen kennt, umso differenzierter kann er seinen Bedarf an Unterstützung formulieren und die Verantwortung für sein Handeln zunehmend, seinem Ausbildungsstand entsprechend übernehmen.*
- *Oberstes Ziel aller Bildungsmaßnahmen ist der Aufbau, die Erhaltung und die Erweiterung der Kompetenzen von Lernenden und Studierenden verschiedener Ausbildungsprogramme und unserer Mitarbeitenden generell.*
- *Wir verstehen Lernen als lebenslangen Prozess, der zu Verhaltensänderungen oder neuen Haltungen führt. Dies bewirkt eine Kompetenzerweiterung und fördert die Reflexionsfähigkeit. Wir vertreten die Meinung, dass emotionale Beteiligung Lernen erst möglich macht.*
- *Wir orientieren uns an der Theorie von Patricia Benner (2000), welche die Stufen der Pflegekompetenz vom Anfänger bis zum Experten beschreibt. Wir gehen davon aus, dass Lernende bis zum Ausbildungsabschluss die ersten zwei bis max. drei Stufen erreichen können.*
- *Wir legen das Schwergewicht auf die Begleitung eines selbstgesteuerten Lernprozesses und verstehen uns in der Rolle als Coach.*
- *Wir richten unsere Angebote zukunftsorientiert aus und orientieren uns an gesichertem Wissen.*
- *Unsere Arbeit orientiert sich an Kriterien der Nachhaltigkeit und des Transfers.*
- *Wir gehen davon aus, dass erfolgreiches, professionelles, pflegerisches Handeln vertiefte und gefestigte personale, soziale, fachliche und methodische Kompetenzen voraussetzt.*
- *Wir fördern gezielt die beruflichen Handlungskompetenzen und Ressourcen der Auszubildenden. Diese entwickeln sich vor allem im alltäglichen Handeln in der Pflegepraxis und zeigen sich in der konkreten und korrekten Umsetzung von pflegerischen Interventionen.*
- *In der Begleitung der Auszubildenden verfolgen wir einen kompetenzorientierten Ansatz und fördern das selbstständige Lernen.*

13.2 Lerntheorie

Pflegesituationen und das Pflegeselbstverständnis ändern sich und erfordern situatives und agiles Lernen und Handeln.

»Pflegepädagogik und-theorie muss sich viel mehr aus dem Pflegealltag her ergründen. Ich habe manchmal das Gefühl, dass Pflegetheoretiker und Lehrende etwas postulieren, was sie selbst nie erlebt und pflegepraktisch bewiesen haben. Sie kompensieren wohl ihr schlechtes Gewissen.«

Konrad Fahler, Ausbildungskoordinator, Krankenhaus

»Ich muss über mein pflegerisches Handeln nachdenken können. Ich muss es reflektieren können. Hierzu brauche ich andere Personen, aber auch Zeit und den Rahmen dazu. Leider gibt es diesen Rahmen nicht. Die Zeit zur Reflexion ist im beruflichen Handeln nicht vorgesehen. Das macht mich fertig. Ich weiß nicht, ob ich das auf Dauer aushalte. Ich habe schon überlegt, aus dem Beruf auszusteigen.«

Lena Nölle, Auszubildende nach Ihrer Prüfung, Ausbildungsträger stationäre Altenpflegeeinrichtung

Pflegerisches Wissen zu entwickeln ist stark an alltägliche Praxissituationen gebunden. Eine bewusste Auseinandersetzung mit aktuellen Pflegesituationen, kombiniert mit einer Verbindung des theoretischen Wissens und der emotionalen Beteiligung, wird als »reflektierte« Erfahrung im Gedächtnis bleiben. Die konkrete Reflexion tatsächlich erlebter Situationen aus der Pflegepraxis ist darin ein wichtiges Bildungselement. Mit dieser Art der Reflexion kann angenommen werden, dass sich auch ein wichtiger Teil einer reflektierenden Arbeitshaltung entwickelt. Somit kann situationsorientiertes Wissen erneuert, ein Netz von Erinnerungen an erlebten Situationen gesammelt und ein Fundament reflektierter Erfahrungen aufgebaut werden. Lernen ist eng mit Handeln verbunden. Dabei stehen affektive und psychomotorische Themen im Vordergrund. Erworbene theoretische Kenntnisse werden möglichst direkt in Bezug zu praktischen Handlungen gebracht.

»Ich muss mich als Pflegekraft immer auf dem aktuellen Stand der Medizin einstellen. Die moderne Medizin ist immer im Wandel. Ich habe mich immer mit Fachzeitschriften up to date gehalten. Fachzeitschriften sind aktueller als Bücher.«

Rita Rickelhoff, Fachkrankenschwester für Intensivpflege und Anästhesie im Ruhestand

13.2.1 Beispiel: Konstruktivistische Lerntheorie

Der Konstruktivismus vertritt die These, dass Lernen am effektivsten funktioniert, wenn die Lernenden ihren Lernprozess selbst steuern können. Basierend auf der Annahme, dass jeder selbst am besten weiß, wie er effektiv lernen kann, wird bei Lernenden eigenverantwortliches Lernen gefördert. Weitere konstruktivistische Grundsätze, die wir ins Zentrum stellen sind:

- Lernen muss sich an komplexen, lebens- und berufsnahen, ganzheitlich zu betrachtenden Aufgabenstellungen vollziehen. Das bedeutet, dass eine Aufgabenstellung möglichst realitätsgetreu und in der ganzen Komplexität dargestellt werden soll.
- Gemeinschaftliches Lernen ist wichtig. In der Auseinandersetzung mit anderen werden persönliche Erkenntnisse überdacht und besser strukturiert.
- Fehler sind bedeutsam. Fehler werden in der Auseinandersetzung besprochen und korrigiert. Dadurch werden Erkenntnisse gefestigt.
- Lernstrukturen werden vorgegeben.

Diese oder ähnliche Ansätze zur Lerntheorie können/sollten Sie in Ihrem Ausbildungskonzept zu Grunde legen, ebenso, wie es in Ihrer Einrichtung verstanden und gelebt wird.

Drei Beispiele für rahmengebende Bedingungen

1. Eine Pflegeeinrichtung hat zur kontinuierlichen Reflexion des pflegerischen Handels alle zwei Monate im Dienstplan die »Kollegiale Fallberatung« eingerichtet. Mitarbeitende, die freiwillig daran teilnehmen,

möchten diese Reflexionsarbeit, bei der auch viele prospektive Fragen zu pflegerischen Handlungen geklärt werden, nicht mehr missen.

2. Eine andere Pflegeeinrichtung hat die sog. »Positive Fehlerkultur« eingeführt. Mitarbeitende, die über gemachte oder potenzielle Fehler berichten, werden von Führungspersonen wertgeschätzt und gelobt. Monatlich finden hierzu geplante Termine statt. Kritische und fehlerbelastete Strukturen oder Situationen werden von den Mitarbeitenden analysiert und gemeinsam mit den Führungspersonen optimiert.
3. Praxisanleitende und Pflegende machen kontinuierlich Vorschläge zu Lernsituationen, die sich für die Pflegeausbildung eignen. Diese Lernsituationen werden als »Geplante Anleitungen« verschriftlicht, im Ausbildungskonzept hinterlegt und allen Mitarbeitenden und auch Auszubildenden zugänglich gemacht.

Tipp

Literaturempfehlung: Kriesten U (2020): Kollegiale Fallberatung – Professionelle Pflegekompetenz optimieren. Ein Lehr- und Praxishandbuch. Schlütersche Fachmedien GmbH, Hannover.

13.3 Evidenz und Expertenstandards

13

Standards standardisieren und verhindern häufig Agilität.

»In der Pflegeschule haben wir zumindest manche Inhalte evidenzbasiert gelernt. In der Pflegepraxis heißt es bei den Krankenschwestern oft: »Nach meiner Erfahrung mache ich das soundso.« Ich habe einmal erlebt, dass eine Verfahrensanweisung in der Praxis vorgegeben wurde. Ich hätte keinen Bock, die Expertenstandards alle durchzulesen. Sie müssten anwendungsbezogen aufbereitet sein, in Form einer App zum Beispiel.«

Hannah Bastek, Auszubildende drittes Ausbildungsjahr

Die Verpflichtung zu evidenzbasiertem pflegerischem Handeln ist bekannt. Evidenzbasierte Pflege heißt das kritische Hinterfragen der täglichen Pflegemaßnahmen und das Suchen nach der bestmöglichen Pflege, zusammen mit dem zu pflegenden Menschen. Kritisches Denken in der Pflege und das Reflektieren von pflegerischem Handeln wird durch evidenzbasierte Pflege (Evidence-based Nursing) gefördert.

13.3.1 Beispiel: Evidenzbasierte Pflege

Im Zentrum von fünf ambulanten Pflegestützpunkten wird eine Stelle eingerichtet und mit einer akademisch qualifizierten Pflegefachkraft besetzt. Sie recherchiert nach dem Prinzip von Evidence-based Nursing das jeweils aktuelle wissenschaftlich nachgewiesene Wissen und qualifiziert regelmäßig nach dem Prinzip des »Verantwortungsübernahme im individuellen Arbeitsbündnis« eigene Mitarbeitende. Die evidenzbasierten Funde und die Hinweise werden in den Anlagen zum Ausbildungskonzept niedergelegt und sind für alle Mitarbeitenden zugänglich und bindend.

Die Notwendigkeit einer wissenschaftlichen Fundierung der Pflege muss spätestens seit ihrer Verankerung im SGB XI nicht mehr begründet werden. Die Expertenstandards Pflege in ihrer Reinform bleiben sehr theoretisch und bieten wenig praxisnahe Umsetzungsideen. Praxisanleitende reagieren häufig ablehnend, wenn sie bei praktischen Anleitungen die Expertenstandards involvieren sollen. Die wissenschaftlich erarbeiteten Handlungsanweisungen sollen Bestandteil der Begründung des jeweiligen konkreten pflegerischen Handelns sein, mit dem Wissen, dass diese jedoch in ihrer Befolgung nie ausreichend sind.

Entscheidend ist, dass die Ausführung der Standards durch die Wünsche und Bedürfnisse des zu Pflegenden bestimmt werden und die Pflegenden eine »Person-zentrierte Haltung« einnehmen.

13.3.2 Beispiel: Expertenstandards

Die Seniorenpflegeeinrichtung »Stiftung Silber-Ager« implementiert alle Expertenstandards in die Lernmodule ihrer geplanten Lernsituationen. Das Pflegekonzept beruht in der ursprünglichen Struktur auf einem Lebensaktivitätenmodell (ABEDL nach Monika Krohwinkel[53]) und wurde entsprechend der Rahmenpläne weiterentwickelt. Die Expertenstandards sind den Lernmodulen inhaltlich zugeordnet und vor der Durchführung einer geplanten Lernaufgabe bereiten die Auszubildenden sich anhand des zugeordneten Expertenstandards vor.

Info

Die CE beziehen sich auf den Rahmenlehrplan für die praktische Pflegeausbildung (prüfen).

Curriculare Idee:
Die Einfachen Lernsituationen (1. u. 2. AJ) = geringer bis mittlerer Grad an Pflegebedürftigkeit
Die Komplexen Lernsituationen (3. AJ) = hoher Grad an Pflegebedürftigkeit

Hier die Module für das erste und zweite und für das dritte Ausbildungsjahr in einer Pflegeeinrichtung der Langzeitpflege (Altenheim) (vgl. ▸ Abb. 44 und ▸ Abb. 45).

13

Die Lernmodule sind Bestandteil des Ausbildungskonzeptes. Sie werden durch beschriebene geplante Anleitungen ergänzt und dienen Auszubildenden und Praxisanleitenden als Grundlage für die praktische Ausbildung.

[53] Vgl. Krohwinkel M (2013:) Fördernde Prozesspflege mit integrierten ABEDLs: Forschung, Theorie und Praxis. Hogrefe.

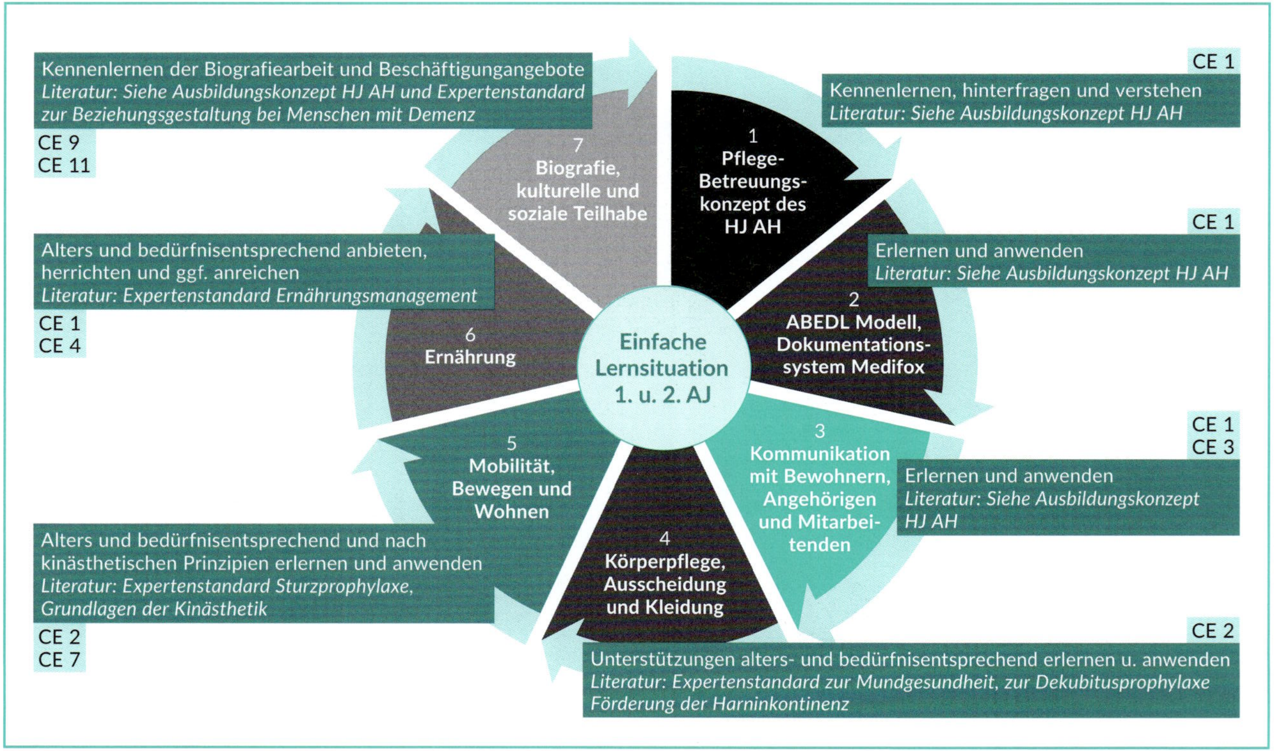

Abb. 44: Lernmodule – Einfache Lernsituationen erstes und zweites Ausbildungsjahr.

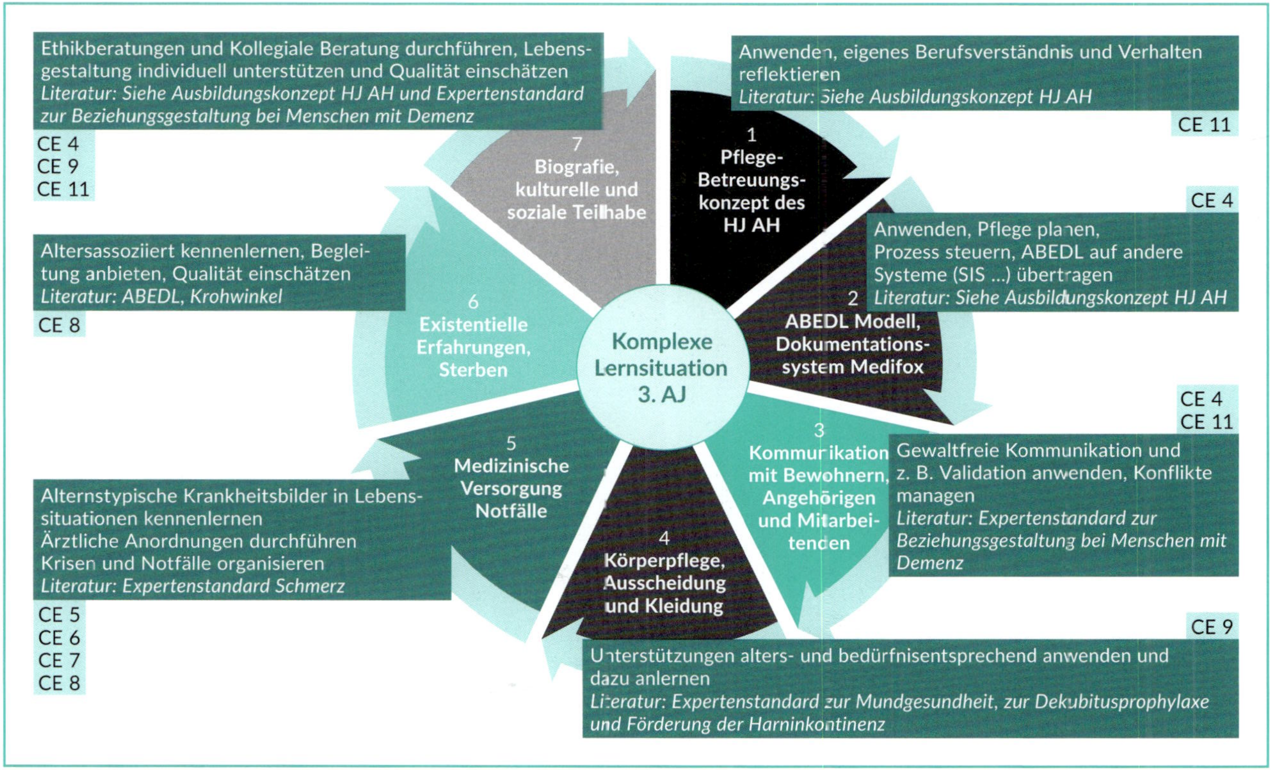

Abb. 45: Lernmodule – Komplexe Lernsituationen drittes Ausbildungsjahr.

13

13.4 Positive Kommunikation, Humor und Selbstfürsorge

Ihre Grundhaltung in der Kommunikation und Ihre Kommunikationspolitik sind entscheidend für das Miteinander und Ihr »Innerbetriebliches Lernklima«. Zudem: Im Pflegeberuf und in der Ausbildung ist man fürsorglich umeinander bemüht, zum einen im Kontakt zu den zu pflegenden Menschen und zum anderen im Kontakt zwischen Auszubildenden und Ausbildner*innen. Bei der kontinuierlichen Sorge um den Anderen wird eine positive Grundhaltung und Kommunikation erwartet. Positive Kommunikation stellt eine positive Beziehung her. So wie von Pflegenden verlangt wird, positiv mit zu pflegenden Menschen zu kommunizieren, so sollte auch das Verhältnis mit Auszubildenden mittels positiver Kommunikation begleitet sein.

Humor bzw. wertschätzender Humor auf Augenhöhe ist das Zauberwort und der Schlüssel zum guten Miteinander, zudem wirkt diese Grundhaltung gesundheitsfördernd und stressnehmend.

Wichtig ist zum einen: Das eigene Scheitern zugeben können. Dieser sog. soziale Humor wirkt innerhalb der positiven Kommunikation entscheidend und schafft Arbeiten und Ausbilden auf Augenhöhe. Zum anderen entscheidend: Die Prinzipien der »Sich selbst und anderen aufwertenden Kommunikation« zu verstehen und zu beherrschen.

Soziale und sich selbst und andere aufwertende Kommunikation wird in der nun folgenden Matrix (vgl. ▸ Abb. 46) dargestellt. Diese Kommunikationsprinzipien können Bestandteil des Ausbildungskonzeptes sein und ermöglichen eine positive andragogische Lernatmosphäre.

Wertschätzende Kommunikation wirkt konfliktvermeidend, deeskalierend, stressreduzierend und dient letztendlich der Selbstfürsorge. Selbstfürsorge bedeutet, dass wir uns bewusst machen, wie wichtig es ist, auch um das eigene Wohl bemüht zu sein. Selbstfürsorge umfasst ein breites Spektrum unterschiedlicher Präventionen und Interventionen für Körper und Seele.

	Positiv	Negativ
Selbst	Selbstaufwertende Grundhaltung und Kommunikation	Selbstabwertende Grundhaltung und Kommunikation
Andere	Andere aufwertende Grundhaltung und Kommunikation	Andere abwertende Grundhaltung und Kommunikation

Abb. 46: Matrix Grundhaltung in der Kommunikation.

Tipp

Üben und praktizieren Sie die Grundzüge der »Sich selbst und andere aufwertenden Kommunikation« mit Mitarbeitenden und Auszubildenden. Üben Sie, sich gegenseitig Komplimente zu machen. Praktizieren Sie einen beruflichen Alltag mit Humor. Humor hilft beim Arbeiten, beim Lernen und beim Gesundwerden und -bleiben. Auszubildende sollten gleich zu Beginn der Ausbildung über die Wirkweisen der positiven Kommunikation Bescheid wissen.

Was auch hilfreich sein kann, ist eine eigene Humorpflege: Es lohnt die Überlegung, welche Menschen aus dem privaten und beruflichen Umfeld einem gut tun. Oder es hilft, sich ins Gedächtnis zu rufen, welche Filme, Cartoons, Comedy-Shows man lustig findet. Um die eigenen Reserven wieder aufzufüllen, sollte man sich ein bisschen humorvolle Ablenkung[54] gönnen und ein Humortagebuch schreiben, indem man hin und wieder liest. Wir wissen: Kommunikation ist die wesentliche Grundlage bei der pflegerischen Arbeit, beim Lernen und bei Führungsaufgaben.

[54] Siehe auch: Humor hilft heilen: https://www.humorhilftheilen.de/

Tipp

Literaturempfehlung: Kriesten U, Becker M (2022): Kommunizieren und Führen in der Pflege – gewusst wie. Stärken erkennen, Kompetenzen schärfen, Verhaltensmuster durchbrechen. Schlütersche Fachmedien GmbH, Hannover.

13.5 Best Practice: Bewusst umdeuten – Positive Kommunikation und Selbstfürsorge

Das Team einer Pflegeeinrichtung befasst sich mit wertschätzender Kommunikation und praktiziert in Teambesprechungen das »Positive Umdeuten« (▸ Tab. 25):

Tab. 25: Können Sie positiv umdeuten?

Negative Kommunikation	Positive Kommunikation
»Das haben wir schon immer so gemacht«.	»Wertvolle Anregungen sind willkommen. Oder: Das ist eine interessante Idee, aber wie passt sie zu unseren bisherigen Erfahrungen? Hast Du eine Idee, wie wir das verändern können?«
»Mit Deinem Problem sind andere auch schon fertig geworden«.	»Sollen wir gemeinsam eine Lösung finden und die Barriere überwinden? Welche Unterstützung würdest Du Dir denn wünschen?«
»Das ist nicht mein Problem«.	»Ich verstehe Deine Situation, ich werde das Thema auf meine Agenda setzen«. Oder: Das ist eine schwierige Angelegenheit, aber vielleicht gibt es eine andere Lösung. Wir werden uns im Team darüber beraten.«
»Ich bin hier die Pflegekraft.«	»Ich freue mich, wenn Sie Vorschläge machen und wir gemeinsam Verantwortung übernehmen.«
»Das müssen Sie allein machen. Ich bin ja nicht Ihr Dienstmädchen.«.	»Möchten Sie es erst einmal allein versuchen oder wollen wir es lieber gemeinsam probieren? Vielleicht können wir noch jemand anderen hinzuziehen?«

Positives Umdeuten und Anleitungen dazu sind Bestandteil des Ausbildungskonzeptes der Pflegeeinrichtung.

13.6 Check: Ausbildungsverständnis – Andragogische Grundhaltung

Tab. 26: Wie ist es um Ihre andragogische Grundhaltung bestellt?

Ich reflektiere:	Trifft gar nicht zu	Trifft teilweise zu	Trifft voll zu
1. Ich validiere und wertschätze das Gefühl der Auszubildenden und verstehe Reaktionen.			
2. Meine Aufmerksamkeit Auszubildenden gegenüber ist hoch.			
3. Meine Grundhaltung und meine Kommunikation Auszubildenden gegenüber ist grundsätzlich positiv.			
4. Entsprechend der Salutogenese verstehe ich Ausbildung als positiven Arbeitsprozess.			
5. Ich stoße positive Kommunikationspunkte bewusst mit Auszubildenden an.			
6. Ich erkläre ausreichend, damit Auszubildende meinen Anleitungen folgen können.			
7. Ich verstehe Ausbildung im Pflegeberuf auch als Persönlichkeitsentwicklung.			
8. Ich wertschätze die Kommunikation von Auszubildenden, Praxisbegleitenden und -anleitenden und Netzwerkpartner*innen.			
9. Ich kenne die Grundzüge von »Humor hilft Heilen«.			
10. Ich führe Bleibegespräche anstelle von Beurteilungs- und Reflexionsgesprächen.			
11. Ich arbeite mit dem Prinzip der »Sich selbst und anderen aufwertenden Kommunikation«.			
12. Ich weiß, dass meine Freundlichkeit positive Resonanz bewirkt.			

Ich reflektiere:	Trifft gar nicht zu	Trifft teilweise zu	Trifft voll zu
13. Ich schätze meine andragogische praktische Ausbildungsarbeit als sinnvoll ein.			
14. Ich kenne die Regeln des aktiven Zuhörens und beherzige sie bei den praktischen Anleitungen.			
15. Ich kenne positiv wirkende Feedbackregeln und nutze sie.			
16. Ich möchte meine Stärken und positiven Energien weiterentwickeln und mich selbst.			
17. Ich bin in der Lage auch mit widrigen Umständen und Rückschlägen positiv umzugehen.			
18. Ich gehe mit meinen Auszubildenden respektvoll, auf Augenhöhe und wertschätzend um.			
19. Ich praktiziere eine kontinuierliche Lernbegleitung und regelmäßige praktische Ausbildung, bzw. Anleitung.			
20. Ich bin mir darüber bewusst, dass eine gelungene praktische Pflegeausbildung nur mit meinem positiven und aktiven Zutun gelingen kann.			

13.7 Check: Evaluation Ausbildungskonzept – Bildungsentwicklungsprozesse

Tab. 27: Wie gut klappen die Bildungsentwicklungsprozesse in Ihrer Einrichtung?

Ich reflektiere und schätze ein:	Trifft gar nicht zu	Trifft teilweise zu	Trifft voll zu
1. In unserer Einrichtung gelingt die Anbahnung einer professionellen beruflichen Identität für Praxisanleitende.			
2. In unserer Einrichtung gibt es eine aktuelle Stellenbeschreibung zur Praxisanleitung.			

Ich reflektiere und schätze ein:	Trifft gar nicht zu	Trifft teilweise zu	Trifft voll zu
3. Wir evaluieren unser Ausbildungskonzept regelmäßig.			
4. Praxisanleitende kommen in unserer Einrichtung den vom Gesetzgeber definierten Aufgaben nach.			
5. Mir ist bewusst: Sowohl die Vor-, Durchführungs- und Nachbereitungszeiten der Anleitung, als auch die Koordinierungszeiten mit den Schulen, sind Bestandteil der tariflichen Arbeitszeit. Die Anleitungszeiten sind in den Arbeitsablauf der Berufsfelder zu planen und zu integrieren.			
6. Ich informiere mich nach den aktuellen Vorgaben der Behörde meines Bundeslandes, um zu der Ausbildungsfähigkeit von Ausbildungsbetrieben rechtssichere Angaben zu erhalten.			
7. Ich weiß, dass die Meldung der gewünschten und realen Ausbildungsplatzzahlen bis zum 15. Juni des jeweiligen Jahres an die zuständige Behörde zu erfolgen hat.			
8. Die Fortbildungen für Praxisanleitende entsprechen sinnvollen berufspädagogischen Vorgaben.			
9. Die Fortbildungen für Mitarbeitende folgen einer strategischen und sinnvollen Planung.			
10. Der Rahmenausbildungsplan der Fachkommission nach § 53 PflBG ist den Mitarbeitenden in der Einrichtung bekannt.			
11. Die Praxisanleitenden und die Pflegefachpersonen kennen die Struktur der Rahmenausbildungspläne und die Kompetenzbereiche I-V.			
12. Der betriebliche Ausbildungsplan, der die Inhalte der schulischen und die Inhalte der praktischen Ausbildung verbindet, wird jährlich aktualisiert. In ihm sind die Empfehlungen des Rahmenausbildungsplans z. B. in Form von Arbeits- und Lernaufgaben eingebunden.			

14 Betriebliches Gesundheitsmanagement (BAK 5)

Gehen Sie gesund durch die Pflegeausbildung und fördern Sie gleichzeitig Gesundheit.

Dieses Kapitel verdeutlicht die hohe Bedeutung eines aktiven, innovativen und gut strukturierten Betrieblichen Gesundheitsmanagements (BGM) für die innerbetriebliche Pflegeausbildung.

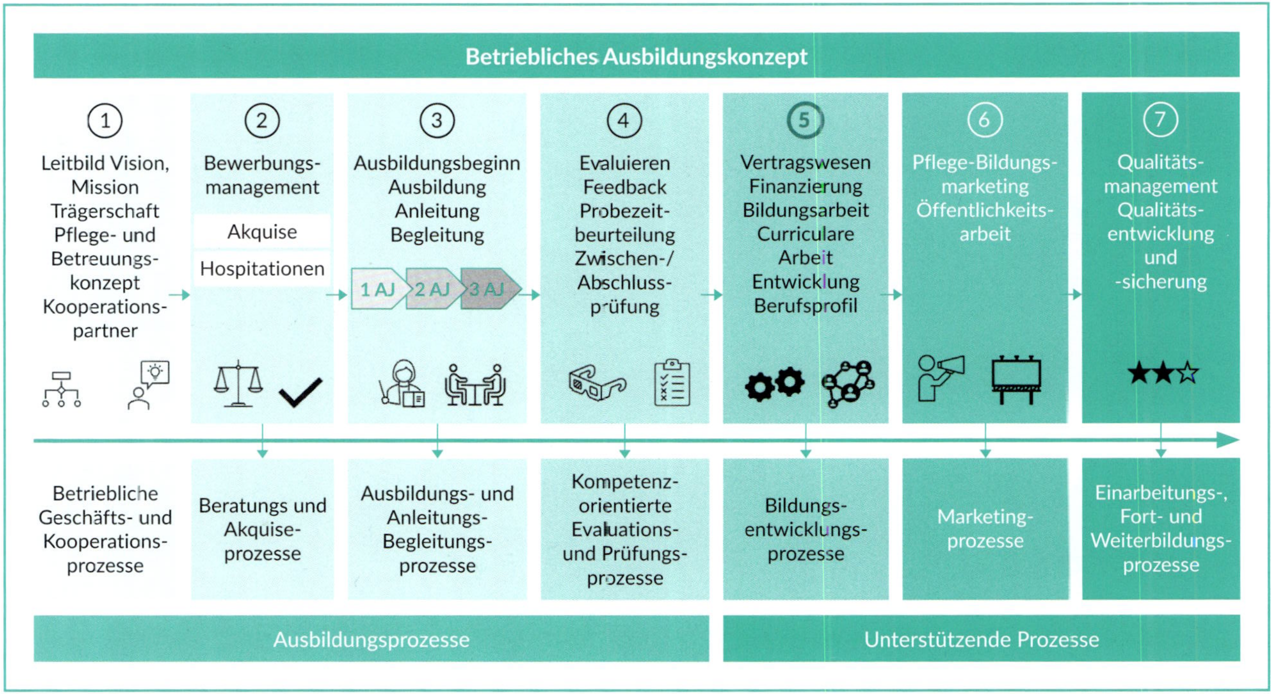

Abb. 47: Das betriebliche Ausbildungskonzept – Baustein 5.

14.1 BGM-Bereiche

BGM umfasst die Bereiche des Gesundheits- und Arbeitsschutzes, des betrieblichen Eingliederungsmanagements sowie der Personal- und Organisationspolitik. Es schließt alle im Betrieb durchgeführten Maßnahmen zur Stärkung der gesundheitlichen Ressourcen ein. Fokussiert und berücksichtigt die

1. psychische/mentale,
2. organisationale,
3. kognitive und
4. körperliche Gesundheit.

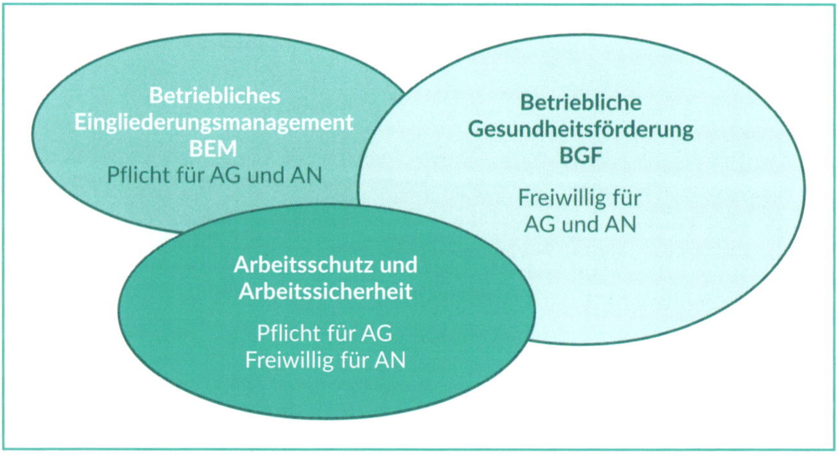

Abb. 48: Bereiche des BGM.

Der Gesetzgeber nimmt Arbeitgeber*innen beim BGM in die Verantwortung. Maßnahmen des Arbeitsschutzes gehören zu den Grundpflichten der Arbeitgeber*innen und beruhen demnach nicht nur auf Freiwilligkeit. Konkret bedeutet das: Arbeitsunfälle und Berufskrankheiten sollen vermieden, arbeitsbedingte Gesundheitsgefahren abgewehrt und die Arbeit menschengerecht gestaltet werden. Dies gilt auch für Auszubildende.

Info
Grundlage des BGM ist die gesetzliche Verpflichtung zum Arbeits- und Gesundheitsschutz (ArbSchG). Das Arbeitsschutzgesetz ist das Gesetz zur »Durchführung von Maßnahmen des Arbeitsschutzes, zur Verbesserung der Sicherheit und des Gesundheitsschutzes der Beschäftigten bei der Arbeit«.

Es regelt die Pflichten und Rechte von Unternehmen und Beschäftigten. Daneben gibt es das Arbeitszeitgesetz (ArbZG). Es regelt Arbeits-, Pausen- und Erholungszeiten zum Schutz der Gesundheit und zur Flexibilisierung der Arbeitszeiten.

Die Arbeitsstättenverordnung (ArbStättV) hingegen bestimmt sicherheitstechnische, arbeitsmedizinische sowie Hygiene-Verordnungen für die Einrichtung und den Betrieb von Arbeitsstätten.

Die Gesundheitsförderung ist ein wichtiger Baustein im betrieblichen Gesundheitsmanagement, aber für Arbeitgeber und Arbeitnehmer freiwillig. Zur BGF gehört alles, was Gesundheit und Wohlbefinden am Arbeits- und Ausbildungsplatz verbessert. Es gibt ein breites Spektrum an Dienstleistungen und Aktionen in den Bereichen Bewegung, Herz-Kreislauf, Stressbewältigung, Ernährung, Sucht- und Präventivmedizin.

Pflegeeinrichtungen betreiben in sehr unterschiedlichem Engagement betriebliches Gesundheitsmanagement. Vielen Personal- und Ausbildungsverantwortlichen ist die Bedeutung der Förderung der Gesundheit ihrer Mitarbeitenden und Auszubildenden noch nicht in ausreichendem Maße bewusst. Dies liegt vor allem daran, dass der ständige Mangel an Mitarbeitenden ein strategisches Gesundheitsmanagement fast unmöglich macht und kurz- und langfristige unterstützende Maßnahmen nicht geplant werden oder zum Tragen kommen.

»Am schlimmsten habe ich auf Dauer das ständige Einspringen empfunden. Immer wieder rief man mich an, wenn Kolleginnen krank waren. Ich hatte nachher gar kein geplantes Frei mehr.«

Eine Pflegekraft, die namentlich nicht genannt werden möchte und zwei Jahre wegen Burnout nicht arbeitsfähig war

»Wenn ich ehrlich bin, dann ist unser BGF ein Papiertiger. Wir sind froh, wenn die Mitarbeiter zur Arbeit kommen. Wenn sie ausfallen, ist das Geschrei groß. Die Ausfallzeiten haben enorm zugenommen und nach den Gründen wird zu wenig gefragt.«

Konrad Fahler, Ausbildungskoordinator, Krankenhaus

Tipp

Mit dem Leitfaden Prävention legt der GKV-Spitzenverband in Zusammenarbeit mit den Verbänden der Krankenkassen auf Bundesebene die inhaltlichen Handlungsfelder und qualitativen Kriterien für die Leistungen der Krankenkassen in der Primärprävention und Gesundheitsförderung fest, die für die Leistungserbringung vor Ort verbindlich gelten: https://www.gkv-spitzenverband.de/krankenversicherung/praevention_selbsthilfe_beratung/praevention_und_bgf/leitfaden_praevention/leitfaden_praevention.jsp

14.2 BGM und BGF

Betriebliches Gesundheitsmanagement (BGM) ist die systematische und strukturierte Entwicklung, Planung und Lenkung betrieblicher Strukturen und Prozesse, mit dem Ziel die Gesundheit der Beschäftigten und auch Auszubildenden zu erhalten und zu fördern.

Pflegekräfte und Auszubildende in der Pflege wünschen sich im Beruf nicht nur eine angemessene Bezahlung und mehr Kolleginnen und Kollegen. Sie wollen auch mehr Unterstützung bei der Kinderbetreuung, verlässliche

Dienstpläne und mehr digitale Unterstützung sowie Entlastung im Arbeitsalltag. Vor allem möchten sie im Beruf gesund bleiben. Arbeitsklima und Führungsstil von Vorgesetzten betrachten viele als deutlich verbesserungswürdig. Das sind Ergebnisse einer Studie des Bundesministeriums für Gesundheit zur Arbeitsplatzsituation in der Akut- und Langzeitpflege, die anlässlich des Tages der Pflegenden veröffentlicht und mit Vertreterinnen und Vertretern aus Praxis, Wissenschaft und Politik diskutiert werden.[55]

Betriebliche Gesundheitsförderung (BGF) umfasst alle Maßnahmen im betrieblichen Umfeld, die der Gesundheitsförderung der Mitarbeiter*innen dienen. Idealerweise sind diese Maßnahmen in ein strukturiertes betriebliches Gesundheitsmanagement (BGM) eingebettet.

14.3 BGF und Krankheitsprävention

Gesundheitsförderung: Gesundheit will aktiv gefördert werden, sonst geht sie verloren. Das bedeutet für den Pflegeberuf: Wer pflegt, hat ein Recht auf Zeiten, zu denen er gezielt seine eigene Gesundheit fördert. Anstatt sich diese Zeiten heimlich, unbewusst oder mit schlechtem Gewissen zu nehmen, sollten auch Sie überlegen, was Ihnen guttut, wie Sie gesund bleiben und reflektieren, ob Sie über ein ausgewogenes Selbstpflege- und Selbstsorgepotenzial verfügen. Diese Gedanken sollten Sie auch auf die Situation der Auszubildenden übertragen.

Krankheitsprävention: Anders als bei der Gesundheitsförderung, die die Gesundheit im Fokus hat, bezieht sich die Krankheitsprävention gezielt auf Maßnahmen und Aktivitäten, um Krankheiten oder gesundheitliche Schädigungen zu vermeiden, das Risiko der Erkrankung zu verringern oder ihr Auftreten zu verzögern. Krankheitsprävention befasst sich zumeist mit dem Verhindern von Erkrankungen, aber auch mit dem Vermeiden von Verschlimmerungen.

[55] Vgl. BMG (2023): Pflegekräfte: Studie zur Zufriedenheit im Job (bundesgesundheitsministerium.de), 13.05.2023

Während es bei der Prävention um die Verringerung und Vermeidung von Risikofaktoren geht, will die Gesundheitsförderung vor allem die Schutzfaktoren erhöhen und die gesundheitlichen Lebensbedingungen stärken.

Info
Seit dem Inkrafttreten des Pflegepersonal Stärkungsgesetzes 2019 stellen Krankenkassen für die Gesundheitsförderung in Krankenhäusern und Pflegeheimen jährlich mehr als 70 Millionen Euro zusätzlich bereit.

Die Gesundheitsförderung ist ein wichtiger Baustein im betrieblichen Gesundheitsmanagement und wird von Verantwortlichen häufig noch vernachlässigt. Zur BGF gehört alles, was Gesundheit und Wohlbefinden am Arbeits- und Ausbildungsplatz verbessert. Es gibt ein breites Spektrum an Dienstleistungen und Aktionen in den Bereichen Bewegung, Herz-Kreislauf, Stressbewältigung, Ernährung, Sucht und Präventivmedizin. Hierzu ein paar Ausführungen.

Lösungswege zur Stressbewältigung

Wie gehen Sie mit Belastungen um? Wie können Sie die Balance zwischen beruflichen Anforderungen, Leistungsfähigkeit und Gesundheit halten?

Stress- und Belastungsreaktionen sowie Stressempfinden sind individuell verschieden. Durch unterschiedliche Lösungsansätze wie gedankliche Anders- und Neubewertungen können unnötige Stressoren verringert oder ausgeschaltet und damit die Stressresistenz erweitert werden.

Bewegungsgewohnheiten ändern

Bewegung ist die wichtigste und wirkungsvollste Möglichkeit, Gesundheit zu fördern - sie wirkt auf den Körper und macht den Kopf frei. Positive Bewegungserlebnisse mobilisieren, machen Lust auf sportlichen Ausgleich zum Berufsalltag und erhöhen die Leistungsfähigkeit. Durch eine erhöhte Bewegungsaktivität und Sensibilisierung der Körperwahrnehmung können auch Risikofaktoren vermindert werden.

Ausgewogene Ernährung

Wer sich – besonders auch im Berufsalltag - ausgewogen ernährt, fördert seine Gesundheit und die persönliche Widerstandskraft. Ungünstige Denkmuster und Gewohnheiten sollten auch im Kontext der gesunden Ernährung aufgelöst werden.

Zusammen mit Bewegung trägt ein gesundes Ernährungsverhalten zu einem positiven Lebensgefühl bei. Gesunde Ernährung sollte nicht zu einer komplizierten Wissenschaft werden. Essen und Trinken ist Genuss, soll Spaß machen und das Wohlbefinden fördern.

Suchtprävention

Permanente Leistungsbereitschaft, die Ausdehnung der Arbeitszeit, ständige Erreichbarkeit und fehlende Erholungsmöglichkeiten können insbesondere im Pflegeberuf zu psychischen Belastungssituationen und emotionaler Erschöpfung führen. Es kann passieren, dass sich Mitarbeitende mit Suchtstoffen (Alkohol, leistungssteigernde Medikamente, Drogen etc.) helfen oder in nicht-stoffgebundene Abhängigkeiten (Internet, Medienkonsum, Spielsucht) geraten. In der Arbeitswelt kann es dadurch zu einem erhöhten Risiko für Unfälle sowie zur Zunahme von Fehlzeiten, zu Unzuverlässigkeit oder aggressiven Verhaltensweisen kommen.

Suchtprävention sollte daher immer Teil des betrieblichen Gesundheitsmanagements sein. Ziele hierbei sollten sein, den Konsum mit Suchtstoffen zu reduzieren, suchtfördernde Arbeitsbedingungen abzubauen, suchtverhindernde Ressourcen zu stärken und gefährdete Gruppen innerhalb der Pflegeeinrichtungen frühzeitig zu erkennen.

14.4 Verhaltens- und verhältnispräventive Maßnahmen

Ihnen sollte im Kontext Gesundheit und Prävention bewusst sein, dass Sie zwischen Verhalten und Verhältnissen unterscheiden sollten, um Zusammenhänge und Wirkweisen besser verstehen zu können.

Die **Verhältnisprävention** (strukturelle Prävention) will Einfluss auf Gesundheit bzw. Krankheit nehmen, indem sie Veränderungen der Rahmen- und Lebensbedingungen der Menschen anstrebt (Arbeit, Arbeitsplatz, Familie, Freizeit oder auch Umweltbedingungen), um diese möglichst risikoarm zu gestalten.

Die **Verhaltensprävention** nimmt Einfluss auf das individuelle Gesundheitsverhalten der einzelnen Person oder von Personengruppen. Durch Aufklärung oder Information, Stärkung der Persönlichkeit oder auch Sanktionen, soll der Einzelne dazu motiviert werden, Risiken zu vermeiden und sich gesundheitsförderlich zu verhalten, z. B. ausreichend bewegen, gesund ernähren, Kontakte pflegen.

Tipp
Machen Sie Ihren Auszubildenden und Mitarbeitenden deutlich, dass die Verhältnisse (Rahmen- und Arbeitsbedingungen) die Gesundheit beeinflussen, aber auch das eigene Verhalten.

Nach § 20 SGB V leisten auch Krankenkassen einen Beitrag zu bestimmten verhaltensbezogenen Maßnahmen in diesem Bereich.

14.5 Resilienz stärken

Resilienz ist ein Begriff, der aus der Psychologie bekannt ist. Er beschreibt die Fähigkeit eines Menschen, Krisen und Belastungen zu bewältigen, sozusagen seine Widerstandskraft. Diese Fähigkeit wird im Pflegealltag immer wichtiger. Angesichts von steigenden Burnout- und Depressionszahlen unter Beschäftigten, aber auch Auszubildenden, kann Resilienz helfen, den Berufsalltag und den Umgang mit Stress besser zu meistern.

Jeder Mensch verfügt bewusst oder unbewusst über Resilienzfaktoren. Um Resilienzfaktoren ausbauen und stärken zu können, bedarf es des Kennens der Faktoren und der bewussten und gezielten Förderung dieser Faktoren. Ihnen sollte bewusst sein: Resilienz ist erlernbar!

Tab. 28: Resilienzfaktoren

Resilienzfaktoren	Erläuterungen
Emotions-steuerung	Die Fähigkeit, trotz schwieriger Anleitungs- und Arbeitssituation gelassen zu bleiben. Dieser Resilienzfaktor bedeutet, dass jemand seine Gefühle weitestgehend unter Kontrolle hat. Wer diese Fähigkeit besitzt, nimmt seine Gefühle wahr und weiß, was er oder sie tun kann, um sich beispielsweise bei Stress wieder zu beruhigen.
Impulskontrolle	Die Fähigkeit, das eigene Verhalten in schwierigen Situationen zu kontrollieren und Aufgaben klientenorientiert abschließend zu erledigen. Wer seine Impulse unterdrücken und bestimmte Bedürfnisse verschieben kann, verfügt über eine größere Selbstdisziplin. Diese Menschen schaffen es, sich von Störungen nicht ablenken zu lassen und ihr Ziel unbeirrt weiter zu verfolgen. Impulskontrolle spielt bei Pflegenden im beruflichen Alltag eine große und bedeutsame Rolle. Lernende können Impulskontrolle von Praxisanleitenden gut erlernen, wenn diese geleitet erlernt und reflektiert wird.

Resilienzfaktoren	Erläuterungen
Kausalanalyse Hermeneutisches Fallverständnis	Die Fähigkeit, bestimmte Pflege- und Anleitungssituationen und Schwierigkeiten zu analysieren und Ursachen für Bewältigung/ Nicht-Bewältigung der Schwierigkeiten im Kontext verstehen und nachvollziehen zu können. Kausalanalyse bedeutet: Sie sind in der Lage Zusammenhänge von Problemen zu erkennen und aus Fehlern zu lernen. Menschen mit geringer Resilienz suchen die Schuld für Misserfolge dagegen oft bei sich. Das hermeneutische Fallverständnis ist bei Pflegenden unabdingbar, um von Situationen nicht nur Standardableitungen vorzunehmen, sondern individuelle und situationsbezogene Handlungen und Interventionen zu finden.
Empathie	Von Pflegenden wird erwartet, dass Sie empathisch sind. Darunter versteht man die Fähigkeit, sich in die Situation/ Position von anderen Menschen (zu Pflegenden und Lernende) psychologisch und emotional hineinzuversetzen und adäquat Verständnis entwickeln zu können. Empathische Menschen können sich in die Gefühlswelt anderer hineinversetzen. Diese Empathie ermöglicht es ihnen, ebenso Verständnis für das eigene Verhalten aufzubringen und angemessen zu reagieren. Empathiefähigkeit ist eine Schlüsselkompetenz für Pflegende. Lernende müssen Sie erwerben.
Realistischer Optimismus	Die Fähigkeit, den Sinn der Situation und des eigenen Handelns zu erkennen, dass sich auch in kritischen Situationen und belastenden Situationen die Dinge zum positiven entwickeln können.
Selbst-wirksamkeit	Die Überzeugung, durch eigene Kraft Dinge verändern zu können und zu wollen.
Zielorientierung	Die Fähigkeit, eigene Ziele zu verfolgen, sich selbständig Ziele zu setzen und diese größtenteils, ohne die Meinung anderer zu berücksichtigen. Menschen mit dieser Fähigkeit verlieren nie ihren Fokus – egal, was kommt. Vielleicht müssen Sie Umwege gehen, vielleicht ändern sich Bedingungen. Aber ihr Ziel behalten sie im Auge und verfolgen es konsequent weiter, auch in der Krise. Mit Zielkonflikten und Krisen umgehen zu können, stellt für Pflegende eine tägliche Aufgabe dar.
Optimismus	Bedeutet optimistisch und hoffnungsvoll zu sein oder zu bleiben. Bei diesem Resilienzfaktor geht es um eine positive Grundhaltung. Sie sehen eher das halbvolle als das halbleere Glas. Zwar wird dabei nichts beschönigt, sie können aber selbst schweren Lagen noch etwas Positives abgewinnen.

Resilienzfaktoren	Erläuterungen
Selbst-wirksamkeit-serwartung	Bedeutet für sich sorgen und zu sich selbst finden können. Diese Fähigkeit beschreibt die Überzeugung, selbst schwierige Aufgaben oder Probleme durch eigenes Handeln bewältigen zu können. Oder anders ausgedrückt: Selbstwirksamkeit bedeutet, darauf zu vertrauen, es auch allein schaffen zu können. Die Selbstwirksamkeltserwartung steigert sich in dem Maße, wie sich interne Evidence entwickelt und spielt bei Pflegenden die entscheidende Rolle im selbstständigen Handeln.
Kontroll-überzeugung	Die Fähigkeit, Krisen als Chance sehen zu können. Die Kontrollüberzeugung steht in Zusammenhang mit der Gesunderhaltung, Gesundung nach Erkrankungen und dem Vermögen, positives oder negatives Ereignis als Konsequenz des eigenen Verhaltens wahrnehmen zu können.
Verantwortung	Die Fähigkeit, Verantwortung für die Pflege und die Ausbildung übernehmen zu können und dabei eine breitere Perspektive im Blick zu behalten.
Netzwerk-orientierung	Bedeutet, kommunikative und soziale Beziehungen pflegen zu können.
Lösungs-orientierung	Bedeutet, eigene Ziele anstreben und die Ziele der zu Pflegenden und der Lernenden verstehen, tolerieren und akzeptieren zu können.

Über all diese Resilienzfaktoren[56] verfügen Sie wahrscheinlich. Je bewusster Sie sich die Bedeutung dieser Faktoren machen und praktisch an ihnen arbeiten, desto resilienter werden Sie. Verdeutlichen Sie Ihren Auszubildenden diese Resilienzfaktoren und erklären Sie ihnen, dass man Resilienz entwickeln und optimieren kann.

Mentale Gesundheit wird immer wichtiger, auch am Arbeitsplatz. Die Häufigkeit der Diagnosen von psychischen Erkrankungen nimmt in den letzten Jahren stetig zu. Nicht zuletzt sind Stress und Unsicherheit die Ursache. Wer entsprechende BGM-Angebote einsetzt, kann vorbeugen und die mentale Fitness seiner Mitarbeitenden erhalten bzw. stärken.

[56] Vgl. Koslowski G (2018): Resilienz in der Pflege. Schlütersche Fachmedien GmbH, Hannover

Tipps

Nehmen Sie gezielt an Workshops zum Thema Resilienz teil und fördern Sie Ihre innere Widerstandskraft. Leiten Sie Ihre Auszubildenden hierzu an.

Interessante Entwicklungen zum Thema Resilienz erfahren Sie auf der Homepage des Leibniz-Institut für Resilienzforschung (LIR): https://lir-mainz.de/home

Führen Sie einen Resilienz Test durch:
https://magazin.knappschaft.de/ism-resilienz-test/

14.6 Pflegeethik implementieren und reflektieren

Pflegeethik schafft Orientierung und Sicherheit. Sie wirkt gesundheitsfördernd und stellt Unterstützung für verantwortliches Handeln zur Verfügung.

Pflegende fühlen sich häufig in Dilemmata-Situationen. An sie werden hohe Anforderungen gerichtet, gleichzeitig grenzen schwierige Rahmenbedingungen das pflegerische Handeln ein.

Pflegeethik reflektiert berufliches Handeln in unterschiedlichen organisationalen Settings. Um diese Rahmenbedingungen in den Blick zu nehmen, braucht es ein Organisieren und Strukturen, damit die erwünschte Wirkung erreicht werden kann. Die dazu notwendigen Implementierungsschritte sollten Aspekte der Organisationskultur, Führungsverantwortung und Rollenklärung berücksichtigen. Eine institutionalisierte Pflegeethik kann und sollte Teil einer interprofessionellen und transdisziplinären Gesundheitsethik werden.

Tipp
Implementieren Sie ethische Fallbesprechungen und Ethikberatung und interdisziplinäre Ethikvisiten.

Pflegeethik

Für die Implementierung und Institutionalisierung von Ethikberatung und pflegeethischer Reflexion braucht es einen Fokus auf ethisch relevante Inhalte und Themen in Bezug auf Behandlung, Versorgung und Begleitung von zu Pflegenden bzw. auf mögliche Wertkonflikte, Spannungsfelder und Dilemmata. Die Bearbeitung von Dilemmata-Themen und von Fragen zu pflegerisch herausfordernden Entscheidungen wirken auf Mitarbeitende und Auszubildende gesundheitsstabilisierend und psychisch entlastend. Pflegeethik reflektiert, ob die geleistete Pflege ethisch vertretbar ist. Dazu gehören:

- Erfassen der moralischen Aspekte der Situation,
- Kennenlernen der moralischen Überzeugungen der Beteiligten (insbesondere jene der betreffenden gepflegten Menschen),
- Ermitteln der Handlungsabsichten,
- Abwägen der wahrscheinlichen Handlungsfolgen,
- Übereinstimmung des Handelns mit ethischen Prinzipien der Pflege, z. B. Förderung von Wohlergehen, Wohlbefinden und Autonomie, Selbstständigkeit,
- Achtung vor dem Leben und der Menschenwürde
- Verständigung im Dialog,
- Aufrichtigkeit und Gerechtigkeit.[57]

[57] Vgl. Lay & Needhan (2023), S. 184.

Wichtig **Ethische Herausforderungen gehören zum Pflegealltag**

... und sind für Auszubildende häufig herausfordernd. Auszubildende sollen ethische Maßstäbe und Kriterien nicht nur theoretisch kennen. Die Berufspraxis ist der entscheidende Ort, an dem pflegeethisches Handeln erlernt und reflektiert werden sollte. Pflegeethik stellt die nötigen Hilfsmittel für verantwortliches Handeln zur Verfügung.

14.7 Best Practice: Gelingende Selbstpflege und -sorge

Selbstpflege und Selbstsorge sind entscheidende Parameter, die Gesundheit beeinflussen. Thematisieren Sie mit Ihren Auszubilden die Wirkungen von Selbstpflege und -sorge. Setzen Sie die folgenden zehn Praxistipps selbst um und empfehlen Sie diese Ihren Auszubildenden:

Zehn Praxistipps für gelingende Selbstpflege und Selbstsorge

1. Lernen Sie sich möglichst gut selbst kennen und ziehen Sie Grenzen.
2. Lernen Sie, »nein« zu sagen.
3. Achten Sie auf eine gute Zeiteinteilung (Zeitmanagement).
4. Planen Sie mit entlastenden Diensten und anderen Helfern.
5. Lernen Sie Achtsamkeit, so dass Sie achtsam mit sich umgehen.
6. Halten Sie Pausen nicht für überflüssig, sondern legen Sie regelmäßig Pausen ein.
7. Lernen Sie, sich regelmäßig zu entspannen und nutzen Sie attraktive Entspannungsmöglichkeiten, die Ihnen liegen.
8. Pflegen Sie Sozialkontakte – der Mensch ist ein soziales Wesen und bedarf anderer Menschen.
9. Planen Sie totale Auszeiten. Besprechen Sie Ihren Urlaub mit dem Ausbildungsbetrieb vor und legen Sie am besten den Jahresurlaub für die gesamte Ausbildungszeit im Ausbildungsverlaufsplan fest.

10. Lernen Sie die Maßnahmen der körperlichen Selbstpflege kennen, z. B.: Schlaf, Bewegung, Dehnen, Sport, sich körperlich belasten und sich anschließend regenerieren, Yoga, Ruhe, gesunde Ernährung, Verzicht auf Drogen.

14.8 Best Practice: Azubis schlagen BGM-Maßnahmen vor

Die Auszubildenden schlagen der Pflegedirektion folgende Maßnahmen für alle Pflege- und Funktionsabteilungen vor:

- wöchentlicher Obstkorb,
- kostenlose zuckerfreie Getränke,
- Informationsmaterialen zu verhaltensbezogenen gesundheitspräventiven Maßnahmen,
- Mitarbeitergespräche mit der BGF-Beauftragten,
- Krankenrückkehrgespräche – aktives BEM,
- Schulungsmaßnahmen für Führungskräfte zu BGF-Themen,
- Schulungsmaßnahmen für die Belegschaft,
- ergonomische Arbeitsplatzgestaltung zum Sitzen und zu körperlich belastenden Pflegesituationen,
- Kinästhethics Grund- und Aufbaukurse,
- gezieltes Resilienztraining für Freiwillige,
- jährlicher »Krankenhaus-Lauf«,
- Zusammenarbeit mit einem BGF-Institut.

14.9 Best Practice: Knallhart nachgefragt

Auszubildende im zweiten Ausbildungsjahr führen ein Projekt zum Thema »Betriebliches Gesundheitsmanagement« durch. Hierzu haben sie sich theoretisch mit dem Thema befasst und einen strukturierten Fragebogen entwickelt. Sie werden in Ausbildungsbetrieben Interviews führen und im Sinne des Benchmarks die Leistungen der Anbieter auswerten und vergleichen:

Titel: Knallhart nachgefragt: Wie gesund ist Ihre Einrichtung?
Zielgruppe: Führungspersonen von Pflegeeinrichtungen.

14.10 Best Practice: BGF in die praktische Pflegeausbildung implementieren

Lassen Sie Ihre Auszubildenden den folgenden Einschätzungsbogen ausfüllen und besprechen Sie die Ergebnisse.

Tab. 29: Wie steht es um Ihre Gesundheit?

Fragen an Auszubildende	Konkrete Optimierungsvorschläge der Auszubildenden für die praktische Pflegeausbildung
1. Mir sind die Begriffe Selbstpflege und Selbstsorge bekannt und ich kann mir vorstellen, was mit den Begriffen gemeint ist.	
2. Mir sind die Begriffe Betriebliches Gesundheitsmanagement bekannt und ich weiß, welche Bereiche das BGM umfasst.	
3. Ich kenne die Begriffe Gesundheitsförderung und Krankheitsprävention und ich kenne den Unterschied.	
4. Mir ist bekannt, dass sich Gesundheit aus den folgenden Bereichen zusammensetzt: - Psychische/mentale Gesundheit - Organisationale Gesundheit - Kognitive Gesundheit - Körperliche Gesundheit	
5. Meine Lernbereitschaft zur Selbstpflege und Selbstsorge ist grundsätzlich gut.	
6. Ich verfüge über eine gute Selbstpflegekompetenz.	
7. Ich verfüge über eine gute Selbstsorgekompetenz.	
8. Mir ist bewusst, dass ich während der Pflegeausbildung in der theoretischen aber auch in der praktischen Arbeit stark gefordert werde und dass die Anforderungen meine eigene Gesundheit gefährden können.	

Fragen an Auszubildende	Konkrete Optimierungsvorschläge der Auszubildenden für die praktische Pflegeausbildung
9. Mir sind die hohen physischen und psychischen Anforderungen und die potenziellen gesundheitlichen Folgen, die die praktische Pflege an mich als Lernende richtet, bekannt.	
10. Ich nehme meine Gesundheit bewusst in die eigene Hand.	
11. Ich habe selten negative Gedanken und erlebe selten Stress.	
12. Ich habe eine Vorstellung davon, welche gesundheitsfördernden Aktivitäten ich wahrnehmen kann.	
13. Ich gehe regelmäßig spazieren und ich bevorzuge Aktivitäten an der frischen Luft.	
14. Ich sage nie, dass ich keine Zeit habe, um mich um meine eigene Gesundheit zu kümmern.	
15. Ich lasse das Handy einmal am Tag bewusst liegen, schalte den Fernseher oder das Radio aus und lerne die Stille zu genießen.	
16. Ich lerne neue Möglichkeiten, meinen Körper und Geist zur Ruhe kommen zu lassen.	
17. Ich schlafe ausreichend und gerne und kann meinen Schlaf an die Erfordernisse der praktischen Pflege anpassen.	
18. Ich esse gesund und regelmäßig, entsprechend meinem Biorhythmus.	
19. Ich bin stolz auf meine persönlichen Eigenschaften und meine Leistungsfähigkeit.	
20. Ich verzichte auf Suchtmittel und traue mich, dies meinem Umfeld sagen zu können.	

Fragen an Auszubildende	Konkrete Optimierungsvorschläge der Auszubildenden für die praktische Pflegeausbildung
21. Ich kann mich zunehmend auch in die Perspektive meiner ausbildungsverantwortlichen Personen versetzen und deren Not, den Dienstplan sicherstellen zu müssen. Personalmangel ist schlimm, aber ich muss dennoch auf meine Gesundheit achten. Je mehr ich einspringe, desto unwahrscheinlicher wird es mehr Personal geben.	
22. Ich gönne mir ausreichend Ruhepausen, auch zwischen meinen Diensten, auch wenn ich mich gesund und belastbar fühle.	
23. Mir sind die Resilienzfaktoren bekannt und ich arbeite aktiv an der Optimierung meiner inneren Widerstandskraft.	
24. Irrationale, negative Gedanken sind mir bewusst und ich lerne zunehmend diese negativen Gedanken in neutrale oder positive Gedanken umwandeln zu können.	
25. Mir wird zunehmend bewusst, dass ich selbstverantwortlich für mein Leben und meine Zukunft bin. Immer seltener beschuldige ich andere Personen für misslungene Ergebnisse.	
26. Mir ist zunehmend bewusst, dass ich nach der Pflegeausbildung noch größeren beruflichen Anforderungen standhalten und dazu gesund sein muss.	

14.11 Best Practice: Ausbildungsspezifisches BGF

Die Pflegeeinrichtung »Lebensbegleitung« hat gesundheitsfördernde Maßnahmen entwickelt und bietet diese ihren Auszubildenden an. Jährlich werden die Maßnahmen durch Mitarbeitende und Auszubildende evaluiert und weiterentwickelt.

Tab. 30: Gesundheitsfördernde Maßnahmen unserer Pflegeeinrichtung

Bausteine und Maßnahmen im BGM	Erläuterungen
Individuelle verhaltensbezogene Analyse	Vor Beginn der Ausbildung befragt die koordinierende Praxisanleitende die Auszubildende nach individuellen gesundheitsfördernden Unterstützungsmöglichkeiten. Das betriebseigene BGM wird der Auszubildenden vorgestellt.
Arbeits- und Ausbildungsbewältigungs-Coachings	Während der Ausbildung coacht die koordinierende Praxisanleitende die Auszubildende im Kontext »Gesund bleiben« und »Arbeitsbelastungen erkennen und bewältigen«.
Betriebliches Eingliederungsmanagement	Der Auszubildenden wird das BEM erklärt und bei länger andauernden Fehlzeiten aktiv eingesetzt.
Fehlzeitenstrukturanalyse	Die Fehlzeiten werden strukturell zeitnah erfasst und mit der Auszubildenden werden mögliche ausbildungs- oder arbeitsbezogene Belastungen oder Ursachen erfragt und Unterstützungsmöglichkeiten werden angeboten.
Gefährdungsbeurteilung körperliche Faktoren	Eine mögliche Gefährdungsbeurteilung zu körperlichen beruflichen Belastungen ist der Auszubildenden bekannt.
Gefährdungsbeurteilung psychische Belastungen	Eine mögliche Gefährdungsbeurteilung zu psychischen beruflichen Belastungen ist der Auszubildenden bekannt.
Familiäre, persönliche und berufliche/ausbildungbezogene Belastungen	Individuell werden diskret Unterstützungsmöglichkeiten zu familiären, persönlichen und ausbildungsbezogenen Belastungen angeboten.

Bausteine und Maßnahmen im BGM	Erläuterungen
Gesundheitsförderung	Die Auszubildende wird nach gewünschten gesundheitsfördernden Unterstützungen befragt. Das betriebliche BGF -Programm wird der Auszubildenden bekannt gemacht.
Verhaltenspräventive Gesundheitsförderung	Der Auszubildenden wird die Bedeutung der eigenen verhaltenspräventiven Gesundheitsförderung erklärt.
Verhältnispräventive Gesundheitsförderung	Die Auszubildende wird jährlich nach verhältnispräventiven gesundheitsfördernden Optimierungsvorschlägen befragt (Was kann die Pflegeeinrichtung besser machen, damit Mitarbeitende gesund bleiben?).
Arbeitssicherheit	Alle notwendigen und implementierten Maßnahmen zur Arbeitssicherheit werden der Auszubildenden bekannt gegeben und die Auszubildende verpflichtet sich zur Einhaltung der Sicherheitsvorkehrungen.

14.12 Check: Verhaltens- und verhältnispräventive Maßnahmen

Tab. 31: Können Sie zwischen Verhältnis- und Verhaltensprävention unterscheiden?

Ich reflektiere und schätze ein:	Trifft gar nicht zu	Trifft teilweise zu	Trifft voll zu
1. Ich denke über Beispiele nach, bei denen das Verhalten bestimmter Menschen zur Krankheit geführt hat.			
2. Ich kenne Beispiele, bei denen ungünstige Arbeitsbedingungen (Verhältnisse wie Lärm, Luft, Arbeitszeiten, Raumausstattungen...) zur Krankheit geführt haben.			
3. Ich frage mich: Bin ich schon an bestimmten Erkrankungen erkrankt und vermeide ich durch bestimmte Verhaltensweisen, dass die Erkrankung einen negativen Verlauf nimmt?			
4. Ich überlege: Finden sich in der Pflegeeinrichtung Bedingungen (Verhältnisse) vor, die gesundheitsschädlich sind?			
5. Sollten die Verantwortlichen der Pflegeeinrichtung für bessere verhältnispräventive Bedingungen sorgen? Hierzu mache ich aktiv Vorschläge.			
6. Ich betreibe präventive oder aktiv gesundheitsfördernde Aktivitäten, die mir guttun (körperlich, psychisch, kulturell, ökonomisch, hygienisch, sozial...), unabhängig von bestimmten Erkrankungen.			
7. Ich bespreche mit Auszubildenen, wie sie ihre Gesundheit optimieren können.			

15 Bildungsmarketingprozesse (BAK 6)

Die Ausrichtung eines Unternehmens an den Bedürfnissen des Marktes bedeutet für Pflegeeinrichtungen auch im Kontext Pflegebildung die Erwartungen der Kunden zu erfüllen.

Dieses Kapitel befasst sich mit den unterstützenden Prozessen des Ausbildungskonzeptes zum Pflege-Bildungsmarketing und der Öffentlichkeitsarbeit.

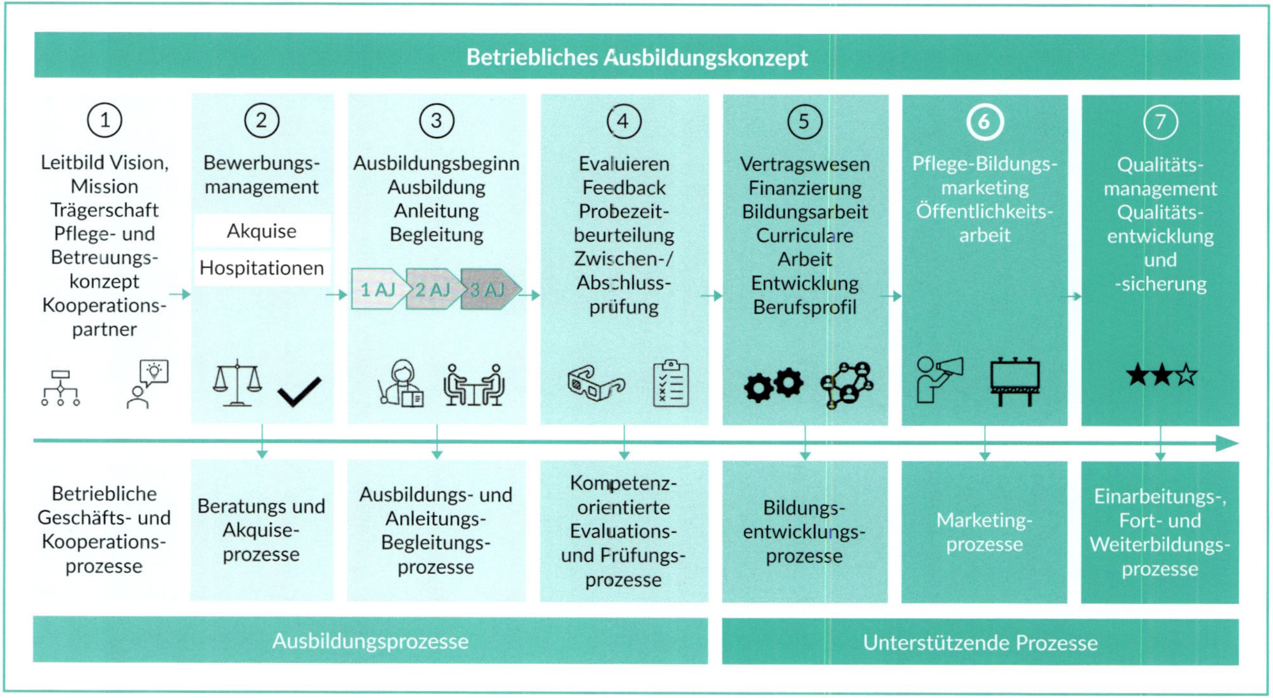

Abb. 49: Das betriebliche Ausbildungskonzept – Baustein 6.

Pflegebildung ist in Pflegeeinrichtungen häufig noch nicht Teil der strategischen Planung. Pflegeausbildungsbetriebe gehören zum beruflichen Bildungswesen. Berufliche Ausbildungsbetriebe müssen für sich werben und ihre Ausbildungsangebote bekannt machen. Methoden zur Vermarktung von Angeboten im Bildungswesen werden als »Bildungsmarketing« bezeichnet. Ausbildung ist eine immaterielle Dienstleistung. Die Ergebnisse von Ausbildungen sind unterschiedlich, da die Auszubildenden immer Mitgestalter des Ausbildungsprozesses sind. Das Ergebnis hängt sehr stark von den Vorerfahrungen, dem vorhandenen Wissen zum Thema und der Motivation des Einzelnen ab. Dennoch müssen Pflegeeinrichtungen vorausschauend für ihre Dienstleistung und für ihr Ausbildungsangebot werben.

15.1 Marketing und Pflege-Bildungsmarketing

»Unsere Pflegeeinrichtung hat so viel mit sich selbst, den vielen Nachfragen von Menschen mit Pflegebedarf und dem Personalmangel zu tun, dass sie sich strategisch mit dem Thema Ausbildung erst gar nicht befassen kann, geschweige denn mit dem Marketing zur Ausbildung.«

Alexander Zock, Gesundheits- und Krankenpfleger und berufsbegleitend Studierender der Pflegepädagogik

15.1.1 Marketing

Wenn man die Frage stellt: »Was verstehen Sie unter Marketing?«, wird häufig die Antwort gegeben: »Werbung«. Marketing umfasst jedoch mehr als Werbung. Marketing umfasst das komplette Konzept einer ganzheitlichen, marktorientierten Unternehmensführung, um Bedürfnisse und Erwartungen von Kunden und anderen Interessengruppen befriedigen zu können. Marketing ist marktorientierte Unternehmensführung. Mit der Sicherung der Unternehmensziele sollen auch die Bedürfnisse der beteiligten Gruppen befriedigt werden[58]. Übertragen auf das Pflege-Bildungsmarketing

---

[58] Vgl. Bernecker 2007

von Pflegeeinrichtungen bedeutet dies, dass an der Ausbildung Interessierte, Kooperationspartner, Kunden unternehmensspezifisch auch über die Ausbildungsaktivitäten und -absichten informiert werden.

Ausbildung muss als wesentlicher Bestandteil der Einrichtung wahrgenommen werden und im Leitbild verankert sein. Im Leitbild muss über das Selbstverständnis zur Ausbildung und ihre Grundprinzipien und über die Aktivitäten nach außen berichtet werden.

15.1.2 Bildungsmarketing

Als Bildungsmarketing werden Methoden zur Vermarktung von Angeboten im Bildungswesen bezeichnet. Bildungsmarketing hat zur Aufgabe, den Aufbau, die Aufrechterhaltung und die Verstärkung der Beziehungen zum Bildungsnachfrager, anderen Partnern und gesellschaftlichen Anspruchsgruppen zu gestalten.[59]

Pflege-Bildungsmarketing

Während Marketing die »konsequente Ausrichtung des gesamten Unternehmens, bzw. der Pflegeeinrichtung an den Bedürfnissen des Marktes«[60] ist, fokussiert sich Pflege-Bildungsmarketing auf die spezifischen Themen mit dem Fokus Pflegeaus und -weiterbildung.

Pflege-Bildungsmarketing setzt die Themen, Maßnahmen und Strategien der Aus- und Weiterbildung der Pflegeeinrichtung in den Fokus.

[59] Ebd.
[60] Vgl. Bruhn 2009

Das Marketing von Pflegeeinrichtungen ist bekanntermaßen gering ausgeprägt, da die Nachfrage nach Pflegeleistungen wesentlich höher ist als das Angebot. Diese geringe Ausprägung an Marketingstrategien und -maßnahmen wirkt sich negativ auf das notwendige Pflege-Bildungsmarketing der Ausbildungsträger aus. Häufig fehlt es in Pflegeeinrichtungen sogar am Bewusstsein, ein professioneller Ausbildungsbetrieb zu sein.

»Eigentlich bilden die hier im ambulanten Pflegedienst gar nicht so schlecht aus. Aber es ist nicht bekannt. Mein Bruder macht eine Ausbildung als Werkzeugmacher. Der Betrieb rühmt sich als bester Ausbildungsbetrieb in der Branche. Solche Aussagen kann ich mir von meinem Ausbildungsbetrieb nur wünschen. Meine Eltern wussten gar nicht, dass der ambulante Pflegedienst auch ausbildet.«

Ronald Wossek, Auszubildender, zweites Ausbildungsjahr

Pflegeanbieter sehen in erster Linie ihre Pflegekunden und betrachten das Thema Pflegeausbildung häufig als aufwändige und zwangsläufig notwendige Arbeit am Rande. Anders als über den Weg der Ausbildung ist aber nur schwerlich an Mitarbeitende zu gelangen. Zugegeben, von den Pflegeeinrichtungen werden in Sachen Pflegeausbildung erhebliche Aktivitäten erwartet, insbesondere Kooperationsleistungen nach dem Pflegeberufegesetz.

Die Pflegeausbildung gehört zum Bereich der Erwachsenenbildung. Marketing und Erwachsenenbildung, insbesondere in der Pflegebranche, sind Bereiche, die zwingend zueinander gehören und gegenseitig unverzichtbar sind. Vielen Praktiker*innen fehlen für das Thema Marketing oder Bildungsmarketing die Kenntnisse und Erfahrungen oder die Zeit, sich mit den dazugehörigen Konzepten auseinanderzusetzen. Viele Anbieter in der Pflegebranche verlassen sich auf andere (Verbände, Trägervertreter, Politik), wenn es um die Rahmenbedingungen und den Nachwuchs geht. Häufig bedeutet dies in der Konsequenz, dass sie ihre Interessen weder adäquat vertreten noch nach außen dargestellt sehen. Überlegungen, Marketing in Non-Profit-Organisationen, in Pflegeeinrichtungen und in der Erwachsenenbildung zu realisieren, sind alt, aber wenig erfolgreich oder gar umstritten.

Die Pflegeausbildung gehört zur Erwachsenenbildung. Pflegeeinrichtungen, die ausbilden, sind also praktisch tätige Erwachsenenbildner. Doch die Forderung, Pflegeausbildung als anspruchsvolle Erwachsenenbildung zu »vermarkten«, befremdet viele Vertreter*innen der Pflegebranche. Die ökonomische Betrachtung stößt auf eine traditionelle, bei der historisch »Pflege ist nicht Beruf, sondern Berufung« verstanden wurde, gepaart mit der Vorstellung, dass marktökonomische Strukturen nicht auf berufsethische adaptierbar sind.

15.2 Von der Mundpropaganda zum strategischen Pflege-Bildungsmarketing

»Wir sollten mehr Werbung für die Pflegeausbildung machen, mehr als Mundpropaganda.«

Eva Mainka, koordinierende Praxisanleiterin, stationäre Altenpflegeeinrichtung

Die Verbreitung von Informationen oder Empfehlungen von »Mund zu Mund«, sodass sie bald wirklich »in aller Munde« sind, ist ein effekt- und wirkungsvolles Mittel. Auch um Auszubildende und Mitarbeitende in der Pflegebranche zu gewinnen, oder um an interessante und passende Arbeits- und Ausbildungsstellen zu gelangen. Allerdings geschieht Mundpropaganda häufig zufällig. Sie wird nicht von Arbeits- und Ausbildungsträgern strategisch geplant und vorbereitet.

Initiatoren von Mundpropaganda sind meist Personen, die unaufgefordert von ihren Erfahrungen und Eindrücken berichten und damit direkt oder indirekt einen Handlungshinweis geben. Wenn (positive) Eindrücke von »Mund zu Mund« weitergegeben werden, handelt es sich um persönliche Empfehlungen von Personen, die als vertrauenswürdig erachtet werden. Der Vertrauensvorsprung ist ein wichtiges und effektvolles Mittel, das innerhalb von Marketingstrategien geachtet und eingesetzt wird. Aber: Ausbildungsträger, sowie auch Auszubildende können sich nicht darauf verlassen, dass über sie positiv und in großem Umfang berichtet wird und sie somit empfohlen werden.

Info
Mundpropaganda ist Empfehlungsmarketing. Aber man kann sich nicht darauf verlassen, dass man empfohlen wird.

15.3 Facetten des Ausbildungsmarketing

Ausbildungsmarketing setzt sich aus Ausbildungsqualität, Bekanntheitsgrad, Image und der kommunizierten Attraktivität der Ausbildung zusammen. Ihre Ausbildungseinrichtung sollte alle Facetten fokussieren und entwickeln, um effektiv praktisch ausbilden zu können.

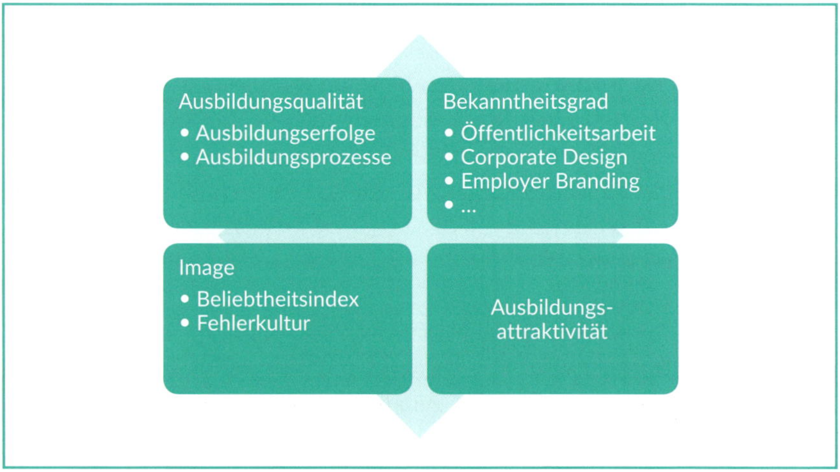

Abb. 50: Facetten des Ausbildungsmarketing.

Nach außen soll deutlich gemachen werden, wofür Ihre Organisation steht und was Ihre Ziele sind, auch in Sachen Pflegeausbildung. Ausbildungsbetriebe der Pflege sind ebenso Bildungsanbieter wie Ausbildungsträger anderer Branchen. So wie sich Auszubildende aktiv bewerben und ihr »Bestes« bekanntgeben sollten, so müssen auch Ausbildungsträger, viel mehr als in Vergangenheit, ihre Alleinstellungsmerkmale und ihren Willen zur Ausbildung nach außen tragen.

»Die wesentliche Frage ist: Wie ist das Image des Ausbildungsbetriebes? Auszubildende aufzuspüren und auf der anderen Seite einen Ausbildungsträger finden, der passt, ist gar nicht so einfach. Die Ausbildungsträger gehen in der Regel davon aus, dass sie bekannt sind, insbesondere in der Pflege. Sie sind gewohnt, dass sich Kunden mit Pflegebedarf melden. Davon gibt es mehr als Pflegeanbieter. Bei Auszubildenden sieht das aber ganz anders aus.«

Alexander Zock, Gesundheits- und Krankenpfleger und berufsbegleitend Studierender der Pflegepädagogik

Um Ausbildungsträger und Auszubildende passgenau zueinander zu führen, bedarf es eines strategischen und operativen Marketings. Wie gesagt: Marketing ist mehr als Werbung. Hinlänglich bekannte Fotos aus Datenbanken und die stille Hoffnung, dass das Beste wohl schon erkannt wird, helfen Ihnen hier nicht weiter. Sie brauchen eine gezielte und professionelle Öffentlichkeitsarbeit. Der Blick ins strategische und operative Marketing kann hier helfen.

Bedenken Sie: Praxisanleitende und Lernende erwirken Mehrwerte in Unternehmen, die primär indirekt, aber nachhaltig wirken. Mit gut qualifizierten Praxisanleitenden holen Sie sich Kompetenzen ins Unternehmen.

Mit der Stärkung der Praxisanleitung bestehen gute Chancen, das Image und den Ruf der Ihrer Einrichtung bei der Zielgruppe »Auszubildende« und »neue Mitarbeitende« durch sinnhafte Ausbildungskonzepte und professionelle Einarbeitung (Onboarding) zu verbessern.

15.4 Operatives und strategisches Bildungsmarketing

Während das operative Marketing sich vornehmlich mit der Werbung für ein aktuelles Produkt, etwa für eine freie Stelle oder einen Ausbildungsplatz (»Wir suchen…«, »Wir bieten…«) beschäftigt, ist strategisches Marketing langfristig angelegt. Ziele des strategischen Marketings können beispielsweise klassisch der Aufbau einer Marke, zum Beispiel einer Ausbildungsmarke (»Wir sind der Ausbildungsbetrieb mit den längsten Erfahrungen in der Region«) oder eines Images sein (»Bester Ausbildungsbetrieb im Jahr 2023«).
Das operative Marketing befasst sich mit konkreten Vorgehensweisen der Marketing-Praxis, innerhalb eines engen Zeitfensters. Das strategische Marketing umfasst die länger angestrebten und umfassenden Absichten und Aktivitäten. Die folgende Abbildung stellt die Zielpyramide im Bildungsmarketing dar (vgl. ▶ Abb. 51).

Während das Leitbild mit Selbstverständnis, verlässlichen Versprechungen und Absichten im Kontext Ausbildung Aussagen über einen Zeitraum von 3–10 Jahren trifft, definieren die strategischen Ziele z. B. mittel- und kurzfristige Marketingaktionen. Dazu gehören z. B. der Ausbau von Kooperationsbeziehungen, Ausbildungsstrukturen und -stellen. Das operative Marketing dient als Vorlage für kurzfristige konkrete Maßnahmen und Arbeitsprogramme.

Info
Strategisches und operatives Marketing gehören zusammen und sind im Kontext der Pflegeausbildung unabdingbar. Ausbildung ist keine Ad-hoc-Entscheidung. Ausbildung muss strategisch und operativ geplant werden.

Um operatives und strategisches Pflege-Bildungsmarketing professionell verstehen und anwenden zu können, hilft ein Einblick in die sieben Ps des Marketing-Mix.

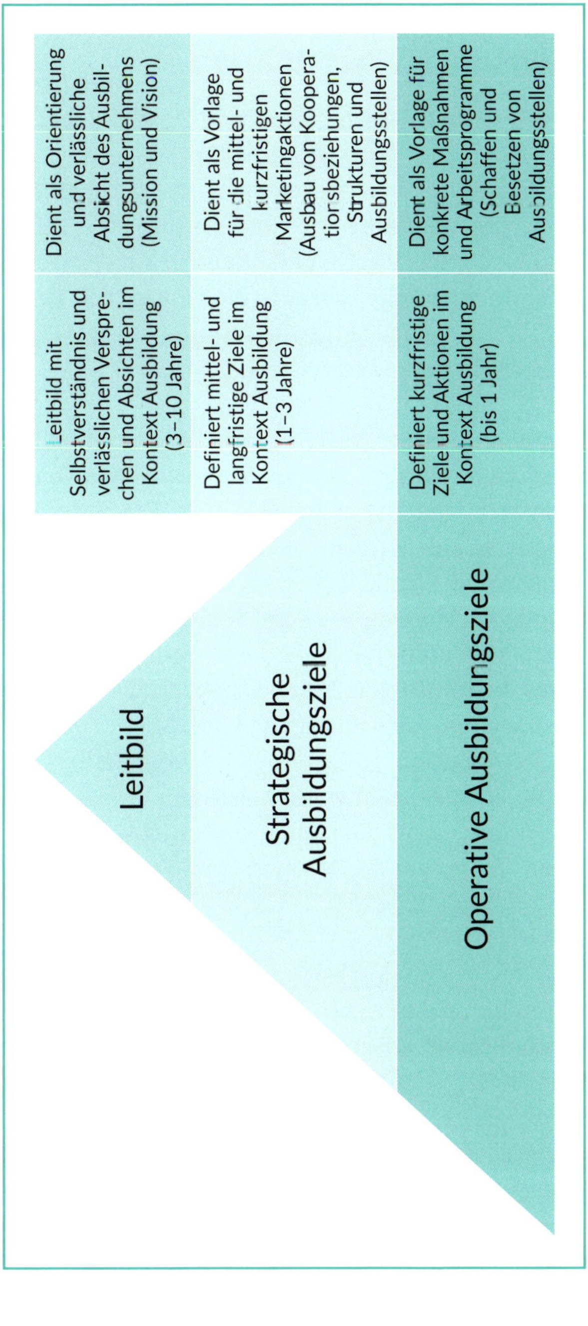

Abb. 51: Zielpyramide Bildungsmarketing.

15.5 Sieben Ps im Pflege-Ausbildungs-Marketing

Wir sind wer und alle sollen es wissen – Marketing umfasst mehr als die vier Ps.

Fast jeder kennt sie, die vier bzw. sieben Ps im Marketing. Die vier klassischen Instrumente des Marketing-Mix sind die sog. »vier Ps«: Sie stehen (englisch) für Product, Price, Place und Promotion. Mit der Weiterentwicklung des Marketings entwickelte sich auch die strategische Perspektive. So wurden die 4 Ps mit Physical Evidence (Ausstattung), People (Personal) und Processes (Prozesse) auf die 7 Ps erweitert (vgl. ▶ Abb. 52).

Die Grundlage des Marketings besteht darin, das richtige Produkt (die Pflegeausbildung) zum richtigen Zeitpunkt am richtigen Ort zum richtigen Preis und zur richtigen Zeit anzubieten. Das Schwierige daran ist, es auf die Pflege-Branche anzuwenden und gut zu platzieren. Denn das Produkt »Pflege-Ausbildung« ist klar. Der Preis ist vorgegeben und der Ort (»Place«) ist ebenfalls eindeutig. Sie können sich also im System der 4 Ps nur noch auf die »Promotion«, also auf die Bewerbung und Kommunikation Ihrer Services, konzentrieren. Hier beispielhaft die Sieben Ps und ihre potenziellen strategischen Ausrichtungen (▶ Tab. 32).

Die anspruchsvolle, komplexe (alter(n)sspezifische) Versorgungssituation verschärft sich vielerorts zusätzlich durch eine erhöhte Abwanderung junger Menschen. Sie fehlen, um die Personal- und Fachkräftelücken im Bereich der professionellen Pflege zu füllen bzw. Pflegebedürftige im familiären Umfeld unterstützen könnten.

Um als Pflegeeinrichtung ausreichend Auszubildende zu erhalten, sollten Sie sich von der Konkurrenz absetzen. Zwar steigt die Anzahl an möglichen Pflegebedürftigen in Deutschland jährlich, aber entsprechend nicht die Anzahl der Menschen, die sich automatisch bei Ihnen für die Pflegeausbildung bewerben. Umso wichtiger ist es, dass Sie sich schon jetzt mit Marketing & PR beschäftigen.

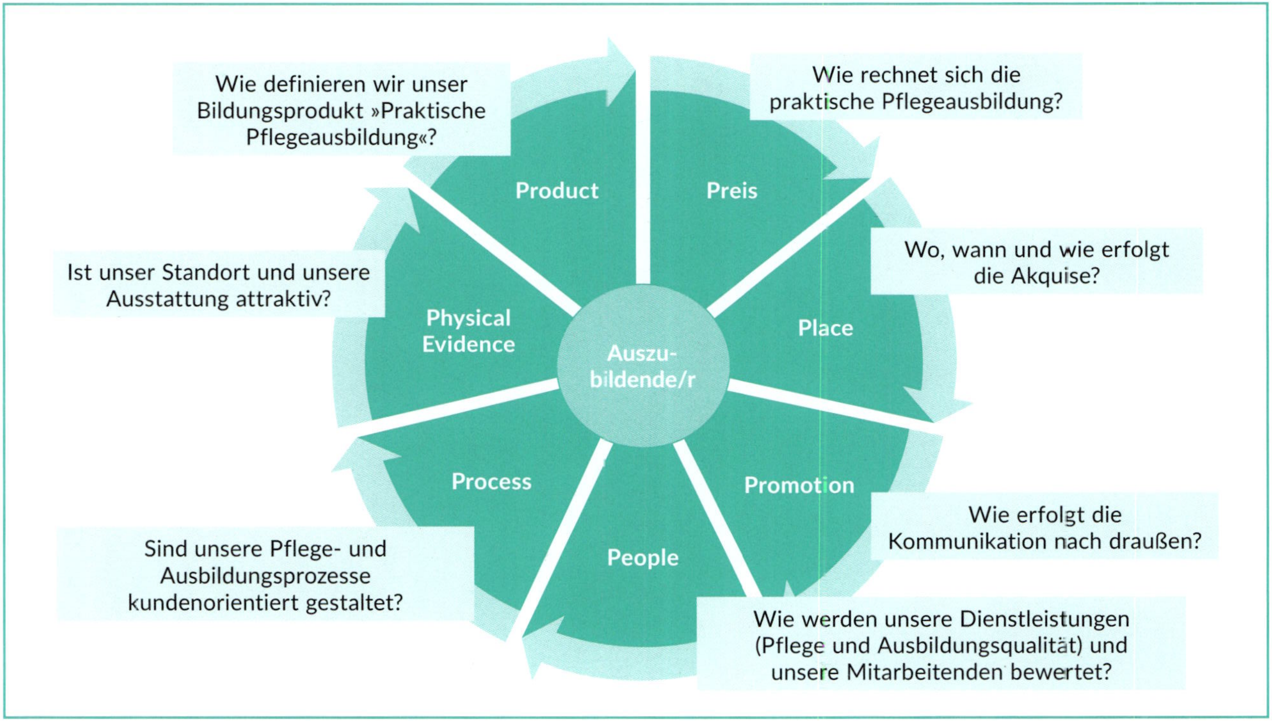
Wie definieren wir unser Bildungsprodukt »Praktische Pflegeausbildung«?
Wie rechnet sich die praktische Pflegeausbildung?
Product
Preis
Wo, wann und wie erfolgt die Akquise?
Ist unser Standort und unsere Ausstattung attraktiv?
Physical Evidence
Auszu-bildende/r
Place
Process
Promotion
Wie erfolgt die Kommunikation nach draußen?
Sind unsere Pflege- und Ausbildungsprozesse kundenorientiert gestaltet?
People
Wie werden unsere Dienstleistungen (Pflege und Ausbildungsqualität) und unsere Mitarbeitenden bewertet?

Abb. 52: Die 7 Ps im Pflege-Ausbildungsmarketing.

Tab. 32: Die sieben Ps und ihre potenziellen strategischen Ausrichtungen

Sieben Ps	Bezogen auf die Pflegeausbildung	Strategiebeispiele
1. Product	Das Produkt Pflege-Ausbildung	Wir steigern die Zahl der Auszubildenden bis zum Jahr 2025 auf 16 und werden ein attraktiver Ausbildungsbetrieb.
2. Preis	Ausbildungs-kosten	Die Kosten für die praktische Pflegeausbildung sind kalkuliert und kostendeckend.
3. Promotion	Kommunikations-politik	Wir entwickeln eine monatliche Kommunikationskampagne zur praktischen Pflegeausbildung, gemeinsam mit unseren Auszubildenden, die regional veröffentlicht wird.
4. Place	Ort, Setting, Distribution und Platzierung	Wir führen quartalsmäßig aktive Akquise Prozesse zur Gewinnung von Auszubildenden durch.
5. Process	Prozess-Management	Wir optimieren gezielt die Ausbildungsprozesse der geplanten Anleitung von der Planung bis zur Refinanzierung und erhöhen die Anleitungsstunden auf 15 %.
6. Personal Politics	Personalpolitik	Wir lassen alle Praxisanleitenden und Pflegekräfte von Auszubildenden nach dem jeweiligen Praxiseinsatz im Dialog mit den Auszubildenden strukturiert bewerten.
7. Physical Facilities bzw. Evidence	Verkaufs-entwicklung, Geschäfts-ausstattung	Wir stellen einen Ausbildungs-Besprechungsraum und zwei PC-Arbeitsplätze für Praxisanleitende und Auszubildende und einen Praxisübungsraum zur Verfügung.

Besonders wichtig ist es, dass Ihr Marketing im Pflegesektor ein klares Profil hat und einen Schwerpunkt auf die Kompetenz legt. Denn wenn Sie auf der Suche nach einem passenden Auszubildenden sind, sollten Sie verdeutlichen, welche Parameter Ihnen wichtig sind. Hier kommt das Employer Branding ins Spiel. Beim Employer Branding geht es darum, dass Sie auch als Arbeitgeber einen guten Ruf haben. Darüber hinaus ist es mit einem Pflege-Bildungsmarketing möglich, das Image Ihres Unternehmens zu verbessern. Insbesondere nach einer schwierigen Zeit im Unternehmen, einer öffentlichen Beschwerde oder anderen Komplikationen ist dies unverzichtbar. Aber auch neue Pflegedienste und -einrichtungen sollten von Anfang an daran arbeiten, ein gutes Image aufzubauen. Zu guter Letzt hilft Ihre Öffentlichkeitsarbeit dabei, sich von Ihren Mitbewerbern abzugrenzen und zum Marktführer zu werden. Mögliche Ziele der Öffentlichkeitsarbeit im Pflegewesen:

- Gewinnung geeigneter Auszubildenden,
- verbessertes Ausbildungs-Image der Einrichtung,
- höherer Bekanntheitsgrad der Pflegeeinrichtung als Ausbildungsbetrieb,
- Abgrenzung gegenüber der Konkurrenz, Herausstellen von USP[61],
- Positionierung als Marktführer,
- Attraktivität für Kooperationspartner und Auszubildende.

Beim Marketing sollte Ihre Zielgruppe immer im Mittelpunkt stehen. Bevor Sie also näher über eventuelle Maßnahmen und Kommunikationskanäle nachdenken, sollten Sie sich Gedanken darüber machen, an wen Sie sich mit Ihren Aktivitäten eigentlich richten.

»Ich habe keine Werbung für die Pflegeausbildung erlebt. Ich glaube, Krankenhäuser müssten über Social Media werben nicht nur seriös wie Anzeigen in Zeitschriften.«
Hannah Bastek, Auszubildende, drittes Ausbildungsjahr

Tipp
Beginnen Sie zunächst einmal mit einer Bestandsaufnahme. Listen Sie auf, welche Maßnahmen zur Öffentlichkeitsarbeit Sie bereits treffen. Das beginnt mit der unternehmenseigenen Broschüre über Anzeigen in der Zeitung bis hin zu Events wie z. B. einem Weihnachtsfest.

[61] USP = Unique Selling Proposition (Alleinstellungsmerkmal, herausragendes Leistungsmerkmal

15.6 So erreichen Sie Ihre Zielgruppe

Wie gut erfüllen die Maßnahmen ihren Zweck? Viele Pflegedienste glauben, dass sie bereits eine gute Öffentlichkeitsarbeit betreiben, verfehlen dabei aber ihre Zielgruppe oder übermitteln eine falsche Botschaft. Widmen Sie sich der Entwicklung und Beschreibung Ihrer Unternehmensphilosophie, zu der auch Ihre Alleinstellungsmerkmale gehören. Stellen Sie Ihre Werte eindeutig dar, was nicht nur der Zielgruppe, sondern auch Ihren eigenen Mitarbeitern dient.

Für die Öffentlichkeitsarbeit müssen Sie verschiedene Plattformen nutzen. Journalist*innen können dabei helfen, positive Berichte über Innovationen in Ihrer Pflegeeinrichtung zu lancieren. Anzeigen im Printtiteln sind durchaus immer noch hilfreich. Aber soziale Medien werden immer wichtiger für eine gelungene Öffentlichkeitsarbeit in der Pflegebranche.

»Werbung wie »EhrenPflegas« ist nicht förderlich. Imagefördernd wären z. B. Praxistipps und Tricks, Fernsehserien, die zeigen, was die Pflege wirklich macht, was wirklich abgeht.«

Hannah Bastek, Auszubildende, drittes Ausbildungsjahr

Die vorrangigen Kommunikationsmöglichkeiten sind Print und Social Media. Darüber hinaus sollten Pflegeeinrichtungen über eine eigene Website verfügen, auf der sie sich und ihre Services vorstellen. Denn diese ist einer der ersten Anlaufpunkte für mögliche Kunden und Auszubildende.

Zu den möglichen Print-Medien gehören Flyer, Broschüren, Briefe und unternehmenseigene Magazine. Aber auch Anzeigen in Zeitschriften und Zeitungen sind Möglichkeiten, die eigene Einrichtung zu bewerben. Weiterhin können Poster genutzt werden, die auf die Einrichtung aufmerksam machen. Hier sollten Sie sich wieder direkt auf die Zielgruppe besinnen. Bringen Sie die Printmedien dort hin, wo sich mögliche Kunden aufhalten: Schulen, Hochschulen, Pflegeschulen, Pflegeeinrichtungen, Hospize, Krankenhäuser etc., Jugendtreffs, Bushaltestellen, Busse etc., Seniorentreffpunkte, Kirchen, Agentur für Arbeit, Wartezimmer von Ärzten, Litfaßsäulen.

Darüber hinaus sollten Sie auch online Öffentlichkeitsarbeit betreiben. Dies geht nicht nur auf Ihrer Website, sondern auch über Facebook, Instagram, Twitter, einen Blog, YouTube oder per Google Anzeigen und auf anderen Seiten und Plattformen.

Bauen Sie eine »Community« auf, die Ihre Pflegeeinrichtung gut kennt und Ihnen online oder offline folgt und über Neuigkeiten informiert wird. Dies geht per E-Mail-Newsletter besonders gut. Aber auch per Brief können Sie die Zielgruppe informieren und in Aktivitäten einbeziehen.

Darüber hinaus ist es auch möglich, Öffentlichkeitsarbeit mithilfe von Events zu betreiben. Organisieren Sie einen Messestand, laden Sie zu einem Tag der offenen Tür ein oder verkaufen Sie Kekse auf einem Weihnachtsmarkt. So verbinden Sie Ihre Pflegeeinrichtung direkt mit positiven Emotionen bei möglichen Kunden. Das geht z. B., indem Sie auf hochwertige und vertrauenswürdige Inhalte setzen, mit Ihrem Fachwissen überzeugen, aktuelle Analyseergebnisse wie etwa Gesundheitsstatistiken in Ihre Marketingstrategie einbeziehen.

Zentral ist dabei immer wieder die klare Fokussierung auf Ihre Zielgruppe. Denn nur, wenn Sie Ihre Werbebotschaft auf die Zielgruppe anpassen, können Sie diese auch erreichen, und – noch wichtiger – begeistern und von Ihrer Pflegeeinrichtung überzeugen.

Eine Zielgruppenanalyse kann Ihnen bei der Entscheidung helfen, welche Kanäle sich besonders für Ihre Marketingstrategie eignen würden. In der Regel handelt es sich dabei um einen Kommunikationsmix. Bedenken Sie jedoch, dass auch viele Job- und Karriereportale als soziales Medium fungieren. Auch dort sollten Sie ihr Unternehmensprofil online stellen und regelmäßig pflegen.

Gerade wenn Unternehmen Dienstleistungen anbieten, legen potenzielle Kund*innen besonderen Wert auf gute Bewertungen. Motivieren Sie daher ehemalige Patient*innen oder deren Angehörige dazu, Sie auf diversen Social Media-Plattformen zu bewerten. Widmen Sie sich der Fanseite Ihres

Unternehmens! Dafür können Sie einen Social Media-Experten anstellen. Wichtig sind Aspekte wie Aktualität der Beiträge, interessante Inhalte, Verknüpfungen von Posts zu anderen Inhalten wie etwa Ihrer Website, hochwertige Bilder.

15.7 Employer Branding als Ausbildungsbetrieb

Machen Sie vor allem unter Nachwuchskräften mit einer attraktiven Arbeitgebermarke auf sich aufmerksam.

Beim Employer Branding geht es darum, dass Sie sich einen guten Namen als Arbeitgeber oder Ausbildungsbetrieb machen. Es spricht sich unter Bewerber*innen und Interessent*innen schnell herum, welche Vorteile es hat, bei Ihnen zu arbeiten, welchen Ruf z. B. die Arbeitsatmosphäre in Ihrem Unternehmen genießt. Sie sollten daher viel Energie und Geduld dafür aufwenden, Ihren Ruf als Arbeitgeber zu optimieren. Dies wiederum geht nur dann gut, wenn Sie intern optimal aufgestellt sind und ein attraktiver Arbeitgeber für Ihr Personal sind. Ihre Mitarbeiter*innen sind das wichtigste Aushängeschild.

Darüber hinaus helfen Stellenanzeigen, Recruiting-Videos oder Karrierewebseiten dabei, potenziellen Bewerber*innen einen positiven Eindruck zu vermitteln. Ziehen Sie dafür auch in Betracht, sich bei Portalen wie Xing oder LinkedIn anzumelden. Stellen Sie im Rahmen des Employer Branding dar, wie Sie Herausforderungen angehen und warum Ihr Unternehmen einen attraktiven Arbeitsplatz darstellt.

Dabei hilft u. a. eine Mitarbeiterbefragung. Selbst Azubis können Aufschluss darüber geben, wie Sie zu einem besseren Arbeitgeber werden. Aber auch auf der Führungsebene sollten Sie sich Feedback zum Employer Branding einholen.

Als Nächstes müssen Sie sich als Arbeitgeber von Konkurrenzunternehmen abheben. Dafür sollten Sie die Schwächen und Stärken Ihres Unternehmens kennen, Ihr Marketing eruieren und sich Maßnahmen überlegen, mit denen Sie ein attraktiverer Arbeitgeber werden. Dazu gehören etwa Angebote zur Kinderbetreuung, flexible Arbeitszeiten, Zuschuss zum Führerschein, mehr Zeit pro Pflegebedürftigen, Boni etc.

Um Ihren Ruf und Ihr Marketing noch weiter zu verbessern, ist es sinnvoll, auf Gütesiegel zu achten. Es versteht sich von selbst, dass Sie die gesetzlich vorgegebenen Qualitätsstandards einhalten. Es gibt darüber hinaus verschiedene Siegel, die etwa vom Medizinischen Dienst der Krankenversicherung überprüft werden, wie der »Pflege-TÜV« oder die »Geprüfte Pflegequalität«. Diese Siegel helfen Ihnen dabei, neue Zielgruppen anzusprechen und sich über Ihre Region hinaus einen (guten) Namen zu machen. Die Ergebnisse der Überprüfungen müssen Sie gut sichtbar aushängen. Besonders herausragende Bereiche oder Noten können Sie im Marketing einsetzen.

Ausschlaggebend für die Verteilung von Noten und Qualitätssiegeln ist die DIN-Norm für Qualitätsmanagement im Pflegewesen. Aber auch das EFQM-Modell für Exzellenz kann zum Einsatz kommen.

Bedeutsam, gerade in ländlichen Räumen, ist ein wohnortnahes Ausbildungsangebot, um auch jungen Auszubildenden, die noch keinen Führerschein besitzen, eine heimatnahe und erreichbare berufliche Perspektive zu ermöglichen. Hierbei kann die Kreisverwaltung bei der Vermarktung des Landkreises als Ausbildungsstandort unterstützen.

Tipp
Überlegen Sie, ob Sie tatsächlich »SUCHEN« oder »ANBIETEN«.
Was kommt attraktiver bei Interessierten an?
Fragen Sie Ihre Auszubildenden und Studierenden, mit welchen Methoden und über welche Kanäle sie erreichbar sind.

Das Thema »Ausbildung« und entsprechende Herausforderungen sollten darüber hinaus innerhalb der kreisweiten Pflegenetzwerke mit einer eigenen Arbeitsgruppe und politischer Unterstützung belegt werden. Die beste Methode, um an Mitarbeitende und Auszubildende zu gelangen, ist die direkte Vermittlung über diese selbst. Stellen Sie sich die Frage: »Werden meine Auszubildenden in ihrem Freundeskreis für die Ausbildung bei mir werben?« Hinterfragen Sie Ihr Employer Branding, bei dem es darum geht, dass Sie auch als Arbeitgeber einen guten Ruf haben. Machen Sie deutlich, wie Sie sich als Ausbildungsbetrieb von Ihren Mitbewerbern abgrenzen.

15.8 SWOT-Analyse zur strategischen Ausbildungsoptimierung

Das strategische Marketing beginnt zunächst mit den Analysen und Prognosen des internen und externen Unternehmensumfeldes. Dabei werden Analysetechniken wie die SWOT-Analyse verwendet. Das ist die Betrachtung von Stärken & Schwächen sowie Chancen & Risiken eines Unternehmens und dessen Umwelt. SWOT steht für **S**trengths (Stärken), **W**eakness (Schwächen), **O**pportunities (Chancen), **T**hreats (Risiken)-Analyse.

Mit dieser Analyse können Sie den aktuellen Zustand Ihres Unternehmens erfassen, um geeignete strategische Optimierungsmaßnahmen abzuleiten. Im Grunde lässt sich die SWOT-Analyse in drei Schritte aufteilen:

1. Informationsrecherche: Hierbei werden die Informationen zum Unternehmen und zum Umfeld gesammelt und aufgelistet.
2. Zustandsbeschreibung: Alle Informationen werden nun in der SWOT-Matrix entsprechend eingetragen.
3. Analyse und Strategiebildung: Alle Zusammenhänge werden analysiert und strategische Maßnahmen werden abgeleitet.

Anhand der Analyse des Ist-Zustandes können Sie die notwendigen Maßnahmen bestimmen. So nutzen Sie verfügbare Unternehmenspotenziale und dämmen Gefahren ein. In der folgenden Abbildung werden die Analysefelder dargestellt (vgl. ▶ Abb. 53).

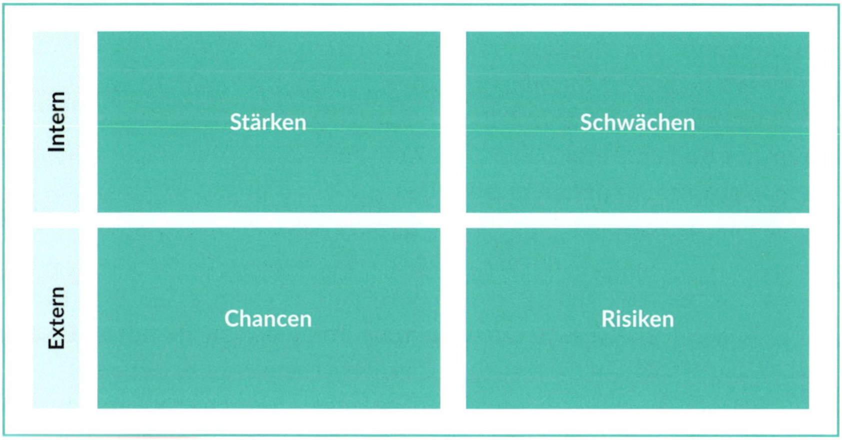

Abb. 53: SWOT-Analyse.

15.8.1 Beispiel einer SWOT-Analyse

1. **Stärken (Strengths – Wettbewerbsvorteile)**
   - Innovative Pflegekonzepte
   - Geeigneter Standort
   - Qualifizierte Mitarbeitende
   - Technologisches Know-how
   - Gute Bausubstanz
2. **Schwächen (Weaknesses = Wettbewerbsnachteile)**
   - Geringe Finanzkraft und Refinanzierungsmöglichkeiten
   - Zu wenig Praxisanleitende
   - Fehlende Digitalisierung
   - Geringer Ausbildungszuwachs
   - Abhängigkeit von Kooperationspartnern
3. **Chancen (Opportunities)**
   - Hohe Nachfrage von Kunden
   - Hohe Nachfrage nach Ausbildung
   - Neue Technologien
   - Positive Presse und sehr gute Bekanntheit
   - Staatliche Subventionen, Steuererleichterungen und Refinanzierungen

15

4. **Risiken (Threats)**
   - Änderung des Nachfrageverhaltens
   - Gesetzliche Einschränkungen
   - Steuerliche Auflagen
   - Neue Konkurrenten
   - Keine Ausbildungsnachfrage
   - Zu wenig Personal

Die SWOT-Analyse ermöglicht es Ihnen, Stärken auszubauen, Schwächen zu minimieren, Chancen zu nutzen und Bedrohungen zu identifizieren. Sie können die SWOT-Analyse auch in der Bewerberauswahl, Personal- und Führungskräfteentwicklung einsetzen, indem Sie Bewerber*innen z. B. fragen: »Was sind Ihre wichtigsten Stärken und Schwächen? Welche Chancen und Risiken gehe ich ein, wenn ich Ihnen den Ausbildungs- oder Arbeitsplatz gebe?«

15.9 SWOT-Matrix

Eine SWOT-Analyse macht die vier definierten Bereiche Stärken, Schwächen, Chancen und Risiken transparent. Mit dieser Analyse lässt sich bereits gut arbeiten. Sie können die Ergebnisse in Geschäftsberichten nutzen, als Kommunikationsgrundlage verwenden oder als Basis für eine strategische Ableitung nutzen. Dies verdeutlicht die SWOT-Matrix. Mit der kombinierten SWOT-Matrix lassen sich vier Zusammenhänge erkennen.
1. SO: Stärke-Chancen Kombination
2. ST: Stärke-Risiko Kombination
3. WO: Schwäche-Chancen Kombination
4. WT: Schwäche-Risiko Kombination

Aus den vier Beziehungskonstellationen lassen sich vier Strategiefelder ableiten (vgl. ▶ Abb. 54).

Aus der Analyse kann z. B. eine Einrichtungsleitung erfahren, was genau zu tun ist, um die Chancen auszubauen, die Schwächen aufzuholen, die Stärken abzusichern und die Risiken zu vermeiden. Dafür trägt sie die gesam-

		Interne Analyse	
Externe Analyse		**Stärken**	**Schwächen**
	Chancen	**Ausbauen** Wie können die Stärken die Chancen erhöhen	**Aufholen** Wie können aus Schwächen Chancen entstehen
	Risiken	**Absichern** Wie können Stärken bestimmten Risiken vorbeugen?	**Vermeiden** Welche Aktivitäten sollten vermieden werden?

Abb. 54: SWOT-Matrix.

melten Informationen in die SWOT-Matrix ein und leitet daraus die geeigneten Strategien ab:

1. SO: Ausbau der guten Ausbildungsqualität durch digitalisierte, technische Ausstattung.
2. ST: Absicherung gegen die Konkurrenz durch Ausbildungsqualität und mehr Praxisanleitende.
3. WO: Größere Flexibilität im Dienstplan durch ein neues Dienstplanmodell.
4. WT: Kombination: Starre Arbeitszeiten und zu wenig Praxisanleitende dauerhaft vermeiden.

Tipp

Die SWOT-Analyse können Sie auch im Bewerbungsmanagement einsetzen. Stellen Sie Ihre Pflegeeinrichtung anhand der SWOT-Analyseergebnisse vor. Der Bewerber wiederum füllt ebenso eine SWOT-Analyse aus, die sein Persönlichkeitsprofil umreißt und nutzt die Ergebnisse, um sich selbst vorzustellen.

15.10 Best Practice: Internationaler Tag der Pflege

Die gute Arbeit der vielen Pflegefachkräfte und Auszubildenden muss öffentlich sichtbar werden. Am besten täglich oder wöchentlich. So können Pflegende eine höhere Wertschätzung erfahren und Pflegeeinrichtungen mehr Mitarbeitende gewinnen.

Beispiel: Am 12. Mai wird jedes Jahr der Internationale Tag der Pflegenden begangen. Der Tag erinnert an den Geburtstag der britischen Krankenpflegerin und Pionierin der modernen Krankenpflege, Florence Nightingale. Pflegeeinrichtungen und Schulen nutzen diesen Tag für groß geplante öffentlichkeitswirksame Aktivitäten.

15.11 Best Practice: Zielpublikum identifizieren

Identifizieren Sie Ihr Zielpublikum! Ein gutes Marketing für Bildungsmaßnahmen beginnt mit der Identifizierung Ihres Zielpublikums. Wenn Sie wissen, wer Ihre Kund*innen sind, können Sie eine Kampagne entwickeln, die direkt auf die Bedürfnisse dieser Gruppe ausgerichtet ist. Ihre Kunden sind potenzielle Auszubildende.

Kombinieren Sie Online- und Offline-Marketing: Obwohl Online-Marketing ein wirksames Mittel ist, um mehr Menschen auf Ihr Angebot aufmerksam zu machen, sollten Sie auch traditionelle Marketingmethoden in Betracht ziehen.

Erstellen Sie eine Website: Eine professionell gestaltete Website ist ein Muss für die Vermarktung Ihrer Bildungsmaßnahme. Sie ist der zentrale Ort, an dem Kunden alle notwendigen Informationen über Ihr Angebot finden.

Nutzen Sie soziale Medien: Wenn Sie Ihre Bildungsmaßnahme vermarkten, sollten Sie auch soziale Medien nutzen, um mehr Menschen zu erreichen. Stellen Sie sicher, dass Sie auf allen relevanten Plattformen vertreten sind, um Ihre Reichweite zu maximieren.

Erstellen Sie einen Programmfolder: Ein Programmfolder ist ein wichtiger Bestandteil der Vermarktung von Bildungsmaßnahmen. Es hilft Ihnen, Ihre Auszubildenden und Interessierten übersichtlich zu informieren.

Wählen Sie die richtigen Werbemittel: Ein wichtiger Aspekt bei der Vermarktung von Bildungsmaßnahmen ist die Wahl der richtigen Werbemittel. Dazu gehören Flyer, Banner, Postkarten, E-Mail-Marketing und vieles mehr. Sie müssen die Werbemittel auswählen, die am besten zu Ihrer Zielgruppe passen.

Messen Sie Ihre Ergebnisse: Messen Sie die Ergebnisse Ihrer Kampagne, um zu sehen, ob sie effektiv ist. Wenn die Ergebnisse nicht den Erwartungen entsprechen, können Sie die Kampagne anpassen, um sie effektiver zu gestalten, oder neue Strategien ausprobieren.

15.12 Best Practice: Online-Bildungsmarketing

Konzentrieren Sie sich auf die Zielgruppe und ihre Bedürfnisse: Identifizieren Sie Ihre Zielgruppe und entwickeln Sie eine Strategie zur Erreichung der Zielgruppe.

Nutzen Sie Social Media: Nutzen Sie Social-Media-Kanäle wie Facebook, Twitter, Instagram und LinkedIn zur Bekanntmachung Ihres Angebots und zur Stärkung Ihrer Reputation.

Erstellen Sie eine Website: Eine professionelle Website ist ein wichtiges Instrument, um für Ihr Angebot zu werben und Kunden zu gewinnen.

Bewerben Sie Ihr Angebot mit E-Mail-Marketing: E-Mails sind ein effektives Mittel, um Ihre Zielgruppe zu erreichen und sie über Ihr Angebot zu informieren.

Nutzen Sie Suchmaschinen-Optimierung (SEO): Um gefunden zu werden, müssen Sie Ihre Website für Suchmaschinen optimieren.

Regelmäßig Inhalte veröffentlichen: Veröffentlichen Sie regelmäßig relevante Inhalte (Content Marketing), um Ihr Angebot und Ihre Expertise bekannt zu machen und Ihre Zielgruppe zu erreichen.

Melden Sie sich für Bildungs- und Marketingveranstaltungen an: Melden Sie sich für relevante Veranstaltungen an. Lernen Sie mehr über Online-Bildungsmarketing und bauen Sie Ihr Wissen aus.

15.13 Best Practice: Darstellung – Ihre praktische Pflegeausbildung bei uns

Die folgende Grafik (vgl. ▶Abb. 55) stellt beispielhaft mögliche Prozesse, Angebote und Mehrwerte zur praktischen Pflegeausbildung dar. Mit solchen »Angeboten« sollten Sie öffentlich werben.

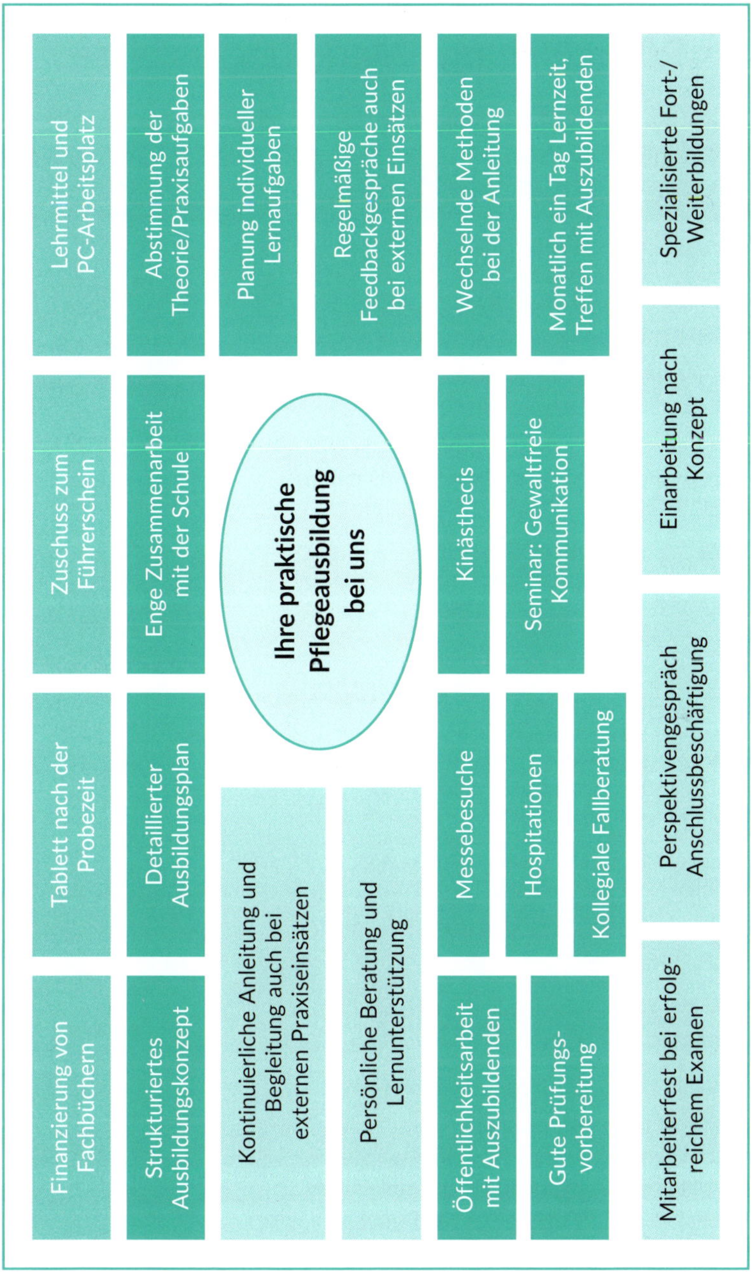

Abb. 55: »Ihre praktische Pflegeausbildung bei uns«.

15.14 Check: Pflegebildungs-Marketingprozesse

Tab. 33: Wie gut sind Ihre Marketingprozesse?

Ich reflektiere und schätze ein:	Trifft gar nicht zu	Trifft teilweise zu	Trifft voll zu
1. Die Dienstleistung »Pflege« und »Mitarbeit in der Pflege« und die praktische Pflegeausbildung werden regelmäßig und positiv nach außen dargestellt.			
2. In unserer Pflegeeinrichtung ist bekannt, welches Image die Einrichtung haben möchte.			
3. Betriebliche Geschäftsprozesse und Ausbildungspartner, sowie gemeinsame Marketingaktivitäten sind im Ausbildungskonzept dargestellt.			
4. Die Kommunikation der Pflegeausbildung nach draußen wird regelmäßig praktiziert: Ausbildungsmessen, Social Media, Plakate, Banner, Aktivitäten.			
5. Eine hausinterne Anwerbung von Ausbildungsinteressierten erfolgt durch: - Geeignete Pflegehilfspersonen werden zur Ausbildung motiviert. - Festangestellte machen Vorschläge und beteiligen sich an der Akquise.			
6. Es werden Praktika/Freiwilligendienste/FSJ angeboten.			
7. Ausbildungsbeginne oder -abschlüsse werden öffentlichkeitswirksam präsentiert.			
8. Die Möglichkeit zur Kinderbetreuung wird angeboten.			
9. Die Möglichkeit zu günstigem Wohnraum wird angeboten.			
10. Öffentlich wird dargestellt, welche Lernangebote es im Unternehmen gibt und welche praktischen Einsätze durchgeführt werden können, bzw. welche Einsätze extern stattfinden.			

16 Qualitätsmanagement- und Fort- und Weiterbildungsprozesse (BAK 7)

Ausbildungsqualität von der Basis her entwickeln, managen und sichern – immer wieder und immer wieder neu.

Das folgende Kapitel beschreibt den siebten und letzten Prozess des betrieblichen Ausbildungskonzeptes: Die Qualitätsmanagement- und Fort- und Weiterbildungsprozesse.

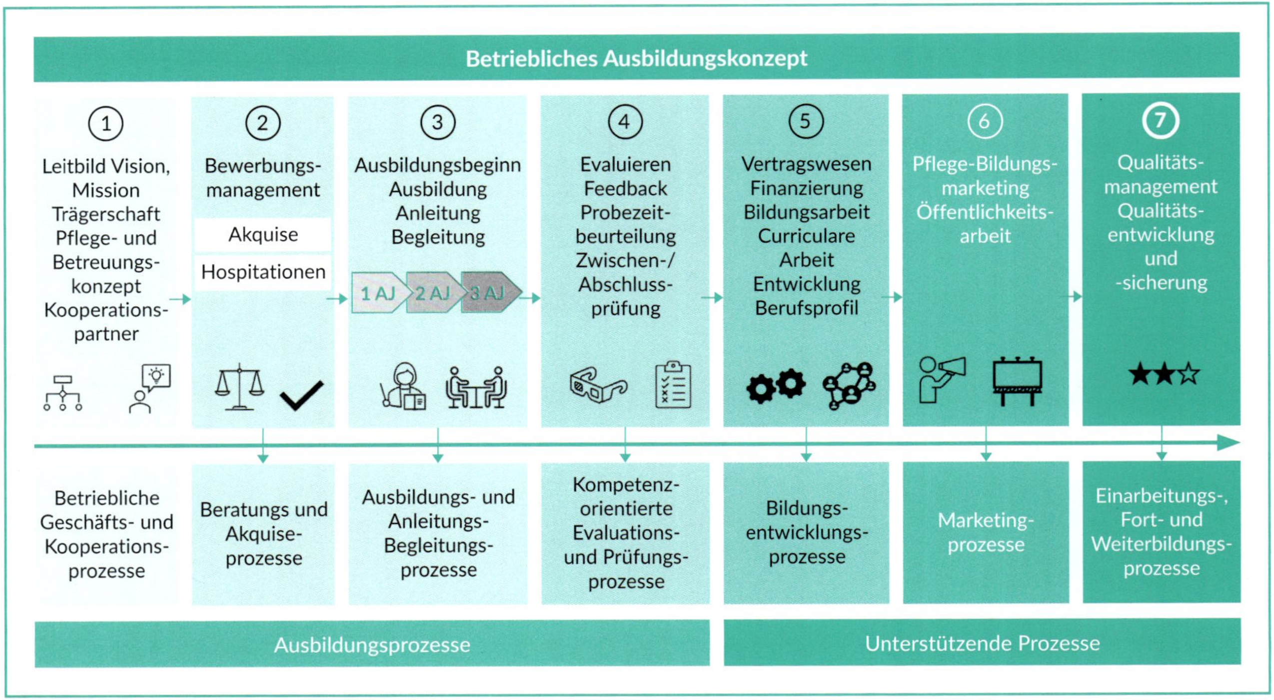

Abb. 56: Das betriebliche Ausbildungskonzept – Baustein 7.

16.1 Qualitätsmanagement – Maßnahmen und Ziele

»Im Qualitätsmanagement sollte die Pflegeausbildung den ersten Stellenwert haben, denn überall fehlen Pflegefachkräfte.«

Eva Mainka, koordinierende Praxisanleiterin, stationäre Altenpflegeeinrichtung

Eine gute Qualität der Gesundheitsversorgung, der Pflege und der praktischen Pflegeausbildung kann einen wesentlichen Wettbewerbsvorteil darstellen. Ein professionelles und effizientes Qualitätsmanagement in der Pflege und Pflegebildung verbessert und strukturiert die Prozesse innerhalb einer Pflegepraxis und innerhalb der Ausbildungsprozesse. Eine effektive Planung von Prozessen und der effiziente Einsatz von Ressourcen sind die entscheidenden Faktoren für die angebotene Qualität der Pflege-Dienstleistung. Das Qualitätsmanagement umfasst alle Maßnahmen zur Planung, Steuerung, Sicherung und Optimierung von Prozessen anhand vorgegebener Anforderungen (Kriterien) (vgl. ▸ Abb. 57).

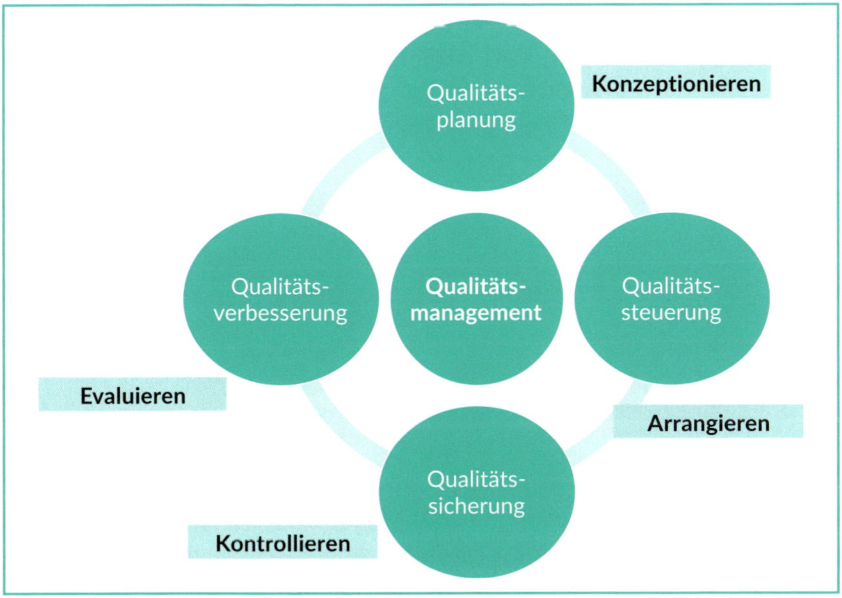

Abb. 57: Maßnahmen im Qualitätsmanagement.

16

Das Ziel von Qualitätsmanagement ist, die Qualität eines Produktes oder einer Dienstleistung, sowie der praktischen Pflegeausbildung und die Zufriedenheit der Auszubildenden zu verbessern. Das Qualitätsmanagement einer Ausbildungseinrichtung muss neben anderen Geschäfts- und Pflegeprozessen auch systematisch die praktische Pflegeausbildung als wesentlichen Part vorsehen. Sie muss strukturell, prozessual und im Ergebnis berücksichtigt, durchgeführt und evaluiert werden. Nur so kann sich eine gute Ausbildungsqualität entwickeln.

Ziele von Qualitätsmanagement im Kontext Pflegeausbildung

- Erhöhung der Zufriedenheit der Auszubildenden und an der Ausbildung beteiligten Personen
- Bindung und Neugewinnung von Auszubildenden
- Verbesserung der Mitarbeiterzufriedenheit (Struktur und Verteilung der Ausbildungsaufgaben)
- Verbesserung der Kompetenzniveaus von Praxisanleitenden
- Verbesserung der Ausbildungsqualität
- Verbesserung der Zusammenarbeit mit Kooperationspartnern
- Erreichung einer internen oder externen Zertifizierung
- Stärkung des Unternehmensimages
- Erhöhung der Einnahmen zur Refinanzierung der Ausbildung
- Verbesserung der Ausbildungsbedingungen

Die eigentliche Qualitätsentwicklung erfolgt in der Auseinandersetzung der Ausbildungsträger mit der durchgeführten praktischen Ausbildung und deren Ergebnissen. Der kontinuierliche Verbesserungsprozess (KVP) ist der zentrale Prozess, der in einem aktiven Qualitätsmanagement praktiziert werden muss.

Qualitätsmanagement oder Qualitätssicherung sind Aufgaben der strategischen Unternehmensführung. Sie beschäftigen sich im Kontext Pflegeausbildung damit, für alle Ausbildungsprozesse und -ergebnisse eines Unternehmens die höchstmögliche Qualität zu gewährleisten. Qualität bedeutet dabei die Erfüllung von Anforderungen und Erwartungen. Erwartungen und Anforderungen gehen in diesem Fall von Auszubildenden, den Kooperationspartnern und den zu pflegenden Menschen aus. Die Reflexion von praktischer Ausbildung ist daher ein wichtiges Instrument der Qualitätsentwicklung und -sicherung.

Info
Langfristig können Sie am Markt nur überleben, wenn Sie Qualität liefern, auch Ausbildungsqualität! Der Pflegemarkt steht allerdings einem großen Pflegebedarf gegenüber, dessen Angebote nicht ausreichend sind.

»Wenn wir feststellen, wir haben genug Auszubildende, aber zu wenig Pflegefachkräfte, dann stimmt da was nicht.«
Eva Mainka, koordinierende Praxisanleiterin, stationäre Altenpflegeeinrichtung

Qualitätsbereiche,- kriterien und -indikatoren für die praktische Pflegeausbildung können entsprechend der Ausbildungsprozesse und der unterstützenden Prozesse vorgenommen werden (▶ Kap. 4). Entsprechend der dort aufgeführten sieben Ausbildungs- und Unterstützungsprozesse können Qualitätsbereiche, -kriterien und -indikatoren benannt und im kontinuierlichen Verbesserungsprozess evaluiert und optimiert werden.

16.2 Dilemmata im Qualitätsmanagement

Alle Pflegeeinrichtungen sind zur Einführung und Umsetzung eines aktiven Qualitätsmanagements und Qualitätsmanagementsystems gesetzlich verpflichtet. Die Umsetzung des QM erfolgt je nach Pflegesetting und Fokus der Professionen unterschiedlich. Das Qualitätsmanagement im Krankenhaus orientiert sich an der Medizin. Das Qualitätsmanagementverständnis in der Pflege im Krankenhaus ist geprägt von einer kurativen Sichtweise. Im Fokus stehen medizinische Themen rund um die Patientensicherheit.

Anders sieht es in der Langzeitpflege aus. Dort hat sich ein Qualitätsmanagement entwickelt, das von einem hohen Reglementierungsgrad und einem komplexen Geflecht von Vorgaben geprägt ist. Qualität – so hat es den Anschein – wird dort für die Prüfbehörden erbracht. Dazu kommen noch trägerspezifische Reglements zur Steigerung der Effizienz, also vorrangig monetär getriebene Beweggründe. Qualitätsmanagement hat hier eine fiktive Qualität geschaffen, die ihren Höhepunkt in den Noten für Pflegeeinrichtungen hatte.[62]

»In der Langzeitpflege kommt ein weiteres Dilemma hinzu: der Akzeptanz-Konflikt. Wir haben es zweifellos mit einem der am stärksten reglementierten Sektoren im Dienstleistungsbereich zu tun. Die Einhaltung der durch Gesetzgeber, Selbstverwaltung, Kassen und Behörden erlassenen Vorgaben und Regeln frisst nicht nur Ressourcen. Das Qualitätsmanagement hat sich in dem Bereich längst zu einer gleichsam exekutiven Instanz entwickelt. Es zielt nicht in erster Linie auf das Erfüllen von Anforderungen der pflegebedürftigen Personen. Solche Ziele wären zum Beispiel die Verbesserung der Lebensqualität, Förderung der Gesundheit, Verringerung der Pflegeabhängigkeit, die physische, mentale, psychische Aktivierung, die Anregung zur sozialen Teilhabe. Das QM-Verständnis hat sich von diesem Kunden gelöst und bedient die Anforderungen des Prozessgliedes Kontrollinstanz, respektive MDK, respektive Heimaufsicht. Dabei handelt es sich um einen fiktiven Kunden, der jedoch außerordentlich große Wirkung erzielt – Pflegekräfte in diesem Sektor sehen sich einem QM gegenüber, das die Einhaltung der unzähligen Regularien und die Erfüllung der wirtschaftlichen Interessen durchsetzt. Damit wird QM zwangsläufig zur Führungsaufgabe und es entsteht ein entsprechender Konflikt der Rollen – denn Qualitätsmanagement bedeutet eigentlich das Führen des Qualitätssystems und nicht per se des Unternehmens. Der aus der Übernahme von Aufgaben der Unternehmensführung resultierende Rollenkonflikt führt zu einem Akzeptanz-Dilemma. Denn offener Austausch und Unvoreingenommenheit sind Grundvoraussetzungen für funktionierende QM-Systeme. Diese Voraussetzung ist gestört, wenn die hierarchischen Beziehungen durch Rollendiffusion polarisiert werden, weil QMBs zur abgesetzten Geschäftsführung mutieren.

[62] Vgl. Dudel 2022

Insgesamt zeigt sich, dass die vorliegende Situation in den verschiedenen Pflegesektoren der Implementierung eines modernen Qualitätsmanagement-Verständnisses im Weg steht. Das Professions- und das Akzeptanz-Dilemma sind dabei zugleich Ursache und Folge einer Entwicklung, die es zu durchbrechen gilt.«[63]

Das Qualitätsmanagement-Verständnis für die Pflegeausbildung ist vielerorts noch nicht entwickelt.

16.3 Qualitätskriterien zur Ausbildungs- und Beratungsinfrastruktur

Ausbildungsqualität muss häufig ihren Wert noch definieren.

Als zentrale und übergeordnete Qualitätskriterien für die Ausbildungs- und Beratungsinfrastruktur können folgende beispielhaft genannt werden: Ausbildungserfahrung, Verfügbarkeit der Ausbildungsplätze und ausbildungsverantwortlichen Personen, Zugänglichkeit der kooperierenden Einrichtungen, Fachlichkeit der Ausbildenden, Pflege- und Ausbildungsqualität, Kompetenzorientierung der ausbildungsbeteiligten Personen, Unabhängigkeit, Grad der Selbständigkeit und Selbstbestimmung der Auszubildenden, Struktur und Ausstattung des Ausbildungsbetriebes und der kooperierenden Einrichtungen, Prozesse, Organisation und Vernetzung, kontinuierlicher Verbesserungsprozess und Ausbildungsergebnisse, Output, Outcome.

Hierbei sei auf eine grundsätzliche Problematik bei der Festlegung von Qualitätskriterien hingewiesen: Die Festlegung von Qualitätskriterien oder -indikatoren erfordert immer die Festlegung intern und/oder extern über-

[63] Ebd.

prüfbarer, operationalisierter Ziele. Auf diese oder eine Auswahl dieser Ziele sollten sich die beteiligten Partner der praktischen Pflegeausbildung gemeinsam verständigen, damit sie realistisch entwickelt werden können und erreichbar sowie überprüfbar sind. Man könnte sich auf Mindeststandards oder Referenzkriterien verständigen.

*»Ich bin der Meinung, zur Qualitätssteigerung und -entwicklung müssten Patient*innen berichten, wie die Pflege war. Das müsste eine hohe Bedeutung haben. Es sollte Nachbefragungsbögen für die Pflege geben, nicht nur das typische Patienten-Beschwerdemanagement. Damit könnten auch Auszubildende erfahren, wie Patient*innen über die erlebte Pflege sprechen. Es müsste aber dringend ohne Repressalien für die Patient*innen verlaufen. Das müsste sichergestellt werden.«*

Rita Rickelhoff, Fachkrankenschwester für Intensivpflege und Anästhesie im Ruhestand

16.4 Gütekriterien praktische Pflegeausbildung

Zusammenfassend lässt sich die Qualität, also die Güte der praktischen Pflegeausbildung, an den hier dargestellten Kriterien bemessen (vgl. ▸ Abb. 58).

Sie können im Einzelnen die Qualität der praktischen Pflegeausbildung an der Pflegefachlichkeit, der ethischen Ausrichtung, dem Ort und der Ausstattung, wo Pflege stattfindet, der gelebten internen und externen Evidence, den praktizierten Methoden, der Finanzierung, dem BGM, der Konzeption und der Interprofessionalität bemessen.

In Kapitel 18 folgt eine detaillierte Übersicht über Qualitätsbereiche, -kriterien und -indikatoren zur Evaluierung der praktischen Pflegeausbildung im Betrieb.

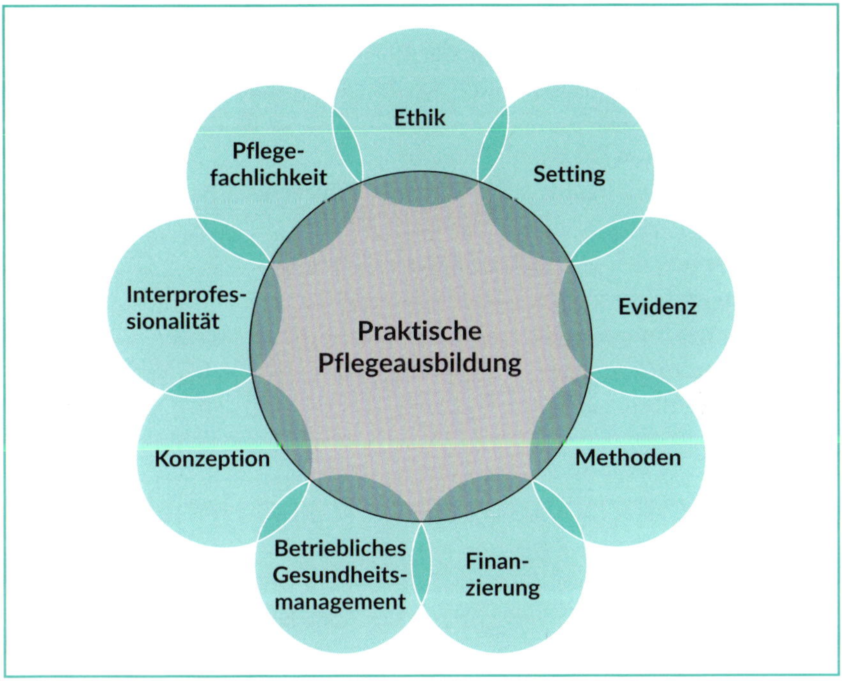

Abb. 58: Gütekriterien der praktischen Pflegeausbildung.

16.5 Planung der Fort- und Weiterbildung

Nach dem föderalen System fallen die Weiterbildungen in den Regelungsbereich der Bundesländer und können bzw. müssen eigenverantwortlich von ihnen gestaltet und organisiert werden. Die berufspädagogische Weiterbildung zur Praxisanleitung wird dabei ggf. durch die Rechtsverordnungen auf Bundesebene als Voraussetzung für die Tätigkeit als Praxisanleiter beschrieben. Die Weiterbildung zur/zum Praxisanleiter/in umfasst insgesamt 300 Stunden. Zudem besteht die Verpflichtung zur berufspädagogischen Fortbildung gemäß § 4 PflAPrV.

16

Ausbildungsbetriebe sind gut beraten, wenn sie ihr Personalentwicklungskonzept prospektiv über die nächsten zwei bis drei Jahre zum Thema Praxisanleitung planen. Viele Praxisanleitende unterbrechen die Berufstätigkeit wegen Familienplanung. Ausfallzeiten wie Fluktuation oder Karriereaufstieg sind Gründe, warum die Anzahl der Praxisanleitenden in Ausbildungsbetrieben nicht konstant bleibt. Das Bildungscontrolling sollte unterscheiden zwischen:

- Weitergebildeten Praxisanleitenden,
- noch zu qualifizierenden Mitarbeitenden während der nächsten drei Jahre,
- Qualität der Weiterbildungsstätten,
- Zufriedenheit der bereits Ausgebildeten,
- Benchmark zu anderen Ausbildungsbetrieben,
- Qualität der Kooperationen und Kooperationspartner und
- Programm zu 24 Stunden-Fortbildungen mit entsprechendem Qualitätsmanagement.

16.6 Weiterbildungsstätten und -inhalte

Bei der Auswahl der Weiterbildungsstätten steht Ihnen eine Vielzahl unterschiedlicher Angebote zu Verfügung. Achten Sie bei der Auswahl auf Aktualität, Inhalte, Lehrplan, Methoden, Modulplanungen, digitalisierte Möglichkeiten, Vorgaben des jeweiligen Bundeslandes und auf die Kosten.
Holen Sie sich Informationen zu möglichen Fort- und Weiterbildungen bei Ihrer kooperierenden Pflegeschule oder auch bei Hochschulen. Interessant sind Modelle, die Weiterbildungsinhalte bereits hochschulzertifiziert haben und bei denen Inhalte und Leistungsnachweise mit Creditpoints versehen sind, damit sie ggf. bei einem Hochschulstudium anerkannt werden.
Sehr hilfreich ist eine enge Verzahnung der Weiterbildung zur Praxisanleitung mit den Ausbildungsstätten. Hospitationen, Feedbacks zu realen Anleitungen und praxisnahe Themenfindungen zu geplanten Anleitungen und für Leistungsnachweise sind ratsam.

Tipp

Interessante Informationen zur Bildung insgesamt (nicht pflegespezifisch) gibt es unter www.bildungsklick.de.

16.7 Jährliche 24 Stunden-Fortbildungen

Praxisanleitenden soll die Möglichkeit gegeben werden, pädagogische und methodische Themen zur Anleitung wahrnehmen zu können. Pflegefachliche Themen sollen hierunter nicht subsumiert werden, sondern aktuelle Veränderungen der Ausbildungsrechtsprechung, Themen der Berufs- und Pflegepädagogik und Ausbildungs- und Berufsentwicklung, Aktualisierungen zu neuen Ausbildungskonzepten, Themen zur Lernstandserhebung und zur Beurteilung, zum Lerncoaching, zum Umgang mit herausfordernden Lernenden, Trainings zur Beratungstätigkeit sowie Trainings zum digitalisierten Lernen und Dokumentieren der Ausbildungsplanungen und -nachweise an der Schnittstelle zu Pflegeschulen und Hochschulen.

Wichtig **Digitale Medien**

Bei der dringend notwendigen Integration digitaler Medien müssen die Praxisanleitenden kontinuierlich qualifiziert werden. Geräte müssen angeschafft werden und erfordern eine regelmäßige Wartung durch Experten in diesem Bereich.

16.8 Praxisanleitende registrieren

Praxisanleitende Mitarbeitende werden bei den zuständigen Behörden (je nach Bundesland unterschiedlich) registriert. Die zuständigen Stellen oder Behörden in den Bundesländern fordern standardisierte und nachweisbare Daten zu Registrierung der Praxisanleitenden. Dazu werden folgende Daten von den zuständigen Stellen in den Bundesländern erfasst und verarbeitet:

- Angaben zur Person
- Adressdaten zur Person
- Kontaktdaten zur Person
- Angaben zum Berufsabschluss
- Angaben zur Weiterbildung Praxisanleitung

Folgende Dokumente müssen übermittelt werden:

- Kopie Urkunde über die Erlaubnis zur Führung der Berufsbezeichnung
- Kopie Urkunde/Zeugnis über den erfolgreichen Abschluss der Weiterbildung Praxisanleitung

Eine Beglaubigung dieser Unterlagen ist nicht erforderlich

16.9 Unterbrechung der Tätigkeit als Praxisanleitung

Bei einer Unterbrechung der Berufstätigkeit sind Praxisanleitende nicht verpflichtet, Fortbildungen zu besuchen. Sobald Praxisanleitende ihre Aufgabe als Praxisanleitung wieder aufnehmen, unterliegen sie aber wieder der Fortbildungsverpflichtung. Wie genau diese Wiederaufnahme der Fortbildungsverpflichtung erfolgt, wird in den einzelnen Bundesländern bekanntgegeben und jeweils aktualisiert.

16.10 Best Practice: Auszubildende bewerten die ausbildende Einrichtung

Die wirklichen Experten für die Pflegeausbildung sind die Auszubildenden selbst, denn sie können die Ausbildungsqualität beurteilen.

Als Ausbildungsverantwortliche sollten Sie regelmäßig das Feedback der Auszubildenden zur praktischen Pflegeausbildung einholen. Nur so erfahren Sie etwas zur fremdeingeschätzten Qualität und nur so erlernen Auszubildende, konstruktiv Feedback zu formulieren und sich aktiv an der Qualitätsentwicklung zu beteiligen. Beispielhaft könnten folgende Qualitätsthemen von Auszubildenden evaluiert werden.

Tab. 34: Wie gut ist die Ausbildung in Ihrer Einrichtung?

Ich reflektiere als Auszubildende/r	Trifft gar nicht zu	Trifft teilweise zu	Trifft voll zu
1. Ich werde im Ausbildungsbetrieb wertgeschätzt und als Auszubildende/r wahrgenommen.			
2. Ich fühle mich bei der Erfüllung meiner Ausbildungsaufgaben durch ausbildungsverantwortliche Personen zielgerichtet unterstützt.			
3. Die mir zur Verfügung gestellten Dokumente und Unterlagen sind zur Erfüllung meines Ausbildungsauftrages hilfreich.			
4. Die erhaltenen Ausbildungsmittel, Daten und Dokumente erhalte ich rechtzeitig und sind für mich verständlich.			
5. Bei außergewöhnlichen Situationen kann ich auf die Begleitung durch den Betrieb zählen.			
6. Der Informationsaustausch zwischen den Praxis-Kooperationspartnern der praktischen Ausbildung und der Pflegeschule entspricht meinen Bedürfnissen.			
7. Fragen und Anliegen kann ich niederschwellig und zeitnah beim Ausbildungsträger klären.			
8. Meine Vorstellungen und Ideen werden von ausbildungsverantwortlichen Personen aufgenommen und diskutiert.			
9. Ich würde meinen Ausbildungsbetrieb wieder wählen.			
10. Ich werde meinen Ausbildungsbetrieb weiterempfehlen.			

16.11 Check: Einarbeitungs-, Fort- und Weiterbildungsprozesse

Tab. 35: Wie steht es um die Einarbeitungs-, Fort- und Weiterbildungsprozesse in Ihrer Einrichtung?

Ich reflektiere und schätze ein:	Trifft gar nicht zu	Trifft teilweise zu	Trifft voll zu
1. Der Bedarf an Praxisanleitenden wird mindestens jährlich geprüft.			
2. Es stehen ausreichend Praxisanleitende zur Verfügung.			
3. Es gibt Vertretungsregelung für Praxisableitende.			
4. Es gibt eine Stellenbeschreibung für Praxisanleitende, die allen bekannt ist.			
5. Der Stellenanteil zur Praxisanleitung der jeweiligen Praxisanleitenden ist festgeschrieben.			
6. Die Praxisanleitungszeiten werden transparent im Dienstplan dargestellt.			
7. Die Anleitungs- und Ausbildungsprozesse werden von allen Mitarbeitenden aktiv unterstützt.			
8. Der Fort- und Weiterbildungsbedarf zur zielgerichteten Förderung der Mitarbeitenden wird ermittelt und es gibt eine prospektive Fort- und Weiterbildungsplanung.			
9. Die Fortbildungen werden nach berufspädagogischen, organisatorischen, methodischen und digitalen Prozessen ausgewählt.			
10. Es gibt ein offizielles Fort- und Weiterbildungsbudget.			

16.12 Check: Qualitätsentwicklung und -sicherung

Tab. 36: Wie gut läuft die Qualitätsentwicklung und -sicherung bei Ihnen?

Ich reflektiere und schätze ein:	Trifft gar nicht zu	Trifft teilweise zu	Trifft voll zu
1. Die Strukturqualität (Ausstattung, Standards, Konzepte etc.) der praktischen Ausbildung in unserer Pflegeeinrichtung ist sehr gut.			
2. Die Prozessqualität (Abläufe, Dauer der Feedbacks und Optimierungen etc.) der praktischen Ausbildung in unserer Pflegeeinrichtung ist sehr gut.			
3. Die Ergebnisqualität (Rückmeldungen, Prüfungsergebnisse, Examen, Outcome etc.) der praktischen Ausbildung in unserer Pflegeeinrichtung ist sehr gut.			
4. Wir befähigen die Auszubildenden zum selbstständigen und lebensbegleitenden beruflichen Lernen.			
5. Die praktische Pflegeausbildung in unserer Pflegeeinrichtung und bei den kooperierenden Betrieben ist qualitativ hochwertig.			
6. Übernahmequoten werden statistisch erfasst, um den Erfolg von Ausbildung und die Notwendigkeit darzustellen.			
7. Alle Arbeits- und Lernaufträge sind eingebettet in einen Pflege-, bzw. Geschäftsprozess.			
8. Wir streben ein »Gütesiegel Pflegeausbildung« an.			
9. Die Qualität der Pflegeausbildung wird regelmäßig und nach festgelegten Indikatoren strukturiert evaluiert.			
10. Evaluationsergebnisse fließen in den lebendigen kontinuierlichen Verbesserungsprozess ein und sind die Basis für eine Optimierung unserer Ausbildungsqualität.			

16

17 Qualitätsbereiche, -kriterien und -indikatoren für die praktische Pflegeausbildung in 14 Kategorien (BAK 7)

Die eigentliche Qualitätsentwicklung erfolgt in der Auseinandersetzung der Ausbildungsträger und ausbildenden Einrichtungen mit der durchgeführten praktischen Ausbildung und deren Ergebnissen. Die Reflexion von praktischer Ausbildung ist daher ein wichtiges Instrument der Qualitätsentwicklung. Die 14 Qualitätsbereiche, die für die berufliche und die hochschulische praktische Pflegeausbildung und damit insbesondere für die Praxisanleitung erarbeitet wurden:

1. Formale Prozesse
2. Professionalisierung
3. Organisation
4. Inhaltliche Planung
5. Kooperation und Netzwerkarbeit
6. Lernbegleitung
7. Lerntheoretische Grundlagen
8. Methodenrepertoire
9. Digitale Optionen
10. Leistungsbewertung und Reflexion
11. Dokumentation und Controlling
12. Fort- und Weiterbildung
13. Marketing und Öffentlichkeitsarbeit
14. Verantwortungsethik und Innovation

Diese 14 Kategorien stellen Strukturvorgaben zur Weiterentwicklung einer inhaltlichen, organisatorischen, personalen und rechtlich ethischen Praxisanleitungsqualität dar. Auf dieser Basis kann die Qualitätsentwicklung diskutiert, formuliert und reflektiert werden. Die Weiterentwicklung der Praxisanleitung und der praktischen Pflegeausbildung sollte nicht nur einer theoretischen Ausrichtung folgen, sondern verschiedene Ansätze und eine interdisziplinäre Zusammenarbeit konzeptionell nutzen.

Diese 14 Qualitätsbereiche stellen einen Qualitätsrahmen dar und dienen als strukturgebendes Mittel zum Qualitätsmanagement, zur Qualitätsentwicklung und -sicherung.

Tipp

Das übergeordnete Ziel von Qualitätsentwicklung für pflegerische Praxisanleitung sollte sein, die Lernenden dazu befähigen, den zu pflegenden Menschen und ihren Angehörigen Hilfestellung bei der Bewältigung von Pflegebedürftigkeit zu geben.

Die nun folgenden Formatvorlagen für Qualitätskriterien dienen zur Reflexion und Infrastrukturplanung und können zur internen und externen Auditierung herangezogen werden.

17.1 Qualitätsindikatoren 1 Formale Prozesse

Kriterien	Indikator trifft zu %	100	75	50	25	0
1	Die Absicht Ausbildungsbetrieb nach PflBG sein zu wollen ist betriebsintern Konsens und die Finanzierung nach PflAFinV ist geklärt.					
2	Zwischen den Kooperationspartnern der Pflegeausbildung (Ausbildungsbetriebe und Pflege- oder Hochschule) existieren vertragliche Regelungen zur Ausbildungsabsicht, zu Kooperationspartnern, zu Haftungsrecht, Schweigepflicht und Datenschutz für die Lernenden der Pflegeausbildung.					
3	Für die Auswahl von Kooperationspartnern existieren verbindliche Kriterien und Regelungen. Eine Lieferantenbewertung wird kontinuierlich durchgeführt.					
4	Eine mögliche Entgeltzahlung an die Pflegeschule ist geklärt und mit entsprechenden Delegationsaufgaben vertraglich definiert.					
5	Die Berücksichtigung zum Vertiefungseinsatz ist im Vertrag vorgesehen, wenn der Ausbildungsvertrag in einer stationären Langzeitpflegeeinrichtung oder bei einem ambulanten Dienst oder einer pädiatrischen Pflegeeinrichtung abgeschlossen wurde. Die Wahlmöglichkeit des Berufsabschlusses wird angeboten und dazu wird aktiv beraten.					
6	Der generelle und individuelle Ausbildungsverlaufsplan steht dem Auszubildenden terminiert zu Beginn der Ausbildung zur Verfügung.					
7	Für externe Lernende im Unternehmen sind Lerninhalte (Lern- und Arbeitsaufgaben) und Strukturen schriftlich niedergelegt.					
8	Die Finanzierung der Pflegeausbildung ist für »externe« Lernende betriebsintern und in Kooperation vertraglich geklärt.					

Kriterien / Indikator trifft zu %		100	75	50	25	0
9	Informationen über aktualisierte Budgetverhandlungen zum Pflegeberufegesetz nach PflAFinV erreichen die Pflegeeinrichtung zeitnah.					
10	Es ist eine verantwortliche Person für die Organisation, Abwicklung und Refinanzierung der Ausbildungsfinanzierung benannt. Diese meldet die Daten zeitnah an verantwortliche Stellen (z. B. für NRW bis zum 15. Juni des Festsetzungsjahres an die zuständige Stelle BezReg. Münster/»PFAU.NRW«).					
11	Die realen Kosten der Ausbildung sind erhoben und werden zeitnah aktualisiert und mit den refinanzierten Kosten in Abgleich gebracht.					
12	Eine Umsatzsteuerpflichtbefreiung für den Ausbildungsträger wurde geprüft und ist ggf. erfolgt.					
13	Auszubildende erhalten eine angemessene Ausbildungsvergütung.					
14	Aktuelle Informationen zum Qualifizierungschancengesetz (QCG) zur Pflegeausbildung erreichen kontinuierlich die verantwortlichen Mitarbeitenden. Für die Ausbildung nach Formen der beruflichen Weiterbildung (AZAV) wird aktiv geworben.					
15	Leistungen nach SGB II/SGB III werden auf die Höhe der Ausbildungsvergütung nicht angerechnet. Eine (Re-) finanzierung mit der BA ist geklärt.					
16	Arbeitszeitgesetz/Arbeitsschutz werden berücksichtigt.					
17	Ausbildungsmittel werden kostenlos zur Verfügung gestellt.					
18	Die Einrichtungsleitung/Pflegedienstleitung, bzw. die GF trägt Verantwortung für die Ausbildungsprozesse (z. B. Bedarf an Praxisanleitungen, Anzahl der Ausbildungsplätze, Kooperationspartner/-verträge, verantwortliche Personen für die Ausbildung sind benannt).					

Kriterien	Indikator trifft zu %	100	75	50	25	0
19	Die Pflegeausbildung ist positiv im Unternehmensleitbild verankert.					
20	Die pflegeethische Haltung und das Berufsverständnis sind in allen formalen Dokumenten niedergelegt.					
21	Es wird eine Ist-Analyse zur Personalentwicklung der Praxisanleitenden und ausbildenden bzw. anleitenden Pflegenden (Altersstruktur, Verweildauer im Unternehmen allgemein und nach Ausbildung, Ausbildungsplatzzahlen und entsprechende Praxisanleitende) geführt. Der Bedarf an Praxisanleitenden wird innerbetrieblich halbjährlich geprüft.					
22	Für die praktische Ausbildungs- oder Studienphase existiert eine angemessene und verbindliche und offen kommunizierte Betreuungsquote (anleitende Person zu Auszubildenden/Studierenden).					
23	In kooperierenden Einrichtungen werden Lernende/Studierende nicht auf den Stellenplan/Personalschlüssel angerechnet.					
24	Der Wertschöpfungsanteil von Auszubildenden auf Vollzeitstellen ist prospektiv berechnet und in der Personalstatistik aufgenommen.					
25	Übergeordnet koordinierende Kontaktpersonen bzw. Praxisanleitende erhalten für die Ausführung ihrer Aufgaben in den kooperierenden Einrichtungen Zeitkontingente.					
26	Die Praxisanleitenden sind für ihre Anleitungszeiten freigestellt.					
27	Die eigene und die kooperierenden Einrichtungen haben Einarbeitungskonzepte für Lernende.					
28	Es gibt eine aktualisierte Stellenbeschreibung für Praxisanleitende.					
29	Für die Praxisanleitenden gibt es eine funktionierende Vertretungsregelung.					

17.2 Qualitätsindikatoren 2 Professionalisierung

Kriterien	Indikator trifft zu %	100	75	50	25	0
30	Die Führungskräfte im Unternehmen streben eine Professionalisierung der Pflegenden und der Praxisanleitenden proaktiv an.					
31	Die Führungspersonen wertschätzen den Pflegeberuf als eigenständigen, hochqualifizierten und gesellschaftlich bedeutsamen Beruf betriebsintern und öffentlich.					
32	Die Führungspersonen werten die Arbeit der Praxisanleitenden als pädagogisch, didaktisch unverzichtbare Tätigkeit im Ausbildungsprozess der beruflichen und der hochschulischen Pflegeausbildung.					
33	Die Führungspersonen arbeiten aktiv an den konzeptionellen Bausteinen und komplexen Strukturen der Praxisanleitungsprozesse und dem Lehrprofil der Praxisanleitenden (s. Kap. 2.4) mit und optimieren diese.					
34	Die Professionalisierung von Praxisanleitenden wird im Unternehmen als wesentlichen Baustein zur Professionalisierung der Pflege betrachtet.					
35	Rollenkonflikte von Praxisanleitenden werden im Betrieb offen kommuniziert und an der Konfliktlösung wird kontinuierlich gearbeitet.					
36	Für Pflegefachpersonen gelten die in § 4 PflBG formulierten »vorbehaltenen Tätigkeiten«. • die Erhebung und Feststellung des individuellen Pflegebedarfs • die Organisation, Gestaltung und Steuerung des Pflegeprozesses • die Analyse, Evaluation, Sicherung und Entwicklung der Qualität der Pflege • Hiernach handeln alle Mitarbeitenden.					

Kriterien / Indikator trifft zu %		100	75	50	25	0
37	Praxisanleitende werden anhand eines schriftlich fixierten Anforderungsprofils ausgewählt und bewertet (z. B. praktische, fachliche, selbstreflexive und kommunikative, pädagogische Kompetenzen).					
38	Praxisbegleitungen erfolgen durch Lehrende der Pflegeschule und arbeiten strukturell und inhaltlich Hand in Hand mit Praxisanleitenden.					
39	Hochschullehrende betreuen die Studierenden in den praktischen Studienphasen unter Berücksichtigung von haftungsrechtlichen Rahmenbedingungen.					
40	Praxisbegleitungen erfolgen durch Lehrende oder Professor*innen der Hochschule mit pflegepraktischer Expertise.					
41	Die Hochschule bindet Personen aus den kooperierenden Einrichtungen in Prozesse der Hochschule ein (z. B. in Form von Beurteilungen der praktischen Studienphasen).					
42	Es besteht ein gut ausgestatteter Arbeitsplatz für Praxisanleitende und Lernende und alle Mitarbeitende arbeiten diesem zu.					
43	Der Arbeitsplatz für Praxisanleitende wird kontinuierlich weiter ausgestattet und optimiert.					
44	Die Führung der Einrichtung unterstützt, dass Praxisanleitende sich kontinuierlich pädagogisch und methodisch weiterbilden oder ein Hochschulstudium aufnehmen können.					
45	Verantwortliche Personen in Pflegeunternehmen arbeiten an einem innovativen Pflege-Staff-Mix unter Pflegenden (Assistenzkräften dreijährig examinierte und hochschulisch qualifizierte Pflegende), um Verantwortungsbereiche zu entzerren.					
46	Die Qualitätsbereiche, -kriterien und -indikatoren für die berufliche und hochschulische praktische Pflegeausbildung/Praxisanleitung werden im Pflegeunternehmen implementiert, evaluiert und werden kontinuierlich optimiert, s. Kap. 17.					

17.3 Qualitätsindikatoren 3 Organisation

	Kriterien / Indikator trifft zu %	100	75	50	25	0
47	Es gibt ein betriebsinternes Ausbildungskonzept, ein Teil davon ist der Ausbildungsplan.					
48	Sachliche Mittel (z. B. Räumlichkeiten, PC, Lernmittel) für die Pflegeausbildungen werden zur Verfügung gestellt.					
49	Alle Mitarbeitenden sind über die Ausbildungsarbeit informiert und unterstützen diese. (▶ Kap. 3.1)					
50	Die Abstimmungen zu Ausbildungsverlaufsplänen und zum Lehrplan erfolgen kontinuierlich.					
51	Die individuellen Ausbildungspläne werden kontinuierlich erstellt und evaluiert.					
52	Die Begleitung des Lernens, vom Ankommen bis zur staatlichen Prüfung, ist für »eigene« und »externe« Lernende organisiert und erfolgt plangenau.					
53	Die Mitbestimmungsrechte der Lernenden sind bekannt und werden aktiv eingefordert.					
54	Alle Einsatzorte/Settings der praktischen Pflegeausbildung sind den Praxisanleitenden gut bekannt.					
55	Die Instrumente und die Prozessfolge: Vom Rahmenplan bis zur Dokumentation der Pflegeausbildung sind den Praxisanleitenden bestens bekannt.					
56	Die Fragen: Bausteine, Abfolge und Checkliste zur praktischen Pflegeausbildung, siehe Kap. 3.1, können mit »ja« beantwortet werden.					
57	Die Vorgaben des BIBB zur geplanten und strukturierten Praxisanleitung sind in das Ausbildungskonzept implementiert.					
58	Die Kooperationen und Organisationen im Kontext hochschulische Pflegeausbildung werden implementiert und optimiert.					

17.4 Qualitätsindikatoren 4 Inhaltliche Planung

	Kriterien / Indikator trifft zu %	100	75	50	25	0
59	Der generalistische Ansatz für die ersten beiden Ausbildungsjahre der beruflichen Pflegeausbildung ist inhaltlich durchdacht und innerbetrieblich geplant.					
60	Die Prinzipien der Exemplarik, der Situationsorientierung bzw. Situationsbezug und Kompetenzorientierung sind als Basis für die inhaltliche Planung bekannt und werden umgesetzt.					
61	Die inhaltliche Planung ist mit allen kooperierenden Partnern besprochen, geplant und dokumentiert.					
62	Die inhaltliche Praxisanleitung (Lernsituationen und personale Umsetzung) ist nicht nur für den eigenen Ausbildungsbetrieb durchdacht und geplant, sondern für alle Praxiseinsätze während der gesamten Ausbildung.					
63	Die Prinzipien der internen und externen Evidence sind bekannt und werden bei der inhaltlichen Planung der Anleitungssituationen und Lern- und Arbeitsaufgaben beachtet.					
64	Berufliche Handlungssituationen leiten die Planung der Lern- und Arbeitssituationen.					
65	Das erste und zweite Ausbildungsjahr ist standardisiert in Lern- und Arbeitssituationen geplant.					
66	Das dritte Ausbildungsjahr ist entsprechend der Vertiefungsrichtung und Wahlmöglichkeit standardisiert in Lern- und Arbeitssituationen geplant.					
67	Die individuellen Wünsche der Lernenden sind in der inhaltlichen Planung der beruflichen oder hochschulischen Pflegeausbildung berücksichtigt.					
68	Das Praxiscurriculum der beruflichen Pflegeausbildung orientiert sich an den Anlagen1 bis 4 der Kompetenzbereiche, siehe PflAPrV und dem Rahmenausbildungsplan für die praktische Pflegeausbildung.					

Kriterien / Indikator trifft zu %	100	75	50	25	0
69 Das Praxiscurriculum der hochschulischen Pflegeausbildung beinhaltet handlungsorientierte Lernziele unter besonderer Berücksichtigung von § 30 der Pflegeberufe-Ausbildungs- und -Prüfungsverordnung (PflAPrV).					
70 Das Praxiscurriculum der hochschulischen Pflegeausbildung beschreibt didaktische Konzepte, Methoden und Lernformen für das Praxislernen bzw. Konzepte und Methoden zu Implementierungs- und Disseminationsphasen (z. B. Praxisprojekte, Praxissemester).					
71 Die hochschulisch Praxisanleitenden differenzieren bei der inhaltlichen Planung zwischen: Information, Auskunft, Aufklärung, Schulung, Anleitung, Edukation, Beratung und Case Management. Sie geben Hilfestellungen bei der Orientierung dieser kommunikativen und interaktionsorientierten Unterstützungsformen.					
72 Das Praxiscurriculum der hochschulischen Pflegeausbildung weist Verantwortlichkeiten für Praxiscurriculum, Anleitung und die Zusammenarbeit der Hochschule mit den kooperierenden Einrichtungen des Gesundheitswesens aus.					
73 Studierende können unter Beachtung der datenschutzrechtlichen und ethischen Richtlinien auf Antrag patientenbezogene Daten während der praktischen Studienphase für Projekte erheben und nutzen.					
74 Das Praxiscurriculum der hochschulischen Pflegeausbildung beinhaltet modulbezogene Lernziele.					
75 Das Praxiscurriculum der hochschulischen Pflegeausbildung beinhaltet spezifische Lernziele für jedes Fachgebiet, in dem Pflichteinsätze absolviert werden müssen (Klinik, stationäre Langzeitversorgung, ambulante Pflege, Psychiatrie, Pädiatrie, Wochenbettpflege).					
76 Das Praxiscurriculum der hochschulischen Pflegeausbildung beschreibt regelmäßige Reflexionen in der Studierendengruppe.					

Kriterien / Indikator trifft zu %	100	75	50	25	0
77 Die Lernzieltaxonomie und Formulierungshilfen sind den Praxisanleitenden vertraut.					
78 Praxislernen findet regelmäßig mit unmittelbarem Kontakt zu pflegebedürftigen Personen statt.					
79 Praktische Ausbildungs- und Studienphasen bieten wiederholende Lern- und Arbeitssituationen zum Einüben praktischer Fertigkeiten.					
80 Praktische Ausbildungs- und Studienphasen beachten die Umsetzung aktueller pflegewissenschaftlicher Erkenntnisse.					
81 Praktische Studienphasen beinhalten interprofessionelles Lernen (z. B. gemeinsam mit Physiotherapeut*innen Ergotherapeut*innen, Mediziner*innen).					
82 Praxislernen bezieht sich auf Themenbereiche des gesamten Versorgungsprozesses (z. B. Aufnahme- und Einzugsmanagement, Case Management, Entlassmanagement).					
83 Die Anforderungen in den praktischen Studienphasen nehmen im Studienverlauf an Komplexität/ Schwierigkeitsgrad zu.					
84 Lernziele sind individuell am Lernstand des Studierenden ausgerichtet.					
85 Praktische Studienphasen ermöglichen Pflegesituationen unter Aufsicht von erfahrenen Pflegenden.					
86 Die beruflichen und hochschulischen Praxiscurricula werden kontinuierlich evaluiert.					
87 Die inhaltliche berufliche und hochschulische Pflegeausbildung wird kontinuierlich von den Lernenden evaluiert und bewertet.					

17.5 Qualitätsindikatoren 5 Kooperation und Netzwerkarbeit

Kriterien / Indikator trifft zu %		100	75	50	25	0
88	Lernende können sich auf die Praxiseinsätze in kooperierenden Einrichtungen gut vorbereiten.					
89	Praxisanleitende besuchen Auszubildende in den externen Einsätzen.					
90	Zu den externen Kooperationspartnern halten die Praxisanleitenden kontinuierlich Kontakt.					
91	In den kooperierenden Einrichtungen existieren Austauschforen für Praxisanleitende.					
92	Die kooperierenden Praxispartner werden kontinuierlich auf die Ausbildungsqualität evaluiert (Benchmark und Lieferantenbewertung) und sind Bestandteil des internen Qualitätsmanagements.					
93	Mit allen gewünschten Kooperationspartnern wurden Verträge geschlossen (einseitig/wechselseitig).					
94	Die Mitarbeitenden, die für die Kooperationen mit weiteren praktischen Ausbildungsträgern verantwortlich sind, sind bekannt und werden bei ihrer Netzwerkarbeit durch die Führung unterstützt.					
95	Die wesentlichen Grundzüge des PflBG und der PflAPrV sind allen Mitarbeitenden und kooperierenden Mitarbeitenden bekannt.					
96	Die Frequenz des Austauschs der Kooperationspartner ist schriftlich festgelegt und erfolgt analog in Präsenz und digital.					
97	Es gibt vielfältige Formen des Austauschs zwischen verantwortlichen Personen der kooperierenden Einrichtungen und der Hochschule (z. B. Jour fixe-Treffen oder Fachtage für Praxisanleitende).					

Kriterien	Indikator trifft zu %	100	75	50	25	0
98	Es existieren für kooperierende Gesundheitseinrichtungen Informationsmaterialien, die über Ausbildungs- und Studienziele Auskunft geben. Über den Ablauf der beruflichen und/oder hochschulischen Rolle der Lernenden wird informiert.					
99	Die kooperierende Einrichtung verfügt über eine Kontaktperson für Studierende, Mitarbeitende und Hochschulvertreter*innen, die Arbeitszeiten, -orte und -inhalte der Studierenden sowie die Durchführung der Praxisanleitungen koordiniert.					
100	In den kooperierenden Einrichtungen sind Ausbildungs- oder Studieninhalte und -ziele bekannt und werden von den Führungspersonen vertreten und unterstützt.					
101	Die Pflegenden der kooperierenden Einrichtungen sind umfassend über den primarqualifizierenden Pflege-Studiengang informiert.					
102	Zur Pflegeschule und/oder Hochschule besteht ein intensiver und kontinuierlicher Wissensaustausch.					
103	Von den beteiligten Partnern werden standardisierte Gesprächsleitfäden für Erst-, Zwischen- und Abschlussgespräche genutzt.					
104	Die Kollegiale Fallberatung wird aktiv mit kooperierenden Partnern genutzt.					

17.6 Qualitätsindikatoren 6 Lernbegleitung

Kriterien	Indikator trifft zu %	100	75	50	25	0
105	Die Termine für die praktische Anleitung sind verbindlich und frühzeitig festgelegt. Die Anleitungsprozesse erfolgen abgestimmt, strukturiert, nach einem definierten Vorgehen.					
106	Die Anleitungsprozesse weisen in der Regel folgende Phasen auf: inhaltliche und praktische Planung, Information, Anleitung, ggf. Rollenwechsel, Nachbereitung, Reflexion und Abschluss, Evaluation (Selbst-/Fremdabgleich).					
107	Praxisanleitende verbringen eine angemessene Arbeitszeit gemeinsam mit den Lernenden. Diese ist prospektiv und rückblickend transparent dokumentiert.					
108	Die Haltung der Praxisanleitenden ist offen, kooperativ, respektvoll und empathisch.					
109	Das Recht auf Selbstbestimmung des Lernenden beim Lernen wird anerkannt und gestärkt.					
110	Die Generationentypik ist den Praxisanleitenden bezogen auf das Lernverhalten und die Schwerpunktsetzungen der Lernenden in ihren Grundzügen bekannt.					
111	Die Lerntheorien sind den Praxisanleitenden in den Grundzügen bekannt, mit dem Ziel die Lernbegleitung pädagogisch und didaktisch effizient vornehmen zu können.					
112	Lernbiografien werden bei Lernenden erhoben und beachtet.					
113	Ein aktives Konfliktmanagement wird bei den Lernprozessen durch die Praxisanleitenden angeboten und durchgeführt.					

Kriterien	Indikator trifft zu %	100	75	50	25	0
114	Praxisanleitende kennen die Architektur und Wirkprozesse der Reaktanz bei Lernenden und bei Kooperierenden.					
115	Vertiefende Studienphasen finden über einen angemessenen Zeitraum statt.					
116	Praxisanleitende lassen Lernende gleichermaßen kognitiv, sozial und körperlich an Lernangeboten aktiv teilhaben.					
117	Fördernde Lehr- und Lerngrundsätze, sowie moderne Feedbackregeln sind den Praxisanleitenden bekannt und werden angewendet.					
118	Die Lernenden erhalten über den Ausbildungsbetrieb Hilfestellungen zum Umgang mit Krisen und Grenzsituationen.					
119	Mit Lernenden wird der geplante Praxiseinsatz besprochen, alle Gespräche werden terminiert und der Selbst- und Fremdevaluation zur Kompetenzentwicklung wird eine große Bedeutung gegeben.					
120	Frühzeitig und geplant werden Probezeitgespräche geführt.					

17.7 Qualitätsindikatoren 7 Lerntheoretische Grundlagen/Kompetenzorientierung

Kriterien / Indikator trifft zu %		100	75	50	25	0
121	Die Systematik der Fach- und Kompetenzorientierung ist den Praxisanleitenden bekannt.					
122	Handlungs- und Transferkompetenz, sowie Performanz sind den Praxisanleitenden in den theoretischen Grundlagen bekannt und sie können diese praktisch in Planung und Anleitung umsetzen und den Lernenden anbieten.					
123	Praxisanleitende kennen die Kompetenzfacetten und ihre Definitionen.					
124	Praxisanleitende können Kompetenzentwicklung aktiv anbahnen und berufliche Handlungskompetenzen definieren, praktisch durchführen, anleiten, evaluieren und entsprechend der externen Evidence aktualisieren.					
125	Die Kompetenzdimensionen nach PflGB sind den Praxisanleitenden geläufig und werden angewandt.					
126	Die Praxisanleitenden beachten das Konzept der Kompetenzorientierung im Kontext des lebenslangen Lernens.					
127	Praxisanleitenden geben allen Settings, die Lernende durchlaufen, die gleiche Bedeutung und Wertschätzung im pflegerischen Kontext.					
128	Praxisanleitende beherrschen das Konzept des hermeneutischen Fallverstehens.					
129	Praxisanleitende beachten aktiv die Stufen der Pflegekompetenz bei Lernenden.					
130	Praxisanleitende nutzen die Indikatoren der Kompetenzsteigerung in Kategorien, siehe Handreichung Pflegeausbildung am Lernort Praxis des BIBB.					
131	Praxisanleitende arbeiten am Kompetenzanforderungsprofil für Praxisanleitende weiter und gleichen die erworbenen Kompetenzen der real arbeitenden Praxisanleitenden mit den Anforderungen ab.					

17.8 Qualitätsindikatoren 8 Lernmethoden

Kriterien	Indikator trifft zu %	100	75	50	25	0
132	Die Praxisanleitenden kennen ausreichend klassische und agile Methoden, die sie zur Anleitung nutzen.					
133	Das Methodenrepertoire wird kontinuierlich aufgefrischt und durch Führungspersonen evaluiert bzw. aktualisiert.					
134	Sinn und Zweck von adäquaten Lernmethoden sind den Praxisanleitenden und den anleitenden Pflegenden bekannt.					
135	Die Kollegiale Fallberatung wird regelmäßig mit Lernenden und Kooperierenden als Methode genutzt.					
136	Evidence-based-Nursing ist den Anleitenden und den Führungspersonen nicht nur bekannt, sondern wird aktiv umgesetzt.					
137	Wissenschaftsorientierung und Evidencebasierung wird zunehmend in die praktischen Pflegeinterventionen implementiert.					
138	Zu abgestimmten Zeiten finden Fallbesprechungen und Supervision für Lernende statt.					
139	Agile Methoden werden gezielt geplant, ausprobiert und bei erfolgreicher Anwendung implementiert.					
140	»Schülerstationen« oder gezielte andere Übernahmen von Verantwortung ergänzen die ständigen Lernmethoden.					
141	An Skills Labs wird in Kooperation mit Pflegeschulen, Hochschulen und Kooperationspartnern aktiv in der Entwicklung und Anwendung gearbeitet.					

Kriterien	Indikator trifft zu %	100	75	50	25	0
142	Handlungspraktische Prüfungen (am Praxisort oder im Sim-/Skills Lab) sind kompetenzorientiert gestaltet.					
143	Lernende wenden das Konzept des Case-Managements praktisch an.					
144	Lernende werden mit praxisorientierten Projektarbeiten beauftragt. Lernende stellen diese den Mitarbeitenden in Pflegebetrieben vor.					
145	Nach dem Prinzip »Lernende bilden Lernende aus« werden Patenschaften eingerichtet und Peergroups gebildet.					
146	Lernmethoden und Anleitungen werden regelmäßig selbst- und fremdevaluiert.					
147	Agile Lernmethoden finden zur Erprobung bei Praxisanleitenden, Lernenden und im Kontakt zur Pflegeschulen und Kooperationspartnern statt.					
148	Praxisorientierte Projektarbeiten werden von Praxisanleitenden kontinuierlich angeregt, Lernende erstellen diese und stellen diese im Pflegeunternehmen vor.					

17.9 Qualitätsindikatoren 9 Digitale Optionen

Kriterien		Indikator trifft zu %	100	75	50	25	0
149	Die Lernprozesse und die Kommunikation werden durch digitale Hard- und Software unterstützt.						
150	Die individuelle digitale Kompetenz des Lernenden und der Anleitenden wird erfragt und durch Fortbildungen gefördert.						
151	Die Ausbildungsbegleitung ist im Wechsel zur Präsenz im Ausbildungsplan auch digital vorgesehen und per Termin festgelegt.						
152	E-Learning, Blended-Learning, Streaming und Lernplattformen sind in der Ausbildung eingeplant.						
153	Die Datenschutzbestimmungen sind allen Mitarbeitenden, Anleitenden und Lernenden bestens bekannt und werden angewendet.						
154	Die Lernsoftware, die die Lernenden in der Schule nutzen, ist im Ausbildungsbetrieb bekannt und kann auch dort verwendet werden.						
155	Alle wesentlichen Informationen des Betriebes und zur Ausbildung sind dauerhaft für Mitarbeitende und Lernende auf der Plattform des Betriebes abrufbar.						
156	In Sachen Content-Produkte wird im Pflegebetrieb vertrauensvoll und vertrauensbildend beraten.						
157	An der effektiven digitalen Vernetzung mit Kooperationspartnern der Ausbildungen wird kontinuierlich gearbeitet.						
158	Alle zu dokumentierenden Ausbildungsnachweise sind in das EDV-System eingepflegt.						
159	Führungspersonen und Praxisanleitende treiben die Prozesse des digital unterstützten Lernens, der Ausbildungsprozesse und der Teilhabe von zu Pflegenden, sowie weiteren Geschäftsprozessen aktiv voran.						

17.10 Qualitätsindikatoren 10 Leistungsbewertung, Prüfung und Reflexion

Kriterien / Indikator trifft zu %	100	75	50	25	0
160 Praxisanleitende können den Lernfortschritt und -erfolg professionell einschätzen.					
161 Praxisanleitende können anhand der Vorgaben im PflBG und der PflAPrV professionell Benotungen vornehmen.					
162 Praxisanleitende kennen die Beurteilungskriterien und den Weg der Notenbildung und wenden diese an.					
163 Praxisanleitenden ist das Prinzip des kompetenzorientierten Prüfens bekannt und dieses wird angewandt.					
164 Praxisanleitende können zwischen formativen und summativen Evaluationen differenzieren.					
165 Praxisanleitende nutzen die Probezeit und das Ende des zweiten Ausbildungsjahres zur differenzierten Lernerfolgsfeststellung und zum individuellen Feedback an die Lernenden.					
166 Eine Zwischenprüfung erfolgt (entsprechend der landesspezifischen Vorgaben) in Abstimmung mit der Pflegeschule.					
167 An handlungspraktischen Prüfungen sind Praxisanleitende und Praxisbegleitende gemeinsam beteiligt.					
168 Die Checkliste zur Einschätzung von Leistungen und Aufgabenanforderungen in der praktischen Pflegeausbildung wird genutzt (siehe Handreichungen – Pflegeausbildung am Lernort Praxis und am Lernort Pflegeschule des BIBB).					
169 Praxisanleitende erfahren Wertschätzung und Unterstützung durch beteiligte Prüfende der Pflegeschulen oder Hochschule.					

Kriterien	Indikator trifft zu %	100	75	50	25	0
170	Die staatlichen Prüfungen werden gemeinsam mit den Praxisanleitenden und den beteiligten Prüfenden der Schulen reflektiert und evaluiert.					
171	Standardisierte und innovative Prüfungsmethoden kommen nach Abstimmung mit Verantwortlichen zum Einsatz.					
172	Lernende und Studierende haben die Möglichkeit Prüfungen und Lernstandserhebungen gemeinsam mit Praxisanleitenden zu reflektieren und zu evaluieren.					
173	Die Ausbildungs- und Studiengangskonzeptionen werden regelmäßig durch alle Beteiligten evaluiert.					
174	Die Ausbildungs- und Studierendenzufriedenheit in den Praxisphasen werden regelmäßig evaluiert.					
175	Das Zusammenspiel von theoretischen Lehrveranstaltungen und praktischen Ausbildungsphasen wird regelmäßig evaluiert.					

17.11 Qualitätsindikatoren 11 Dokumentation und Controlling

Kriterien / Indikator trifft zu %		100	75	50	25	0
176	Die Ausbildungs- und Anleitungszeiten werden kontinuierlich und transparent für alle Mitarbeitenden dargestellt, z. B. im Dienstplan.					
177	Standardisierte und individuelle Lernziele der Lernenden und Lernangebote der Einrichtungen werden dokumentiert.					
178	Lernerfolge der Lernenden werden (möglichst digital) dokumentiert (z. B. mittels Portfolio, schriftlichem Feedback, Beurteilungsbögen).					
179	Inhalte und Dauer von Vor-, Zwischen- und Abschlussgesprächen werden dokumentiert.					
180	Umfang, Art, Methoden und Zeit der praktischen Anleitungen werden dokumentiert.					
181	Bei der Übernahme der Verantwortung der zu dokumentierenden Ausbildungsnachweise werden Lernende aktiv in die Pflicht genommen, vgl. § 17 PflBG.					
182	An allen Orten der praktischen Ausbildungs- oder Studienphasen werden Dokumentations- und Bewertungsbögen der jeweiligen Pflege- oder Hochschule genutzt.					
183	Die Anleitungsprozessschritte und Ergebnisse sind generell und transparent niedergeschrieben und werden personenbezogen dokumentiert.					
184	Der Ausbildungsbetrieb hat ein Qualitätsmanagement zur Qualitätssicherung der Anleitungs- und Ausbildungsprozesse implementiert.					
185	Dokumentierte Informationen zur Ausbildung, die relevant für weitere Beteiligte sind, werden unter Beachtung des Datenschutzes und ausschließlich nach Einwilligung des Lernenden weitergeleitet.					

Kriterien	Indikator trifft zu %	100	75	50	25	0
186	Die Datenschutz- und weitere Arbeitsschutzbestimmungen werden kontinuierlich aktualisiert und von Lernenden abgezeichnet.					
187	Die Pflegeeinrichtung führt eine digitalisierte Handzeichenliste.					
188	Verlauf und Abschluss der Ausbildungsprozesse sowie der Kooperationsbeziehung werden systematisch ausgewertet.					
189	Anleitungsprozesse und Ausbildungsarbeit werden monetär im Vergleich zu Aufwand und Refinanzierung dokumentiert.					
190	Praxisanleiter Weiterbildungen und 24-Stundenfortbildungen werden kontinuierlich dokumentiert.					
191	Die landesspezifischen Vorgaben werden auf Dokumentationspflichten hin regelmäßig abgeglichen.					
192	Die Registrierung der Praxisanleitenden bei der zuständigen Behörde erfolgt proaktiv nach landesspezifischen Vorgaben.					
193	Die Dokumentation der Urlaubs- und Fehlzeiten, siehe § 13 PflBG erfolgt kontinuierlich und im direkten Austausch mit der Pflegeschule.					
194	Übernahmequoten werden statistisch erfasst, um den Erfolg von Ausbildung und die Notwendigkeit darzustellen.					
195	Am Ausbau eines digitalisierten umfassenden Bildungscontrollings wird gearbeitet.					

17.12 Qualitätsindikatoren 12 Fort- und Weiterbildung

Kriterien	Indikator trifft zu %	100	75	50	25	0
196	Der Ausbildungsbetrieb plant eine prospektive Personalentwicklung seiner weitergebildeten Praxisanleitenden über drei Jahre.					
197	Der Ausbildungsbetrieb führt eine prospektive Planung der 24 Stunden-Fortbildungen für seine weitergebildeten Praxisanleitenden.					
198	Die Fort- und Weiterbildungen und Weiterbildungsstätten werden regemäßig auf Güte und Effektivität hin von den Teilnehmenden evaluiert. Die Evaluationen stehen den Mitarbeitenden zur Verfügung.					
199	Praxisanleitende verfügen über einen Bachelorabschluss in der Pflege (Pflegewissenschaft, Pflege, Pflegepädagogik) oder eine Weiterbildung als Praxisanleitende nach Landesrecht.					
200	Praxisanleitende nehmen an Veranstaltungen der Pflegeschule oder Hochschule teil, die für Anleitung von Studierenden relevant sind.					
201	Die Selbstverpflichtung zur kontinuierlichen Weiterbildung der Praxisanleitenden und Pflegenden wird von Verantwortlichen in Pflegeunternehmen vollzogen.					
202	Praxisanleitende können an Weiterbildungen zu klassischen und agilen Lernmethoden teilnehmen.					
203	Die Einarbeitung, Fort- und Weiterbildung frisch examinierter und neuer Mitarbeitender ist geplant und strukturiert umgesetzt.					
204	Der Fort- und Weiterbildungsbedarf unter Pandemiebedingungen wird betriebsintern evaluiert und optimiert.					

17.13 Qualitätsindikatoren 13 Marketing und Öffentlichkeitsarbeit

Kriterien	Indikator trifft zu %	100	75	50	25	0
205	Der Ausbildungsbetrieb verbessert aktiv die gesellschaftliche und finanzielle Anerkennung der Pflegeberufe und der Lehrenden (Praxisanleitenden).					
206	Der Ausbildungsbetrieb ermöglicht seinen Lernenden und Lehrenden einen perfekten Arbeitsschutz und ein zielgruppenspezifisches Gesundheitsmanagement.					
207	Der Ausbildungsbetrieb schafft Maßnahmen zur besseren Vereinbarkeit von Familie und Beruf, zur nachhaltigen Eingliederung am Arbeitsmarkt und zur Sicherung auskömmlicher Entlohnung.					
208	Der Ausbildungsbetrieb vermeidet unsichere Arbeitsverhältnisse für Lernende und Lehrende, insbesondere prekäre Beschäftigung, Löhne, die keine Existenzsicherung ermöglichen, Missbrauch von Leiharbeit und Werkverträgen.					
209	Der Ausbildungsbetrieb, bzw. der Arbeitgeber sichert seinen Lernenden und Lehrenden auch während einer längeren Fortbildung den Lebensunterhalt verlässlich.					
210	Werden Lernende und Lehrende alleinerziehend, pflegende Angehörige oder erkranken sie schwer, so unterstützt der Ausbildungsbetrieb die Lernenden und Lehrenden existenzsichernd.					
211	Der Ausbildungsbetrieb fördert, dass Pflegekräfte, wie auch vom Europäischen Parlament (2021) gefordert, in sämtlichen praktischen Auslegungen von Arbeits-, Gesundheits-, Sozialschutz-, Versicherungs- und Antidiskriminierungsgesetzen berücksichtigt werden.					
212	Der Ausbildungsbetrieb wirbt mit seinen (oben angegebenen) Beschäftigungs- und Ausbildungsbedingungen auf Ausbildungs-, und Gesundheitsmessen oder online und in Zeitungen.					

Kriterien / Indikator trifft zu %		100	75	50	25	0
213	Geeignete Pflegehilfskräfte werden zur Ausbildung motiviert. Praktika/Freiwilligendienste, FSJ werden angeboten.					
214	Die Tätigkeiten und Mehrwerte der Praxisanleitenden werden wertgeschätzt und öffentlich bekanntgegeben.					
215	Ausbildungsbeginne oder -abschlüsse werden öffentlichkeitswirksam präsentiert.					
216	Günstiger Wohnraum wird Lernenden angeboten.					
217	Die Stärken, Schwächen, Chancen und Risiken des Pflegeunternehmens als Ausbildungsbetrieb werden erhoben und für Interessierte bekannt gegeben.					
218	Über Ausbildungs- und Lernangebote im Pflegeunternehmen wird öffentlich berichtet.					
219	Das Bewerbungsmanagement ist standardisiert, niederschwellig und digital für Interessierte erreichbar.					
220	Das Pflegeunternehmen bietet innovative und interessante Hospitationen, Praktika, öffentliche Informationsveranstaltungen, Beratung zum Vertiefungseinsatz und zur Wahlmöglichkeit an.					
221	Das Interesse an Diversity und Diversity-Kompetenz wird öffentlich bekanntgegeben.					
222	Eine mögliche Übernahme der Auszubildenden nach der Pflegeausbildung als examinierte Pflegende wird frühzeitig ausgesprochen.					
223	Die gelungenen Ausbildungsabschlüsse werden feierlich begangen und öffentlich bekanntgegeben.					

17.14 Qualitätsindikatoren 14 Verantwortungsethik und Innovation

Kriterien	Indikator trifft zu %	100	75	50	25	0
224	Die verantwortlichen Personen in Pflegeeinrichtungen sind an innovativen und nachhaltigen Weiterentwicklungen der Praxisanleitung interessiert und daran aktiv beteiligt.					
225	Die Weiterentwicklung der Praxisanleitung orientiert sich an realen Pflegebedarfen und Bedürfnissen und an beruflichen Handlungen.					
226	Das Arbeiten im Arbeitsbündnis ist maßgeblich den Ausbildungsprozessen der Pflegebildung zugrunde gelegt.					
227	Die Parameter der Verantwortungsethik sind im Ausbildungsbetrieb implementiert und werden praktisch umgesetzt.					
228	Der Übergang vom Lernenden zum Mitarbeitenden wird begleitet und durch Fortbildungen settingspezifisch unterstützt.					
229	Die Pflegenden tragen ihren Berufsstolz, ihren Verantwortungsethos und die pflegewissenschaftlichen Kenntnisse und betriebsinternen Alleinstellungmerkmale nach außen.					
230	Der Ausbildungsbetrieb beabsichtigt die Qualität der Pflege betriebsintern, in der Region und Deutschland weit zu verbessern – durch Wissensmanagement, Beteiligung an praxisorientierter Forschung und betriebsinterner und überbetrieblicher Beratung.					
231	Am Ort der praktischen Ausbildungs- und Studienphasen ist eine Ansprechperson für Pflegewissenschaft/Pflegeforschung etabliert, die Studierende für fachliche Fragen kontaktieren können.					

Kriterien	Indikator trifft zu %	100	75	50	25	0
232	Kooperierende Einrichtungen zeigen Tätigkeitsprofile und Handlungsfelder hochschulisch ausgebildeter Pflegender auf (z. B. durch Stellenbeschreibungen und bereits tätige Studienabsolvent*innen).					
233	Der Ausbildungsbetrieb reflektiert und optimiert die Methoden und Verfahren der Qualitätssicherung und des Qualitätsmanagements in der Pflege und in der Betriebsorganisation.					
234	Verantwortliche in Pflegeunternehmen geben die Daten zur Berufs(un)zufriedenheit und Berufsflucht an politisch Verantwortliche weiter und setzen sich aktiv ein, um Rahmenbedingungen zu verbessern.					
235	Der Ausbildungsbetrieb unterstützt und entwickelt praxistaugliche Ausbildungskonzepte für eine qualitativ hochwertige und an den individuellen Bedürfnissen ausgerichtete Versorgung pflegebedürftiger Menschen.					
236	Achtsamkeit, Resilienz, Selbstbestimmung und Verhaltens- und Verhältnisprävention spielen bei der betrieblichen Gesundheitsförderung eine wichtige Rolle.					
237	Die Erkenntnis, dass Pflegewissenschaft durch andere Professionen nicht ersetzt werden kann, ist im Pflegeunternehmen erkannt.					
238	Pflegende und Pflegewissenschaftler werden zu Pandemiezeiten aktiv in Beratungsprozessen und im Pandemie-Management beteiligt, bzw. sie beteiligen sich aktiv.					

18 Optimierung des Pflegeberufegesetzes

*Die Pflegeberufereform darf keine Verlierer*innen produzieren, vielmehr muss der Outcome der Pflegeausbildung den realen Pflegesituationen und -bedarfen entsprechen.*

Sie sehen Verbesserungsbedarf am Pflegeberufegesetz? Das können Sie tun! Eine Folgenabschätzung und Reflexion als Beispiel:

»Liebe Ausbildungsverantwortliche, liebe Ausbildende,
liebe Pflegefachkräfte,

das Pflegeberufegesetz stellt eine Chance, aber auch ein Wagnis zur Optimierung der Pflegeberufeentwicklung und Optimierung der Pflegequalität dar. Ich möchte Sie auffordern, sich aktiv an der Gesetzesfolgenabschätzung, der Entwicklung, den Ergebnissen, der Reflexion und Weiterentwicklung des Pflegeberufegesetzes zu beteiligen. Nur durch Ihre Erfahrungen und Ihr Feedback kann das Pflegeberufegesetz weiterentwickelt und optimiert werden. Beteiligen Sie sich bei der Überprüfung der übergeordneten Ziele und bringen Sie Ihre Ergebnisse bei Ausbildungsträgern, Verbänden, politisch Verantwortlichen, dem Berufsbildungsinstitut oder anderen zuständigen Stellen ein.« Die Pflegeberufereform und speziell das Pflegeberufegesetz verfolgt eine Reihe von Zielen.[64]

[64] BMG (2022): Fragen und Antworten zum Pflegeberufegesetz

Tab. 37: Ziele des Pflegeberufsgesetzes

Ziele des Pflegeberufegesetzes	Resultierende Fragen	Optimierungsvorschlag
Allen Menschen, die sich für den Pflegeberuf interessieren, eine hochwertige und zeitgemäße Ausbildung anzubieten, die den breiten beruflichen Einsatzmöglichkeiten und den Entwicklungen in der Gesellschaft und im Gesundheitswesen Rechnung trägt.	• Erhalten alle Menschen, die sich für den Pflegeberuf interessieren, ein adäquates Ausbildungsangebot? • Ist die Pflegeausbildung hochwertig und zeitgemäß? • Qualifiziert die Pflegeausbildung für die unterschiedlichen Einsatzmöglichkeiten und unterschiedlichen Settings, an denen Pflege stattfindet? • Entspricht die Pflegeausbildung den gesellschaftlichen Entwicklungen im Gesundheitswesen?	
Der Pflegeberuf wird attraktiver und zukunftsfähig.	• Wurde und wird der Pflegeberuf attraktiver – Wie ist das Feedback der beteiligten Personen? • Entspricht das Pflegewissen und -können den altersentsprechenden Bedarfen und Bedürfnissen (im Alter von 0-100 Jahren) von zu pflegenden Menschen, Angehörigen, Pflegeeinrichtungen und Institutionen?	
Die Qualität in der Pflege weiter verbessern.	• Verbessert sich die Qualität der praktischen und theoretischen Pflegebildung? • Entspricht die Pflegebildung den Anforderungen an eine optimierte Pflegequalität? • Verbessert sich die tatschlich erlebte Pflege für zu pflegende Menschen?	
Die neue, generalistische Ausbildung befähigt die Auszubildenden zur Pflege von Menschen aller Altersstufen in allen Versorgungsbereichen.	• Befähigt die generalistische Pflegeausbildung die Auszubildenden zur Pflege von Menschen aller Altersstufen und in allen Versorgungsbereichen?	

Ziele des Pflegeberufegesetzes	Resultierende Fragen	Optimierungsvorschlag
Generalistik bedeutet die Zusammenführung mehrerer Berufe zu einem gemeinsamen Berufsbild.	• Entstand, entsteht ein neues Berufsbild? • Identifizieren sich die Pflegenden mit dem neuen Berufsbild?	
Der mit der generalistischen Ausbildung eröffnete Zugang zu den verschiedenen Tätigkeitsfeldern der Pflege - von der Akutpflege über den ambulanten Bereich bis zur Langzeitpflege - ermöglicht es den Pflegekräften, ihre Berufstätigkeit noch besser an ihre eigene persönliche Entwicklung und Lebenssituation anzupassen.	• Können Pflegekräfte ihre Berufstätigkeit durch die generalistische Ausbildung noch besser an ihre eigene persönliche Entwicklung und Lebenssituation anpassen?	
Die generalistisch ausgebildeten Pflegefachkräfte werden in der Lage sein, in allen Bereichen der Pflege - Akutpflege, Kinderkrankenpflege, stationäre oder ambulante Langzeitpflege sowie allgemein-, geronto-, kinder- oder jugendpsychiatrische Versorgung - tätig zu werden.	• Sind generalistisch ausgebildete Pflegefachkräfte in der Lage in allen Bereichen der Pflege tätig zu werden?	
Auszubildende, die in der Kinder- oder Altenpflege tätig sein wollen und einen entsprechenden Vertiefungseinsatz vereinbart haben, haben ein Wahlrecht.	• Wurde ein adäquates Wahlrecht angeboten, umgesetzt und zu welchen Erfolgen hat es geführt?	
Der Bedarf für diese gesonderten Abschlüsse (Wahlrecht) wird sechs Jahre nach Beginn der neuen Pflegeausbildung überprüft. Der Deutsche Bundestag entscheidet dann, ob die jeweiligen Regelungen aufgehoben oder beibehalten werden.	• Das Wahlrecht wurde praktisch an Pflegeschulen und bei Ausbildungsträgern realisiert? • Das Wahlrecht hat zum Erfolg/Misserfolg geführt? • Das Wahlrecht soll aufgehoben oder beibehalten werden?	

Ziele des Pflegeberufegesetzes	Resultierende Fragen	Optimierungsvorschlag
Der überwiegende Teil der praktischen Ausbildung erfolgt beim so genannten Träger der praktischen Ausbildung, mit dem der oder die Auszubildende den Ausbildungsvertrag schließt. Im Rahmen der praktischen Ausbildung finden Einsätze in den verschiedenen Versorgungsbereichen statt.	• Hat sich die Struktur der praktischen Ausbildung bewährt? • Wie gilt es den Kooperations- und Koordinierungsbedarf zwischen den verschiedenen Versorgungsbereichen, an denen praktische Einsätze erfolgen, zu optimieren?	
Weitere beruflich erforderliche spezialisierte und vertiefte Kenntnisse sind, wie bisher auch, in beruflichen Fort- und Weiterbildungen zu erwerben. Diese sind in Verantwortung der einzelnen Bundesländer geregelt.	• Welche erforderlichen Spezialisierungen und vertiefende Kenntnisse sollen in der beruflichen Fort- und Weiterbildung bedacht und umgesetzt werden? • Welche Strategien, konkrete Umsetzungen und Verpflichtungen sollen die einzelnen Bundesländer realisieren?	
Eine bundesweite, wohnortnahe und qualitätsgesicherte Ausbildung wird ermöglicht.	• Wird die Pflegeausbildung wohnortnahe angeboten und wird sie praktisch und theoretisch in der Qualität evaluiert und gesichert?	
Durch ein Umlageverfahren wird sichergestellt, dass die Einrichtungen die ausbilden, in gleichem Maße an der Finanzierung beteiligt sind, wie Einrichtungen, die nicht ausbilden.	• Erfolgt die Finanzierung der Pflegeausbildung im Umlageverfahren und gerecht?	
Pflegefachkräfte können ohne Begrenzung der Ausbildungszahlen zur Sicherung der Fachkräftebasis in der Pflege ausgebildet werden.	• Werden Pflegefachkräfte ohne Begrenzung der Ausbildungszahlen und entsprechend der Sicherung der Fachkräftebasis ausgebildet?	
Die Finanzierung nach der Pflegeberufe-Ausbildungsfinanzierungsverordnung nutzt ausbildenden Einrichtungen in der ambulanten und in der stationären Langzeitpflege gleichermaßen.	• Nutzen und profitieren Pflegeeinrichtungen der ambulanten und stationären Langzeitpflege ebenso wie Krankenhäuser von der Finanzierung der Pflegeausbildung?	

18.1 Ausbildungsoffensive Pflege

Wie gesagt, zum Gelingen und zur Weiterentwicklung des Pflegeberufegesetzes bedarf es intensiver Reflexion und Rückmeldungen auch von praktisch Tätigen und Verbandsvertreter*innen. Mit dem Pflegeberufegesetz (PflBG) wurde beabsichtigt die Pflege als Beruf attraktiv und zukunftssicher aufzustellen. Für einen nachhaltigen Erfolg der neuen Ausbildungen haben Bundesregierung, Länder, Verbände und andere Akteure im Tätigkeitsfeld Pflege gemeinsam in der vom Bundesministerium für Familie, Senioren, Frauen und Jugend (BMFSFJ) geleiteten »Ausbildungsoffensive Pflege (2019-2023)« insgesamt 111 Maßnahmen vereinbart. Ihr Ziel ist es, mehr Menschen für eine Ausbildung in der Pflege zu motivieren, Rahmenbedingungen für einen erfolgreichen Abschluss zu schaffen und so engagierte und kompetente Pflegefachpersonen für das Berufsfeld zu gewinnen.

Info

Informationen und Zwischenberichte sind mit dem Vereinbarungstext zur Ausbildungsoffensive Pflege, dem vollständigen ersten Bericht und weiteren Informationen auf www.pflegeausbildung.net des BMFSFJ als Download verfügbar.

Fachbegriffe und Abkürzungen

Akutpflege

Unter Akutpflege versteht man pflegerische und therapeutische Maßnahmen, die bei einer akuten Erkrankung, Verletzung oder Verschlechterung einer chronischen Erkrankung durchgeführt werden. Diese sind an eine ärztliche Diagnose gebunden. Die Akutpflege ist geprägt durch schnell wechselnde Patientinnen- und Patientensituationen.

Arbeitsaufgabe, Arbeitsauftrag

Ein Arbeitsauftrag ist eine eng gefasste, in Schritten formulierte Handlungsanweisung.

Arbeitsgebundenes, -verbundenes und -orientiertes Lernen

Beim arbeitsgebundenen Lernen sind Lernort und Arbeitsort identisch, das Lernen ist an den Arbeitsplatz, z. B. die Pflegeeinrichtung, gebunden. Arbeitsverbundenes Lernen zeichnet sich dadurch aus, dass Lernort und realer Arbeitsplatz getrennt sind, obwohl zwischen ihnen eine direkte räumliche und organisatorische Verbindung besteht. Arbeitsorientiertes Lernen findet in zentralen Bildungseinrichtungen statt, z. B. in Pflegeschulen und Bildungszentren.

Ausbildungskonzept

Das Ausbildungskonzept ist die Grundlage der praktischen Ausbildung im Ausbildungsbetrieb und sollte vor Beginn der Ausbildung erarbeitet sein. Ein Ausbildungskonzept beschreibt die einzelnen Arbeitsschritte und sollte die nachstehenden Elemente enthalten: Einsatzorte, Ziele, Inhalte, Methoden, Arbeits- und Prozessabschnitte, personale und fachliche Faktoren.

Ausbildungsoffensive Pflege

Das Bundesministerium für Familie, Senioren, Frauen und Jugend hat gemeinsam mit dem Bundesgesundheits- und -arbeitsministerium eine »Ausbildungsoffensive Pflege« (2019–2023) gestartet, um die Einführung der neuen Pflegeausbildungen nach dem Pflegeberufegesetz zu begleiten. Mit konkreten Zielen und rund 100 Maßnahmen sollen gut ausgebildete und engagierte Pflegefachkräfte für das Berufsfeld gewonnen und Pflegeschulen sowie ausbildende Einrichtungen bei der Umstellung auf die neuen Ausbildungen unterstützt werden.

Ausbildungsplan
Der Ausbildungsplan steuert die Theorie- und Praxisblöcke für die einzelnen Ausbildungsjahre. Der Ausbildungsplan ist eine zeitliche und inhaltliche Gliederung der Ausbildung, der für jede/n Auszubildende/n individuell erstellt wird (Individueller Ausbildungs(verlaufs)plan. Er ist unter Berücksichtigung der Vorgaben der Pflegeschule und des schulinternen Curriculums zu erstellen (Genereller Ausbildungs(verlaufs)plan). Der Ausbildungsplan ist Teil des Ausbildungskonzeptes. Der betriebliche Ausbildungsplan vereinfacht die Durchführung einer gezielten Ausbildung und ist Pflicht.

Ausbildungsträger
Der Träger der praktischen Ausbildung, also dem Ausbildungsbetrieb, ist der sogenannte Ausbildungsträger. Dieser schließt mit dem/der Auszubildende/n den Ausbildungsvertrag. Im Rahmen der praktischen Ausbildung finden Einsätze bei kooperierenden Ausbildungsbetrieben in allen Versorgungsbereichen statt, also im Krankenhaus, in Pflegeeinrichtungen, bei ambulanten Pflegediensten sowie in der psychiatrischen Pflege und in der Versorgung von Kindern und Jugendlichen.

Ausbildungsverbund
Ein Ausbildungsverbund definiert sich durch »verbands-, träger-, sektorenübergreifende und überregionale« Zusammenarbeit.

AZAV
AZAV bedeutet: Verordnung über die Voraussetzungen und das Verfahren zur Akkreditierung von fachkundigen Stellen und zur Zulassung von Trägern und Maßnahmen der Arbeitsförderung nach dem Dritten Buch Sozialgesetzbuch (Akkreditierungs- und Zulassungsverordnung Arbeitsförderung - AZAV). Es ist eine gesetzliche Norm, die festlegt, welche Bildungsträger (z. B. Pflegeschulen) von den Arbeitsagenturen für eine AZAV Zertifizierung anerkannt werden und daher auch als förderungsfähig gelten. Unterschieden wird zum einen die Zulassung des Ausbildungsträgers und die von Maßnahmen.

Bestätigt der Auditor die Prüfung, dass Sie alle Voraussetzungen erfüllen, übermittelt der Auditor den Audit-Bericht an die Zertifizierungsstelle (FKS), der schließlich das zunächst für fünf Jahre gültige Zertifikat ausstellt. Im Anschluss erfolgt jährlich jeweils ein weiteres Überwachungs-Audit. Nach Ablauf der fünf Jahre erfolgt eine Re-Zertifizierung.

Haben Pflegeschulen die AZAV Trägerzulassung erhalten, können sie im nächsten Schritt die AZAV Maßnahmenzulassung (Pflegeausbildung) beantragen. Die Prüfung erfolgt im Wesentlichen in der Zertifizierungsstelle und umfasst das Gesamtkonzept ebenso wie eine Stichprobe von Referenzmaßnahmen. Die AZAV Zertifizierung für Maßnahmen ist drei Jahre gültig. Sollten an den zertifizierten Maßnahmen vor Ablauf dieser Frist wesentliche Änderungen vorgenommen werden, ist dies meldepflichtig. Auszubildende, die eine berufliche »Weiterbildung« über die Finanzierung einer Arbeitsagentur planen, können sich nur an Pflegeschulen bewerben, deren Träger und Maßnahme AZAV zertifiziert sind.
Informationen:
https://www.gesetze-im-internet.de/azav/BJNR050400012.html

BAFZA
Bedeutet: Bundesamt für Familie und zivilgesellschaftliche Aufgaben. Das BAFZA berät und unterstützt Bürgerinnen und Bürger in verschiedenen Lebenssituationen kompetent und zuverlässig. So sind zum Beispiel die Hilfetelefone »Gewalt gegen Frauen« und »Schwangere in Not« an 365 Tagen im Jahr rund um die Uhr erreichbar. Das BAFZA bietet mit dem speziellen Pflegetelefon »Wege zur Pflege« eine Beratung und Unterstützung zu allen Fragen rund um das Thema »Pflege und Hilfe im Alter« an.
Zudem betreibt das BAFZA eine Geschäftsstelle Qualifizierung Pflegeberufe:
https://www.pflegeausbildung.net/

Betriebliches Gesundheitsmanagement (BGM)
Unter Betrieblichem Gesundheitsmanagement (BGM) versteht man die Gestaltung, Lenkung und Entwicklung betrieblicher Strukturen und Prozesse, um Arbeit, Organisation und Verhalten am Arbeitsplatz gesundheitsförderlich zu gestalten. Die gesundheitsfördernden Strukturen und Prozesse

sollen den Beschäftigten, den Auszubildenden und dem Unternehmen gleichermaßen zugutekommen.

BMG und BMFSFJ
Auf Bundesebene sind das Bundesministerium für Gesundheit (BMG) und das Bundesministerium für Familie, Senioren, Frauen und Jugend (BMFSFJ) für die Pflegeberuferefom zuständig. Dies rührt daher, da das BMG bisher für die Krankenpflegeausbildung und das BMFSFJ für die Altenpflegeausbildungen in Deutschland zuständig sind. In den 16 Bundesländern werden die von den Bundesministerien vorgegebenen Gesetze und Verordnungen näher definiert.

BIBB
Das Bundesinstitut für Berufsbildung BIBB mit Sitz in Bonn ist eine bundesunmittelbare rechtsfähige Anstalt des öffentlichen Rechts und Einrichtung zur Erforschung und Weiterentwicklung der beruflichen Aus- und Weiterbildung. Der Arbeitsbereich 2.6 begleitet die Einführung der Pflegeberufe nach dem Pflegeberufegesetz. Es werden Aufgaben im Rahmen der Öffentlichkeitsarbeit, der Forschung und der Dauerbeobachtung zu den Pflegeberufen wahrgenommen. Verschiedene Produkte, wie zielgruppenspezifische Informationen (Publikationen des Arbeitsbereichs), Fachveranstaltungen, Studien und Datenerhebungen unterstützen die Pflegebildung und den Pflegeberuf. Nach § 54 PflBG und § 60 PflAPrV übernimmt das Bundesinstitut für Berufsbildung (BIBB) die Aufgabe, Informationen und unterstützende Angebote zur Organisation, Implementierung und Umsetzung der beruflichen Pflege.

Berufliche und hochschulische Pflegeausbildung
Das Pflegeberufegesetz sieht eine berufliche und eine hochschulische Pflegeausbildung vor. Die berufliche Pflegeausbildung findet an Pflegeschulen statt und der Ausbildungsvertrag wird mit einem Ausbildungsträger geschlossen. Die dreijährige berufliche Pflegeausbildung hat in Deutschland in Vergleich zu anderen Ländern einen hohen Stellenwert und ein hohes Qualitätsniveau.

BSHG
Bundessozialhilfegesetz

Curriculum
Ein Curriculum ist ein Lehrplan oder Lehrprogramm, das auf einer Theorie des Lehrens und Lernens aufbaut.

Constructive Alignment
Das Modell des Constructive Alignment bedeutet zu Deutsch: Konstruktive Abstimmung. Es stammt von dem australischen Psychologen John Biggs, einem Theoretiker zum Thema »Kompetenzorientierte Prüfungen«. Bei der »Konstruktiven Abstimmung« werden Lernziele, Lehr-/Lernaktivitäten und die Prüfungsform aufeinander abgestimmt, damit die zu prüfenden Personen in einer praktischen Prüfung tatsächlich zeigen können über welche Kompetenzen sie verfügen. Es geht nicht darum, nur Wissen zu prüfen, sondern Lernergebnisse (Learning Outcome) sollen vor einer Prüfung genau formuliert sein.

Employer Branding
Employer Branding ist eine unternehmensstrategische Maßnahme, bei der Konzepte aus dem Marketing – insbesondere der Markenbildung – angewandt werden, um ein Unternehmen insgesamt als attraktiven Arbeitgeber darzustellen und von anderen Wettbewerbern im Arbeitsmarkt positiv abzuheben. Employer Branding spielt auch im Pflege-Bildungsmarketing eine wichtige Rolle, um sich so zu positionieren, dass eine bestimmte Pflegeschule oder ein Ausbildungsträger für aktuelle Auszubildende und potenzielle Bewerber attraktiver als andere Bildungsanbieter ist.

EBM
Evidence-based Medicine, evidence-basierte Medizin: In der evidenzbasierten Medizin wird alles medizinische Forschungswissen, von der Grundlagenforschung bis zur klinischen Studie, zur Lösung eines Problems herangezogen und kritisch ausgewertet. In der praktischen Anwendung wird dieses Wissen mit der ärztlich klinischen Erfahrung des Arztes kombiniert. Ziel ist es, die Lebensqualität und -dauer von Patienten zu maximieren (vgl. www.ebm-netzwerk.de).

EBN
Evidence- based Nursing, evidence-basierte Pflege: In der evidenzbasierten Pflege wird alles pflegerische Forschungswissen, von der Grundlagenforschung bis zur klinischen Studie, zur Lösung eines Problems herangezogen und kritisch ausgewertet. In der praktischen Anwendung wird dieses Wissen mit der pflegerisch klinischen Erfahrung der Pflegekraft kombiniert und im individuellen Arbeitsbündnis zwischen einzigartigem Pflegebedürftigen oder einzigartigem Pflegesystem und Pflegenden. Ziel ist es, die Lebensqualität und -dauer von Patienten und Klienten zu maximieren.

EBP
Evidence-basierte Pflegepraxis.

Edukation
Schulung, Belehrung, Aufklärung, Beratung. Patientenedukation meint die Beratung, Schulung, Anleitung, Unterstützung, das Coaching von Patienten zur Verbesserung des Selbstmanagements.

Effektivität
Das Verhältnis von erreichtem zu definiertem Ziel. Die Wirksamkeit einer Intervention. Sie erklärt die Vor- und Nachteile einer Pflegeintervention für den Klienten unter Praxisbedingungen. »Die richtigen Dinge tun«.

Effizienz
Das Verhältnis von Aufwand und Nutzen, an definierter Qualität gemessen. »Die Dinge richtig tun«.

Evaluation
Bewertung, Überprüfung.

Evidence
Bedeutet: Beleg, Beweis (engl. Begriff). Interne Evidence: internes Wissen aus eigenen Erfahrungen, das in Kommunikation zwischen Pflegenden und Pflegebedürftigen entsteht.
Externe Evidence: externes Wissen, Belege, Beweise aus Studien, wissenschaftsbasierter Beweis.

Evidenz

Der Begriff Evidenz wird im Gesundheitsbereich vor allem im Zusammenhang mit Evidenzbasierter Medizin verwendet und bedeutet, dass ein nachgewiesener Zusammenhang/eine nachgewiesene Wirksamkeit vorliegt. Evidenz bedeutet auch Deutlichkeit, einleuchtende Erkenntnis, vollständige Gewissheit (deutscher Begriff). Dieser Begriff bedeutet eigentlich, dass etwas so offensichtlich ist, dass es gar nicht bewiesen werden muss. Evidence bedeutet im Englischen etwas anderes, fast Gegenteiliges, nämlich Beleg oder Beweis. Einschlägig ist die englische Verwendung des Begriffes auch, wenn im Deutschen das Wort Evidenz benutzt wird. Bei der Evidenz geht es um harte Fakten.

Expertenstandard

Expertenstandards sind Instrumente, die zur Sicherung und Weiterentwicklung der Qualität in der Pflege beitragen. Sie berücksichtigen pflegewissenschaftliche Erkenntnisse als auch pflegepraktische Erfahrungen gleichermaßen und definieren Ziele und Maßnahmen bei relevanten Themenbereichen der ambulanten und stationären pflegerischen Versorgung. Bislang gibt es acht unabhängig von einer Beauftragung nach § 113a SGB XI durch das Deutsche Netzwerk für Qualitätsentwicklung in der Pflege (DNQP) entwickelte Expertenstandards in der Pflege: zur Dekubitusprophylaxe, zum Entlassungsmanagement, zum Schmerzmanagement, zur Sturzprophylaxe, zur Förderung der Harnkontinenz, zur Versorgung chronischer Wunden, zum Ernährungsmanagement, zur Beziehungsgestaltung in der Pflege bei Menschen mit Demenz und zur Mundgesundheit.

Fachkommission Rahmenpläne

2018 haben das Bundesministerium für Gesundheit (BMG) und das Bundesministerium für Familie, Senioren, Frauen und Jugend (BMFSFJ) die ehrenamtlichen Mitglieder der Fachkommission nach dem Pflegeberufegesetz für die Amtsdauer von fünf Jahren eingesetzt. Die Fachkommission hat die Aufgabe, Rahmenlehr- und Rahmenausbildungspläne für die Pflegeberufe zu erarbeiten. Grundlage dafür sind die Kompetenzbeschreibungen in der Pflegeberufe-Ausbildungs- und Prüfungsverordnung (PflAPrV), die im Oktober 2018 in Kraft getreten ist.

Das Gremium besteht aus 10 ehrenamtlichen pflegefachlichen, pflegepädagogischen und pflegewissenschaftlichen Expertinnen und Experten. Ihre Auswahl erfolgte anhand zahlreicher Vorschläge der Länder und der Fachverbände.

Generalistik
Generalistik bedeutet die Zusammenführung mehrerer Berufe zu einem gemeinsamen Berufsbild. Mit dem Pflegeberufegesetz soll in Deutschland ein neues Berufsbild Pflege durch die Zusammenführung der drei bisherigen Pflegefachberufe in den Bereichen der »Altenpflege«, »Gesundheits- und Krankenpflege« und »Gesundheits- und Kinderkrankenpflege« entstehen.

Handlungskompetenz
Berufliche Handlungskompetenz beschreibt die Fähigkeit und Bereitschaft des Menschen, in beruflichen Situationen sach- und fachgerecht, persönlich durchdacht und in gesellschaftlicher Verantwortung zu handeln, d.h. anstehende Probleme zielorientiert auf der Basis von Wissen, Erfahrungen und Einstellungen sowie durch eigene Ideen selbständig zu lösen, die gefundenen Lösungen zu bewerten und zugleich die eigene Handlungsfähigkeit weiterzuentwickeln.

Hermeneutik
Hermeneutik umfasst eine Theorie über die Auslegung und das Verstehen von Texten.
Objektive Hermeneutik: hermeneutische (fallverstehende) Methode der empirischen Sozialforschung (begründet von Ulrich Oevermann).

Hochschulische Pflegeausbildung
Mit dem Pflegeberufegesetz wurde ergänzend zur beruflichen Pflegeausbildung eine Grundlage für eine primärqualifizierende hochschulische Pflegeausbildung geschaffen. Bei der hochschulischen Pflegeausbildung übernimmt die Hochschule die Verantwortung für die Durchführung der praktischen Ausbildung an der jeweils kooperierenden Praxiseinrichtung. Der Zugang zum Pflegestudium orientiert sich an den landesrechtlichen Regelungen zum Hochschulzugang. Die primärqualifizierende Pflegeaus-

bildung findet an Hochschulen statt. Auch vertraglich schließen die Studierenden Vereinbarungen nur mit der Hochschule. Das Studium dauert mindestens drei Jahre. Es umfasst theoretische und praktische Lehrveranstaltungen an staatlichen oder staatlich anerkannten Hochschulen anhand eines modularen Curriculums sowie Praxiseinsätze in Einrichtungen nach § 7 Pflegeberufegesetz.
Es gibt keinen Träger der praktischen Ausbildung, der mit dem Studierenden einen Ausbildungsvertrag schließt und die Ausbildung koordiniert. Die Hochschule verantwortet die Durchführung der praktischen Ausbildung, schließt mit den Einrichtungen der Praxiseinsätze Kooperationsverträge und koordiniert die Inhalte der Lehrveranstaltungen mit den Praxiseinsätzen. Das Studium beabsichtigt zu den in der beruflichen Pflegeausbildung beschriebenen Kompetenzen und darüber hinaus zu wissenschaftsbasierten oder wissenschaftsorientierten Kompetenzen zu befähigen.
Das Gesetz zur Stärkung der hochschulischen Pflegeausbildung, zu Erleichterungen bei der Anerkennung ausländischer Abschlüsse in der Pflege und zur Änderung weiterer Vorschriften sieht auch Änderungen zur Finanzierung der akademischen Pflegeausbildung vor.

Kompetenz
Kompetenzen sind Fähigkeiten und Fertigkeiten von Menschen, um Probleme lösen zu können. Differenzierter ausgedrückt: Als Kompetenz wird die Fähigkeit bezeichnet, Wissen und Können so zu verbinden, dass berufsbezogene Aufgaben den Anforderungen gemäß selbstständig, eigenverantwortlich und situationsgerecht zu bewältigen sind. Kompetente Menschen zeichnen sich dadurch aus, auf Grundlage von Wissen, Fertigkeiten und Fähigkeiten auch in neuen, offenen, unüberschaubaren und dynamischen Situationen selbstorganisiert und zielorientiert zu handeln (Erpenbeck & Heyse 2022).

Kompetenzbereiche oder -facetten
Die Wissenschaft ist sich weitestgehend einig darüber, dass es vier Basiskompetenzen bzw. Grundkompetenzen gibt: personale Kompetenz, Aktivitäts- und Handlungskompetenz, Fach- und Methodenkompetenz, sozialkommunikative Kompetenz.

Kompetenzbereiche nach Pflegeberufegesetz sind:

- Kompetenzbereich I: Pflegeprozesse und Pflegediagnostik in akuten und dauerhaften Pflegesituationen verantwortlich planen, organisieren, gestalten, durchführen, steuern und evaluieren (1000 Std).
- Kompetenzbereich II: Kommunikation und Beratung personen- und situationsorientiert gestalten (280 Std).
- Kompetenzbereich III: Intra- und Interprofessionelles Handeln in unterschiedlichen systemischen Kontexten verantwortlich gestalten und mitgestalten (300 Std).
- Kompetenzbereich IV: Das eigene Handeln auf der Grundlage von Gesetzen, Verordnungen und ethischen Leitlinien reflektieren und begründen (160 Std).
- Kompetenzbereich V: Das eigene Handeln auf der Grundlage von wissenschaftlichen Erkenntnissen und berufsethischen Werthaltungen und Einstellungen reflektieren und begründen (160 Std).

Kompetenzentwicklung
Kompetenzentwicklung meint die Entwicklung der Kompetenzen, welche durch Lern- sowie Entwicklungsprozesse von Personen passiert. Kompetenzentwicklung erfolgt durch verschiedene Formen des Lernens sowie in der Arbeits-, als auch in der Lebenswelt. Kompetenzen können nicht vermittelt werden. Kompetenzen können Menschen nur selbst entwickeln.

Konzept und Plan
Ein Konzept entwirft – Ein Plan konkretisiert.

Kooperationsverträge
Für Kooperationsverträge mit Ausbildungsbetrieben, Pflegeschulen und Hochschulen bietet das BIBB Formulierungshilfen an: https://lit.bibb.de/vufind/Record/DS-184381.

KVP
Der kontinuierlicher Verbesserungsprozess bezeichnet Maßnahmen zur Prozessverbesserung bzw. Prozessoptimierung. Diese dienen einer effizienteren Erreichung des Unternehmensziels und zur ständigen Verbesserung der Qualität von Dienstleistungen und Produkten.

Langzeitpflege

Unter den Begriff der Langzeitpflege fallen sämtliche Pflegemaßnahmen, die über einen längeren Zeitraum oder auf Dauer erbracht werden. Eine konkrete gesetzliche Definition, wie lange die Pflegebedürftigkeit vorliegen muss, damit die erbrachten Pflegemaßnahmen als Langzeitpflege gelten, existiert nicht. Langzeitpflege kann ambulant oder in einer stationären bzw. teilstationären Einrichtung – üblicherweise in Alters- und Pflegeheimen oder einem Tageshospiz – erfolgen. Dem gegenüber steht die Akutpflege. Ziel der Langzeitpflege ist die Erhaltung einer guten Lebensqualität und einem größtmöglichen Maß an Selbständigkeit.

Leitbild

Ein Leitbild ist eine schriftliche Erklärung einer Organisation über ihr Selbstverständnis und ihre Grundprinzipien, also eine Selbstbeschreibung. Ein Leitbild formuliert einen realistischen Zielzustand.

Leitlinie

Systematisch entwickelte praxisorientierte Handlungs- und Entscheidungsempfehlungen, die in aller Regel wissenschaftlich begründet sind. Die Handlungsanweisungen der Leitlinie müssen in der Anwendung immer an das Individuum und die aktuelle Situation angepasst werden.

Lernaufgabe

Unter einer Lernaufgabe versteht man eine Lernumgebung, die den individuellen Lernprozess durch eine Folge von gestuften Aufgabenstellungen mit entsprechenden Lernmaterialien steuert, so dass die Auszubildenden möglichst eigentätig die Problemstellung entdecken, Vorstellungen entwickeln und Lernmaterialien bearbeiten. Dabei erstellen und diskutieren sie ein Lernprodukt, definieren und reflektieren den Lernzugewinn und üben sich im handelnden Umgang mit Wissen. Lernaufgaben zielen auf die selbsttätige und selbstständige Kompetenzentwicklung der Lernenden. Eine Lernaufgabe steuert den individuellen Lernprozess, damit die Lernenden möglichst selbsttätig den Lernprozess bewältigen und ihre Kompetenzen weitestgehend selbstständig entwickeln.

Lernumgebung
Eine Lernumgebung umfasst das gesamte Setting einer Lerneinheit sowie die materialen Steuerungen und die personalen Steuerungen seitens der Ausbilder*in oder Lehrkraft.

Lernsituation
Lernsituationen rekonstruieren berufliche oder fachliche Zusammenhänge und sind didaktisch aufbereitete authentische Alltagssituationen aus dem pflegeberuflichen Kontext. Lernsituationen stellen den Lernkontext dar, in dem es um die zu bearbeitende exemplarische Handlungssituation in einem Anwendungszusammenhang geht. Im Lern- und Arbeitsprozess wird die Lernsituation als vollständige Handlung realisiert. Lernsituationen ermöglichen das Lernen in den Phasen der vollständigen Handlung. Hierbei können unterschiedliche Methoden Anwendung finden, siehe auch »Situationsorientierung«.

Methode
Unter Methode versteht man ein bestimmtes, regelhaftes Verfahren zur Erlangung von Erkenntnissen. Eine Methode ist eine Art der Durchführung, bzw. ein Weg, wie man zu einem angestrebten Ziel gelangen kann.

Orientierungseinsatz
Die Pflegeausbildung beginnt mit dem sogenannten Orientierungseinsatz. Dieser findet beim Träger der praktischen Ausbildung statt. Während dem Einsatz erhalten die Lernenden erste Eindrücke zu den Aufgaben als Pflegekraft im jeweiligen Versorgungsbereich.

OSCE
Die Abkürzung OSCE steht für Objective Structured Clinical Examination – eine Prüfungsform, die insbesondere auf ein praxisorientiertes Prüfungsdesign mit einheitlichen standardisierten Bewertungsbögen abzielt. Bei einer OSCE wird Performanz geprüft.

Patient, Kunde, Bewohner, Klient, Pflegeempfänger oder »zu pflegender Mensch«?

Im praktischen pflegerischen Alltag treffen Sie auf: Patient*innen, Bewohner*innen oder Gepflegte, Pflegekund*innen, Klient*innen oder Tagesgäste – je nach dem, in welchem Setting sich der Mensch aufhält. Die Sichtweise, dass Menschen, die einen Pflegebedarf haben, immer Patient*innen sind, gilt als überholt und rührt aus einer Zeit, zu der Pflege Krankenpflege war. Der Begriff »Patient« leitet sich aus der medizinischen Pflege ab und begründet sich aus der Fokussierung auf Diagnosen. Entsprechend des altersdemografischen Wandels und der Diversität an Orten (Settings), an denen heute Pflege stattfindet, trifft die Fokussierung auf die Diagnose hauptsächlich im Krankenhaus zu.

Nahezu 80 Prozent aller Menschen, die Pflege professionell erfahren, leben heute in Häuslichkeit und an Orten, an denen die Lebensweltorientierung und Pflegephänomene im Vordergrund von Pflegeprozessen stehen.

Die Begriffe »Pflegeempfänger« oder »Pflegebedürftiger« signalisieren Passivität, Abhängigkeit und die Demut des Empfangens. Sie verhindern das Denken in Akzeptanz und Gleichberechtigung auf Augenhöhe und das vereinbarte Arbeiten im geschlossenen Arbeitsbündnis. Im Pflegeberufegesetz wird die Umschreibung »zu pflegenden Menschen« und in Kurzform vom »zu Pflegenden« genutzt. Entsprechend werden die Umschreibungen hier im Buch auch verwandt.

Performanz

Im Sinne der Pädagogik bedeutet Performanz als das Verhalten, bei dem Kompetenz sichtbar wird. Kompetenz beschreibt das Können. Ob das Können gezeigt wird, entscheiden Menschen über ihre Motivation. Wird Kompetenz sichtbar, indem Menschen ihr Können zeigen, spricht man von Performanz (Achtung: Nicht zu vergleichen mit Performance).

Pflegeberufegesetz (PflBG)

Seit dem 1. Januar 2020 erfolgt die Ausbildung auf Grundlage des Pflegeberufegesetzes von 2017. Das Krankenpflegegesetz und das Altenpflegegesetz sind zum 31. Dezember 2019 außer Kraft getreten. Übergangsweise können auf dieser Grundlage begonnene Ausbildungen noch bis zum 31. Dezember 2024 abgeschlossen werden.

Pflegeberufe-Ausbildungs- und Prüfungsverordnung (PflAPrV)
Die Pflegeberufe-Ausbildungs- und Prüfungsverordnung ergänzt das Pflegeberufegesetz und setzt es im Detail um. Die Verordnung regelt beispielsweise Einzelheiten zur Ausbildungsstruktur, den Ausbildungsinhalten, den Prüfungen und der Anerkennung ausländischer Berufsabschlüsse.

Pflegeberufe-Ausbildungsfinanzierungsverordnung (PflAFinV)
Die Pflegeberufe-Ausbildungsfinanzierungsverordnung ist die Verordnung über die Finanzierung der beruflichen Ausbildung in der Pflege sowie zur Durchführung statistischer Erhebungen.
Die Finanzierung der Pflegeausbildung erfolgt über Ausgleichsfonds, die in den Bundesländern eingerichtet wurden. In diese Fonds zahlen alle Krankenhäuser und alle Pflegeeinrichtungen ein. Es beteiligen sich auch die Länder sowie die soziale Pflegeversicherung und die private Pflegepflichtversicherung an der Fondsfinanzierung.

Pflege-Bildungsmarketing
Als Bildungsmarketing werden Methoden zur Vermarktung von Angeboten im Bildungswesen bezeichnet. Es hat zur Aufgabe, den Aufbau, die Aufrechterhaltung und die Verstärkung der Beziehungen zum Bildungsnachfrager, anderen Partnern und gesellschaftlichen Anspruchsgruppen zu gestalten. Mit der Sicherung der Unternehmensziele sollen auch die Bedürfnisse der beteiligten Gruppen befriedigt werden. Pflege-Bildungsmarketing fokussiert alle Marketingaktivitäten im Kontext der Pflegeausbildung.

Pflegeeinrichtung
Der Begriff Pflegeeinrichtung umfasst hier gleichermaßen Krankenhäuser, stationäre Pflegeeinrichtungen und ambulante Dienste.

Pflichteinsatz
Die Pflichteinsätze finden in den drei allgemeinen Versorgungsbereichen der Pflege statt, in der stationäre Akutpflege, der stationäre Langzeitpflege und der ambulanten Akut-/Langzeitpflege. Die Pflichteinsätze umfassen jeweils mindestens 400 Stunden und bauen die aus dem Orientierungseinsatz erlernten Kompetenzen weiter aus. Die Pflichteinsätze in den drei allgemeinen Versorgungsbereichen sollten im 1 und 2 Ausbildungsjahr erfolgen.

Praxisanleitung und -begleitung
Ein Praxisanleiter ist eine examinierte Pflegefachkraft, die für die praktische Ausbildung und Anleitung von Auszubildenden in den Gesundheitsfachberufen zuständig ist.

Praxisbegleitungen sind Lehrende der Pflegeschulen oder Hochschulen, die durch begleitende Besuche in den Pflegeeinrichtungen zur Betreuung und Beurteilung der Lernenden sowie durch Beratung der Praxisanleitenden tätig werden.

Primärqualifizierende Pflege-Studiengänge
In primärqualifizierende Studiengänge gelangt man mit der Hochschulreife und erlernt die Pflege während des Bachelor Studiums. Duale und ausbildungsintegrierende Studiengänge sind so organisiert, dass die Pflegeausbildung vor oder während des Studiums verläuft.

Pflegeschulen
umfassen die Pflegeschulen der Kranken- und Kinderkrankenpflege, und die der Altenpflege.

Pflegeeinrichtung
Der Begriff Pflegeeinrichtung bzw. Einrichtung wird synonym für Krankenhaus, stationäre Langzeitpflege und ambulante Pflege verwendet.

Qualitätsindikator Praxisanleitung - berufspraktische Pflegeausbildung
Der Qualitätsindikator Praxisanleitung ist ein quantitatives Maß, welches zum Monitoring und zur Bewertung der Qualität der berufspraktischen Pflegeausbildung in Pflegeeinrichtungen als wichtiger Innovations- und Managementprozess genutzt werden kann. Die Qualitätsindikatoren helfen die Qualität der berufspraktischen Ausbildung für beruflich und hochschulisch Lernende in Pflegeberufen in der Struktur-, Prozess- und Ergebnisqualität zu optimieren.

Rahmenplan
Die Rahmenpläne bestehen aus dem Begründungsrahmen, dem Rahmenlehrplan für den theoretischen und praktischen Unterricht und den Rahmenausbildungsplan für die praktische Pflegeausbildung. Sie wurden von der Fachkommission nach § 53 PflBG entwickelt und haben empfehlende Wirkung.

Rahmenausbildungspläne
Bundesweit wurde die theoretische Basis für eine einheitliche, inhaltliche Ausgestaltung der beruflichen Pflegeausbildung geschaffen. Sie findet sich in einem Rahmenlehrplan für den theoretischen und praktischen Unterricht und mit einem hierauf abgestimmten Rahmenausbildungsplan für die praktische Ausbildung. Die Rahmenlehrpläne und Rahmenausbildungspläne sind aufeinander abgestimmt, wie im PflBG und in der PflAPrV gefordert.

Resilienz
Resilienz bedeutet psychische Widerstandskraft; Fähigkeit, schwierige Lebenssituationen ohne anhaltende Beeinträchtigung zu überstehen.
Um Resilienz zu stärken, kann an den acht Resilienzbausteinen gearbeitet werden: Verantwortungsübernahme, Akzeptanz, Zukunftsorientierung, Lösungsorientierung, Optimismus, Netzwerkorientierung, Selbstwirksamkeit und Erholung.

Schüler oder Auszubildende?
Mit dem Pflegeberufegesetz wurden aus Schülerinnen und Schülern im Sinne des Betriebsverfassungs- und Bundespersonalvertretungsgesetzes Auszubildende. Egal, ob im Kontext der theoretischen oder der praktischen Pflegeausbildung oder der beruflichen oder hochschulischen.

Setting
Setting bedeutet: Schauplatz, Milieu, Umgebung, Ort des Geschehens. Ein Setting ist ein abgegrenztes sozialräumliches System, in welchem Menschen leben und das Einfluss auf die Gesundheit Einzelner und von Gruppen hat.

Situationsorientierung
Pflegesituationen stellen logischerweise die wesentlichen Bezugspunkte des Pflegehandelns dar. Die Ausbildung der praktischen Pflege soll sich an

ausgewählten (exemplarischen) Pflegesituationen orientieren. Diese Situationsorientierung soll in den Lehrplänen und im Ausbildungskonzept niedergelegt sein.

Pflegesituationen sollen gekennzeichnet sein durch:

- den Begriff: Pflegesituation und die Konkretisierung
- Situationstypen
- Komplexität

Bei der Auswahl von Pflegesituationen für die praktische Pflegeausbildung spricht man auch von Schlüsselsituationen der Pflege. Schlüsselsituationen sind jene Situationen des professionellen Handelns, die durch Pflegende im jeweiligen Setting als typisch und im professionellen Geschehen wiederkehrend beschrieben werden. Schlüsselsituationen zeichnen sich einerseits durch generalisierbare und verallgemeinerbare Merkmale aus, die für eine gelingende Professionalität als bedeutsam erachtet werden, anderseits werden die erlebten Situationen in ihrer spezifischen Ausprägung beschrieben. Ergebnisse der entsprechenden Lernaktivität zeigen sich im Handlungsergebnis. Aus den Pflegesituationen werden Lernsituationen entwickelt. Lernsituationen konkretisieren didaktisch-methodische Planungen, die handlungsorientiert zum Erwerb von Handlungskompetenz dienen und dazu exemplarisch von konkreten Handlungssituationen ausgehen.

Skills Lab
Skills Lab beschreibt einen Ort/einen Raum, an dem praktische Tätigkeiten und spezifische Fertigkeiten und Fähigkeiten erlernt und trainiert werden können. Zu den Begriffen: »skill« bedeutet Können und Geschick und die Abkürzung »lab« steht für »laboratory« und bedeutet Versuchsraum.

Stellenbeschreibung
Die Stellen- oder Arbeitsplatzbeschreibung ist die schriftliche, standardisierte Dokumentation und genaue Beschreibung der Merkmale einer Arbeitsstelle. Sie definiert Aufgaben und Tätigkeiten, Ziele, Kompetenzen, Verantwortlichkeiten und Pflichten, die mit der Position einher gehen und ist somit ein wichtiges Instrument der Personalplanung.

Reliabilität
Zuverlässigkeit

SGB V
Sozialgesetzbuch (SGB) Fünftes Buch (V) - Gesetzliche Krankenversicherung

SGB XI
Sozialgesetzbuch (SGB) - Elftes Buch (XI) - Soziale Pflegeversicherung

SGB XII
Sozialgesetzbuch (SGB) Zwölftes Buch (XII) - Sozialhilfe

SWOT-Analyse
Die SWOT-Analyse wird eingesetzt, um die Stärken, Schwächen, Chancen und Risiken eines Unternehmens oder eines Projekts zu identifizieren. Mit der Ausarbeitung der SWOT-Matrix können Strategien entwickelt werden, mit denen der langfristige Erfolg eines Unternehmens gesichert wird. Die Struktur und die Analysevorgabe eignet sich auch hervorragend, um nicht nur unternehmensspezifische, sondern auch andere (private, projektbezogene...) Stärken, Schwächen, Chancen und Risiken grafisch darzustellen und strategisch abzuleiten.

Spezialisierung
Aus der spezialisierten Pflegeausbildung, entsprechend der Kategorien Kinder-, Alten- und Akutpflege mit Berufsvorbehalt wurde eine generalisierte Ausbildung mit dem Pflegeberufegesetz geregelt. Eine Generalisierung der Pflegeausbildung kann nicht gedacht werden, ohne die Frage nach der Spezialisierung zu beantworten. Dieses Thema ist bislang organisatorisch unterrepräsentiert, aber gefordert. Weitere beruflich erforderliche spezialisierte und vertiefte Kenntnisse sind, wie bisher auch, in beruflichen Fort- und Weiterbildungen zu erwerben. Diese sind in Verantwortung der einzelnen Bundesländer geregelt.

Validität
bedeutet Gültigkeit, Generalisierbarkeit, zum Beispiel einer Studie.

Vertiefungseinsatz
Der Vertiefungseinsatz im Umfang von mindestens 500 Stunden findet im dritten Ausbildungsjahr in der Regel beim Träger der praktischen Ausbildung statt, also im Ausbildungsvertrag festgelegten Versorgungsbereich. In diesem Einsatz erfolgt der praktische Teil der staatlichen Prüfung. Da dieser Einsatz viele Stunden umfasst, wird er häufig durch theoretische Einsätze unterbrochen.

Vulnerabilität
Verwundbarkeit, Verletzbarkeit. Alte Menschen mit Behinderung, mit eingeschränkten Kompetenzen, mit Migrationshintergrund und mit erheblichem Pflegebedarf und prekären Unterstützungsnetzen gehören zur Gruppe leicht verletzbarer und schutzbedürftiger Menschen.

Vorbehaltene Tätigkeit
In § 4 des Pflegeberufegesetzes werden sogenannte Tätigkeiten/Aufgaben für Pflegefachkräfte geregelt, die über eine gültige Erlaubnis zur Ausübung ihres Berufes verfügen.Vorbehaltsaufgaben sind:
- die Erhebung und Feststellung des Pflegebedarfs,
- die Organisation, Gestaltung und Steuerung des Pflegeprozesses,
- die Analyse, Evaluation, Sicherung und Entwicklung der Qualität der Pflege.

Volition
Volition ist die Fähigkeit, Wunschvorstellungen, Absichten, Motive oder Ziele in gezielte Handlungen umzusetzen, die zu Resultaten oder Erfolgen führen. Man bezeichnet die Volition auch als Umsetzungskompetenz oder Willenskraft. Motivation und Volition sind eng miteinander verwandt, es gibt aber Unterschiede. Die Motivation ist zunächst nur der grundlegende Wunsch zum Erreichen von Zielen. Sie kann die Begründung dafür sein, warum man ein bestimmtes Ziel vor Augen hat. Im Gegensatz dazu ist die Volition der wesentliche Handlungsimpuls, diese Motive aktiv umzusetzen.

Die Volition erklärt auch, warum manche Menschen trotz hoher Motivation, großer Anstrengung und bester Qualifikation immer wieder scheitern, während es anderen gelingt, scheinbar mühelos innere und äußere Widerstände zu überwinden, um ihre Wünsche zu erfüllen.

Wahlrecht
Das Wahlrecht für einen der drei Pflegeberufsabschlüsse, die das Pflegeberufegesetz vorsieht, steht ausschließlich der oder dem Auszubildenden zu.

ZQP
Das Zentrum für Qualität in der Pflege ZQP hält eine Vielzahl wichtiger Informationen für Pflegende bereit. Als gemeinnützige Stiftung unterstützt das ZQP mit seinen Angeboten alle, die sich für pflegebedürftige Menschen engagieren – in Familie, Praxis, Politik und Wissenschaft, siehe www.zqp.de.

Unterstützende Organisationen

BAFZA

Aufgaben des BAFZA

Das Bundesamt für Familie und zivilgesellschaftliche Aufgaben (BAFzA) bietet kompetente Unterstützung für verschiedene Lebensbereiche.

Geschäftsstelle Qualifizierung Pflegeberufe

Neben vielen anderen Aufgaben koordiniert die Geschäftsstelle Qualifizierung Pflegeberufe des Referats die Arbeit des Beratungsteams Pflegeausbildung und der Internetredaktion für die Webseite www.pflegeausbildung.net. Das Serviceportal www.pflegeausbildung.net stellt umfangreiche und zielgruppengerechte Fachinformationen zur Verfügung. Die Internetredaktion pflegt und aktualisiert die Inhalte laufend. Unter www.pflegeausbildung.net finden Sie Informationen.

Referat 306 – Qualifizierung Pflegeberufe
Geschäftsstelle der Ausbildungsoffensive Pflege
Bundesamt für Familie und zivilgesellschaftliche Aufgaben (BAFzA)
Von-Gablenz-Straße 2 – 6, 50679 Köln

BMG, BMFSFJ und Landesministerien

Zuständigkeiten der Ministerien BMG und BMFSFJ und der Landesministerien

Das Bundesministerium für Gesundheit (BMG) war ursprünglich für die Ausbildung in der Gesundheits- und Krankenpflege und der Gesundheits- und Kinderkrankenpflege zuständig. Das Bundesministerium für Familie, Senioren, Frauen und Jugend war bislang für die Ausbildung in der Altenpflege zuständig. Für die Ausbildung nach Pflegeberufegesetz sind nun beide Ministerien zuständig. Bei den Ministerien aller Bundesländer finden Sie spezifische Vorgaben und Hinweise zur Dokumentation, Qualifizierung, Weiterbildung etc. von Praxisanleitungen.

BIBB
Bundesinstitut für Berufsbildung
Robert-Schuman-Platz 3, 53175 Bonn
Telefon 02 28 107-0
Telefax 02 28 107-2976/-2977
Internet: www.bibb.de
E-Mail: zentrale@bibb.de

Rahmenpläne
https://www.bibb.de/de/86562.php

ZQP
Das ZQP unterstützt die Entwicklung von Pflegekompetenz und Strukturen zur Gesundheitsförderung und Prävention für ältere pflegebedürftige Menschen. Für die Umsetzung bieten wir z. B. Lernmaterialien, Instrumente, Ratgeber sowie Online-Dienste an – alle unentgeltlich und werbefrei. Unsere Angebote werden u. a. von Pflegeheimen, ambulanten Diensten, Pflegeberatungseinrichtungen, Pflegeschulen, kommunalen Stellen, Kliniken und Arztpraxen deutschlandweit genutzt.

https://www.zqp.de/

Anhang

Formular – Geplante und strukturierte Anleitung[65]

Auszu-bildende/-r	Verantwort-liche/-r Praxis-anleiter/-in	Einsatzort	Einsatztypus		Datum
				Orientierungseinsatz	
				Pflichteinsatz	
				Vertiefungseinsatz	
				Weiterer Einsatz	
Kompetenzschwerpunkte					
Zentraler Kompetenzschwerpunkt aus PflAPrV:					
Angrenzende Kompetenzschwerpunkte:					
Aufgaben aus dem Ausbildungsplan mit Bezug zu den Kompetenzschwerpunkten					

Vorbereitung
Lernvoraussetzung (konkretisierte Vorerfahrungen der Auszubildenden)
Die oder der Auszubildende …
Auswahl der zu pflegenden Person, Handlungsanlässe und Pflegeerfordernisse
Kontextbedingungen
Beteiligte

[65] Anlage zu: Jürgensen A, Dauer B (2021): Handreichung für die Pflegeausbildung am Lernort Praxis. Version 1.0, BIBB, Bonn.

Durchführung	
Handlungskriterien	**Beobachtungsprotokoll**

Auswertung

Reflexion der Kompetenzen

Kompetenznetz

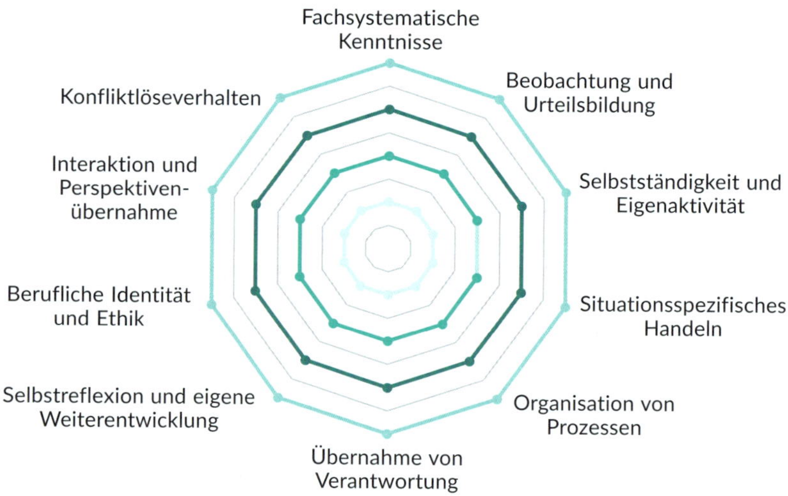

Die Indikatoren für den Kompetenzerwerb sind auf Niveaustufe ___ angesiedelt.

Fachsystematische Kenntnisse
- ...

Beobachtung und Urteilsbildung
- ...

Selbstständigkeit und Eigenaktivität
- ...

Situationsspezifisches Handeln
- ...

Organisation von Prozessen
- ...

Übernahme von Verantwortung
- ...

Selbstreflexion und eigene Weiterentwicklung
- ...

Berufliche Identität und Ethik
- ...

Interaktion und Perspektivenübernahme
- ...

Konfliktlöseverhalten
- ...

Gesprächsleitfaden zur Reflexion der Anleitungssituation (Auszubildende/-r und Praxisanleitende/-r reflektieren jeweils aus ihrer Perspektive)

Erleben

- *Wie wurde die Situation wahrgenommen?*
- *Wie sehr fühlte sich die/der Auszubildende dazu imstande, diese zu bewältigen?*
- *Wurden psychische, kognitive, physische Grenzen der/des Auszubildenden wahrgenommen?*
- *Wie ist die Situation abgelaufen? Gab es dabei auch unerwartete Momente?*

Deuten

- *Wie wird das Verhalten des zu pflegenden Menschen gedeutet?*
- *Wie wird das Verhalten der/des Auszubildenden gedeutet?*

Verarbeiten

- *Wie wurde damit umgegangen, wenn von der Planung abgewichen werden musste?*
- *Wie wurde die Beziehung zum zu pflegenden Menschen wahrgenommen und gestaltet?*

Evaluation aus dem Gelernten

- *Was wurde mit den Pflegemaßnahmen erreicht?*
- *Würde die/der Auszubildende beim nächsten Mal etwas anders machen? Falls ja, warum?*

Vereinbarungen

Durch die nachfolgende Unterschrift werden die Teilnahme am Gespräch und die Kenntnis der Vereinbarungen bestätigt.

Praxisanleiter/-in	**Auszubildende/-r**
Datum/Unterschrift	Datum/Unterschrift

Literatur

Anderson L W & Krathwohl D R, Hrsg. (2001): A Taxonomy for Learning, Teaching, and Assessing. A Revision of Bloom's Taxonomy of Educational Objectives. New York, Addison-Wesley.

Antonovski A, Franke A, Schulte N (1967): Salutogenese: Zur Entmystifizierung der Gesundheit (Forum für Verhaltenstherapie und psychosoziale Praxis). dgvt-Verlag, 1. Edition.

ArbeitGestalten Beratungsgesellschaft mbH (2020): Förderprogramme für die Pflegeausbildung. Weiterbildung und Umschulung zur Pflegefachperson. https://www.arbeitgestaltengmbh.de/assets/projekte/Pflege-Berlin/Publikationen/FoerderprogrammefuerdiePflegeausbildung.pdf, Stand: 24.07.2022.

AtelierfürIdeen(2023):https://www.ideenfindung.de/6-H%C3%BCte-Methode-6-Thinking-Hats-Kreativit%C3%A4tstechnik-Brainstorming-Ideenfindung.html, Stand: 18.06.2023.

Ausbildungs- und Prüfungsverordnung für die Pflegeberufe (PflAPrV) – Pflegeberufe-Ausbildungs- und -Prüfungsverordnung vom 2. Oktober 2018 (BGBl. I S. 1572), die durch Artikel 10 des Gesetzes vom 19. Mai 2020 (BGBl. I S. 1018) geändert worden ist.

Behrens J (2006): Evidence-based Nursing. »Das Wichtigste sind Verantwortungsübernahme und Respekt«. Die Schwester Der Pfleger, Ausgabe 3/2006.

Behrens J, Langer G (2022): Evidence based Nursing and Caring: Methoden und Ethik der Pflegepraxis und Versorgungsforschung. Hogrefe.

Benner P (1984): Stufen zur Pflegekompetenz. From Novice to Expert. Huber, Bern, Göttingen, Toronto. Amerikanische Erstauflage.

Bernecker M (2007): Bildungsmarketing. 3. Auflage. Köln: Johanna Verlag.

BIBB (2021): Bundesinstitut für Berufsbildung (Hrsg.): Musterentwurf zum Ausbildungsnachweis. Empfehlungen für den Nachweis der praktischen Pflegeausbildung nach § 60 Abs. 5 Pflegeberufe-Ausbildungs- und -Prüfungsverordnung – PflAPrV, Bonn 2019. URL: https://www.bibb.de/dokumente/pdf/Musterentwurf-Ausbildungsnachweis.pdf. Stand 24.11.2022.

BIBB (2023): Handreichung »Lernortkooperation im Kontext der hochschulischen Pflegeausbildung«. https://www.bibb.de/de/155081.php. Stand: 26.06.23.

Biggs J, Tang C (2011): Teaching for Quality Learning at University, Maidenhead.

Bloom B S (2001): Taxonomie von Lernzielen im kognitiven Bereich. Beltz, Weinheim.

Bloom B S, Englehart M, Furst E, Hill W & Krathwohl D R (Eds.). (1956): Taxonomy of Educational Objectives, Handbook I: Cognitive Domain. New York: David McKay.

BMG (2022): Fragen und Antworten zum Pflegeberufegesetz. https://www.bundesgesundheitsministerium.de/pflegeberufegesetz/faq-pflegeberufegesetz.html#collapse-control-532. Stand 25.07.2022.

Bruhn M (2009): Marketing. Grundlagen für Studium und Praxis. 9. Auflage. Wiesbaden: GWV Fachverlage GmbH.

BMFSFJ (2022a): Bundesministerium für Familie, Senioren, Frauen und Jugend (Hrsg.) https://www.pflegeausbildung.net, Stand: 24.07.2022.

BMFSFJ (2022b): Bundesministerium für Familie, Senioren, Frauen und Jugend (Hrsg.) https://www.pflegeausbildung.net/alles-zur-ausbildung/umschulung.html, Stand: 24.07.2022.

BMG (Hrsg.) (2023): Pflegekräfte: Studie zur Zufriedenheit im Job (bundesgesundheitsministerium.de) vom 13.05.2023.

Dauer B (2022): Lernortkooperation im Kontext der hochschulischen Pflegeausbildung. BIBB, Bonn.

Declan K (2008): Lernergebnisse (Learning Outcomes) in der Praxis. Ein Leitfaden, Bonn, DAAD.

Dehnbostel P (2007): Lernen im Prozess der Arbeit. Münster.

Destatis (2022a) https://www.destatis.de/DE/Themen/Querschnitt/Demografischer-Wandel/demografie-mitten-im-wandel.html, Stand: 12.01.2022.

Destatis (2022b) https://www.destatis.de/DE/Themen/Querschnitt/Demografischer-Wandel/Hintergruende-Auswirkungen/demografie-pflege.html, Stand:23.07.2022.

DGGG (2011): Teilhabe und Pflege alter Menschen-Professionalität im Wandel Positionspapier der Sektion IV – Soziale Gerontologie und Altenarbeit der Deutschen Gesellschaft für Gerontologie und Geriatrie (DGGG); 2011. Abruf 11.09.2022.

Dielmann G (2020): Pflegeberufegesetz und Ausbildungs- und Prüfungsverordnung. Kommentar für die Praxis. Mabuse Verlag.

Donabedian A (1980): The Definition of Quality and Approaches to Its Assessment, Explorations in Quality Assessment and Monitoring. Band 1, Health Administration Press.

Dudel H (2022): Was einem modernen QM-Verständnis in der Pflege im Weg steht. https://blog.dgq.de/einem-modernen-qm-verstaendnis-der-pflege-im-weg-steht/. Abruf 01.08.2022.

ENF (2015): EFN-Leitlinie für die Umsetzung von Artikel 31 der Richtlinie über die gegenseitige Anerkennung von Berufsqualifikationen 2005/36/EC, geändert durch die Richtlinie 2013/55/EU EFN-Kompetenzrahmen verabschiedet durch die EFN-General-Versammlung, April 2015, Brüssel.

Erpenbeck F, Heyse V (2022): Kodekonzept. https://www.kodekonzept.com/wissensressourcen/kompetenzen/. Abruf 05.09.2022.

Fachkommission nach § 53 Pflegeberufegesetz: Rahmenpläne der Fachkommission nach § 53 PflBG. 2. Aufl. o. O. 2020a. URL: https://www.bibb.de/veroeffentlichungen/de/publication/show/16560 (Stand: 20.12.2022).

Fachkommission nach § 53 Pflegeberufegesetz: Begleitmaterialien zu den Rahmenplänen der Fachkommission nach § 53 PflBG. o. O. 2020b. URL: https://www.bibb.de/veroeffentlichungen/de/publication/show/16613 (Stand: 20.12.2022).

Fischer R, Ury W, Patton B (2018): Das Harvard-Konzept: Die unschlagbare Methode für beste Verhandlungsergebnisse. dtv.

Gallagher G (2017): Aligning for Learning: Including Feedback in the Constructive Alignment Model. http://ojs.aishe.org/index.php/aishe-j/article/view/301/504.

Gesetz über die Berufe in der Krankenpflege (Krankenpflegegesetz – KrPflG) vom 4. Juni 1985 Gesetz über die Pflegeberufe (PflBG) – Pflegeberufegesetz vom 17. Juli 2017 (BGBl. I S. 2581), das zuletzt durch Artikel 9 des Gesetzes vom 19. Mai 2020 (BGBl. I S. 1018) geändert worden ist.

Garcia-González D, Peters M (2021): Ausbildungs- und Studienabbrüche in der Pflege – ein integratives Review. BIBB, Bonn 2021.

Holler F, Krohmer O, Plazek M, Stark U (2022): Erster Endbericht zum Arbeitsmodul 1 zum Forschungsprojekt »Stärkung von bedarfsorientierten Pflegestrukturen in ländlichen strukturschwachen Regionen« Ein Vorhaben des Programms Region gestalten des Bundesministeriums des Innern und für Heimat in Zusammenarbeit mit dem Bundesinstitut für Bau-, Stadt- und Raumforschung. Stand: 09.02.2022.

I care Pflege, Thieme Verlag 2020, ISBN 978-3-13-241828-8, S. 23.

Jürgensen A, Dauer B (2021): Handreichung für die Pflegeausbildung am Lernort Praxis. Version 1.0, BIBB, Bonn.

Kerres A, Wissing C, Wershoven C (2021): Skillslab in Pflege und Gesundheitsfachberufen. Intra- und interprofessionelle Lehrformate. Springer.

Koslowski G (2018): Resilienz in der Pflege. Schlütersche Fachmedien GmbH, Hannover.

Kriesten U (2014): Pflegeplanung Gerontologische Pflege. Fakten, Fälle, Arbeitshilfen. Schlütersche Verlagsgesellschaft. Brigitte Kunz Verlag, Hannover.

Kriesten U (2021): Praxisanleitung – gesetzeskonform, methodenstark & innovativ. So setzen Sie das Pflegeberufegesetz praktisch um. Schlütersche Fachmedien GmbH, Hannover.

Kriesten U (2023): Praxiseinsätze in der Pflegeausbildung. Das Begleitbuch für Auszubildende. Schlütersche Fachmedien GmbH, Hannover.

Kriesten U, Becker M (2022): Kommunizieren und Führen in der Pflege – gewusst wie. Stärken erkennen, Kompetenzen schärfen, Verhaltensmuster durchbrechen. Schlütersche Fachmedien GmbH, Hannover.

Krohwinkel M (2013): Fördernde Prozesspflege mit integrierten ABEDLs: Forschung, Theorie und Praxis. Hogrefe.

Land Baden-Württemberg, Zentrum für Schulqualität und Lehrerbildung (ZSL) (2023): 12 Elemente des kompetenzorientierten Unterrichts. https://lehrerfortbildung-bw.de/u_gewi/gwg/gym/bp2004/fb1/modul1/geo/elemente/. Zugriff 11.07.2023.

Lay R, Needhan I (2023): In: Sauter D, Needham I, Abderhalden C, Wolff S, (Hrsg.): Lehrbuch Psychiatrische Pflege. 4. überarb. u. erw. Aufl., Verlag Hogrefe, Bern, S. 184.

Longmuß J, Grantz T, Höhne B (2017): Mediengestützte Arbeits- und Lernprojekte als Instrument der betrieblichen Kompetenzentwicklung. In: Ahrens D, Molzberger G (Hrsg.) Kompetenzentwicklung in analogen und digitalisierten Arbeitswelten – Gestaltung sozialer, organisationaler und technologischer Innovationen. Springer, Berlin.

Mohn B (2022): Veröffentlicht: 13.01.2022 – Quelle: Agence-France-Presse, https://www.gesundheit.de/news/urn.newsml.afp.com.20220113.doc.9vw36e, Zugriff 11.07.2022.

Pätzold G (2006): Berufliche Handlungskompetenz. In: Kaiser F-J, Pätzold G (Hrsg.) Wörterbuch Berufs- und Wirtschaftspädagogik. Bad Heilbrunn, Julius Klinkhardt. S. 72–74.

Pflegeberufereformgesetz – PflBRefG. Bundesgesetzblatt Jahrgang 2017 Teil I Nr. 49, ausgegeben zu Bonn am 24. Juli 2017, S. 2581-2614.

Rüschoff B (2019): Methoden der Kompetenzerfassung in der beruflichen Erstausbildung in Deutschland. Eine systematische Überblicksstudie. In: Wissenschaftliche Diskussionspapiere, Heft 206, Bonn.

Scherrmann A, Bescherer C, Spannagel C: Der Cognitive-Apprenticeship-Ansatz am Beispiel der Auswertung von Daten. https://core.ac.uk.

Schlegel C (Hrsg.) (2018): OSCE – Kompetenzorientiert Prüfen in der Pflegeausbildung: Einführung und Umsetzung von OSCE - Stationen. 1. Aufl., Springer Verlag.

Seyda S, Köppen R, Hickmann H (2021): Pflegeberufe besonders vom Fachkräftemangel betroffen. KOFA Kompakt. 10/21. Bundesministerium für Wirtschaft und Energie.

Studienseminar Koblenz (2018): Berufspraktisches Seminar Pflichtmodul 14. Aufgabenstellungen II: Aufgaben zum Lernen einsetzen und beurteilen.

Tietze K O (2010): Wirkprozesse und personenbezogene Wirkungen von kollegialer Beratung. Theoretische Entwürfe und empirische Forschung. VS Verlag für Sozialwissenschaften. Wiesbaden.

Ver.di (2022): Ausbildungsreport Pflegeberufe 2021. 1. Auflage Oktober 2022.

Wissing, C., Kerres, A. & Lüftl, K. Das Prüfungsformat OSCE im Pflegepädagogikstudium erlernen. Pflegez 70, 36–39 (2017). https://doi.org/10.1007/s41906-017-0058-4

Wissenschaftsrat (2012): Empfehlungen zu hochschulischen Qualifikationen für das Gesundheitswesen. https://www.wissenschaftsrat.de/download/archiv/2411-12.html. Stand 02.07.2023.

Register